外科学基础与疾病救治

U0241735

章 敏 江 友 李之拓 主编

中国纺织出版社有限公司

图书在版编目（CIP）数据

外科学基础与疾病救治 / 章敏, 江友, 李之拓主编
. -- 北京：中国纺织出版社有限公司, 2023.9
ISBN 978-7-5229-1014-7

Ⅰ.①外… Ⅱ.①章…②江…③李… Ⅲ.①外科学
Ⅳ.①R6

中国国家版本馆CIP数据核字（2023）第174962号

责任编辑：樊雅莉　　责任校对：高　涵　　责任印制：王艳丽

中国纺织出版社有限公司出版发行
地址：北京市朝阳区百子湾东里A407号楼　邮政编码：100124
销售电话：010—67004422　传真：010—87155801
http://www.c-textilep.com
中国纺织出版社天猫旗舰店
官方微博 http://weibo.com/2119887771
三河市宏盛印务有限公司印刷　各地新华书店经销
2023年9月第1版第1次印刷
开本：787×1092　1/16　印张：12.5
字数：298千字　定价：88.00元

编　委　会

前　言

　　外科是以手术为主要方法治疗疾病的临床学科，相关手术繁多且复杂。外科作为十分重要的临床学科，近年来得到了快速发展。为了适应我国新医改的深入进行，满足广大外科医师的要求，进一步提高临床外科医师的诊治技能和水平，编者组织国内长期从事临床一线工作的专家、教授，结合他们多年的临床、科研及教学经验，编写了本书。

　　本书主要概括了外科常见疾病的诊断、检查及治疗等内容，既有经典的临床经验，又有前瞻性进展介绍。全书结构新颖，实用性强，充分体现科学性、规范性。本书编写不但参阅相关文献资料，而且融合了编者多年丰富的临床实践经验，重在让医务工作者快速掌握会看病、看好病的正确方法，内容详尽、易学易用，可为各级医院外科临床医师提供一些参考。

　　尽管我们倾尽全力编写此书，但由于时间和篇幅有限，难免有一些疏漏，望广大读者见谅，并予以批评指正，以便再版时修订。

编　者

2023 年 7 月

目　录

第一章

外科常用诊疗技术

第一节　淋巴结活检术

一、概述

淋巴结活检是临床上最常见的诊断疾病和判断病情的重要方法，最常见的淋巴结活检部位包括颈部、腋窝和腹股沟淋巴结等，具体部位需根据淋巴结肿大情况和具体病情决定。本节以颈部斜方肌旁淋巴结活检为例进行介绍。

二、适应证

（1）性质不明的淋巴结肿大，经抗感染和抗结核治疗效果不明显。
（2）可疑的淋巴结转移癌，需做病理组织学检查以明确诊断者。
（3）拟诊淋巴瘤或为明确分型者。

三、禁忌证

（1）淋巴结肿大并伴感染、脓肿形成，或破溃者。
（2）严重凝血功能障碍者。

四、操作方法

1. 体位

仰卧位，上半身稍高，背部垫枕，颈部过伸，头上仰并转向健侧。严格消毒、铺巾。采用利多卡因局部浸润麻醉。

2. 切口

根据病变部位选择。原则上切口方向应与皮纹、神经、大血管走行一致，以减少损伤及瘢痕挛缩。前斜方肌旁淋巴结切除时采用锁骨上切口。在锁骨上一横指，以胸锁乳突肌外缘为中点，做一长 2 cm 左右的切口。

3. 切除淋巴结

切开皮下、皮下组织和颈阔肌，向中线拉开（或部分切断）胸锁乳突肌，辨认肩胛舌骨肌，可牵开或切断以暴露肿大的淋巴结。于锁骨上区内将颈横动、静脉分支结扎，钝性分离位于斜方肌及臂丛神经前面的淋巴结，结扎、切断出入淋巴结的小血管后，将淋巴结切除。如淋巴结已融合成团，或与周围及外缘组织粘连较紧时，可切除融合淋巴结中一个或部分淋巴结，以做病理检查。创面仔细止血，并注意有无淋巴漏，如有淋巴液溢出，应注意结扎淋巴管，必要时切口内放置引流片。如切断肌肉，应对端缝合肌肉断端。缝合切口。

五、并发症

淋巴结活检的可能并发症包括：①创面出血；②切口感染；③淋巴漏；④损伤局部神经等。

六、注意事项

（1）颈部淋巴结周围多为神经、血管等重要组织，术中应做细致的钝性分离，以免损伤。

（2）锁骨上淋巴结切除时，应注意勿损伤臂丛神经和锁骨下静脉。还要避免损伤胸导管或右淋巴导管，以免形成乳糜瘘。

（3）淋巴结结核常有多个淋巴结累及或融合成团，周围多有粘连。若与重要组织粘连，分离困难时，可将粘连部包膜保留，尽量切除腺体。对有窦道形成者，应梭形切开皮肤，然后将淋巴结及其窦道全部切除。不能切除者，应尽量刮净病灶，开放伤口，换药处理。若疑为淋巴结结核，术前术后应用抗结核药物治疗。

（4）病理检查确诊后，应根据病情及时做进一步治疗（如根治性手术等）。

（章　敏）

第二节　体表肿块穿刺活检术

一、概述

体表肿块穿刺活检因操作简便、并发症低、准确率高，已成为表浅肿瘤获取组织病理学诊断的重要方法。然而，目前部分学者认为，对于恶性肿瘤，穿刺活检有时因穿刺部位的原因，容易出现假阴性结果，而且存在针道转移的危险。因此，对于能够完整切除的体表肿块，多数学者建议行肿块的完全切除，只对于肿块无法完整切除或有切除禁忌证时才采用穿刺活检的方法。对于肿块的穿刺方式，目前有细针穿刺和粗针穿刺两种，前者对周围结构损伤小，但穿刺组织较少。后者虽然可取得较多的组织，但对周围损伤较大。

二、适应证

体表可扪及的任何异常肿块，都可穿刺活检，例如乳腺肿块、淋巴结等均可穿刺。

三、禁忌证

（1）凝血功能障碍。

（2）非炎性肿块局部有感染。

（3）穿刺有可能损伤重要结构。

四、操作方法

1. 粗针穿刺

（1）患者取合适的体位，消毒穿刺局部皮肤及术者左手拇指和示指，检查穿刺针。

（2）穿刺点用20%利多卡因做局部浸润麻醉。

（3）术者左手拇指和示指固定肿块，右手持尖刀做皮肤戳孔。

（4）穿刺针从戳孔刺入达肿块表面，将切割针芯刺入肿块1.5~2 cm，然后推进套管针使之达到或超过切割针尖端，两针一起反复旋转后拔出。

（5）除去套管针，将切割针前端叶片间或取物槽内的肿块组织取出，用10%甲醛溶液固定，送组织学检查。

（6）术后穿刺部位盖无菌纱布，用胶布固定。

2. 细针穿刺

（1）患者选择合适体位，消毒穿刺局部皮肤及术者左手拇指和示指，检查穿刺针。

（2）术者左手拇指与示指固定肿块，将穿刺针刺入达肿块表面。

（3）连接20~30 mL注射器，用力持续抽吸形成负压后刺入肿块，并快速进退（约1 cm范围）数次，直至见到有吸出物。

（4）负压下拔针，将穿刺物推注于玻片上，不待干燥，立即用95%乙醇固定5~10分钟，送细胞病理学检查。囊性病变则将抽出液置试管离心后，取沉渣检查。

（5）术后穿刺部位盖无菌纱布，用胶布固定。

五、并发症

体表肿块穿刺活检的可能并发症包括：①出血；②感染；③肿瘤种植转移等。

六、注意事项

（1）不能切除的恶性肿瘤应在放疗或化疗前穿刺，以明确病理诊断。

（2）可切除的恶性肿瘤，宜在术前7天以内穿刺，以免引起种植转移。

（3）穿刺通道应在手术中与病灶一同切除。

（4）穿刺应避开恶性肿瘤已破溃或即将破溃的部位。

（5）疑为结核性肿块时，应采用潜行性穿刺法，穿刺物为脓液或干酪样物时，则可注入异烟肼或链霉素，避免其他细菌感染，术后立即行抗结核治疗。

（章　敏）

第三节　腹腔灌洗术

一、概述

腹腔灌洗引流术又称为治疗性持续性腹腔灌洗引流术，它在医学上并不是一项新的治疗方法，但近年来重新得到重视，并逐渐加以改进。从单纯的生理盐水灌洗发展到目前的灌洗液中配以抗生素、微量肝素、糜蛋白酶等。

二、适应证

1. 诊断性腹腔灌洗术

（1）用一般诊断方法及腹腔穿刺诊断仍未明确的疑难急腹症。

（2）症状和体征不甚明显的腹部创伤病例，临床仍疑有内脏损伤，或经短期观察症状和体征仍持续存在，特别是神志不清或陷于昏迷的腹部创伤者。

2. 治疗性腹腔灌洗术

用抗生素—肝素溶液持续腹腔灌洗治疗就诊晚、污染严重的弥漫性腹膜炎，以预防腹腔脓肿形成。

三、禁忌证

（1）明显出血质。

（2）结核性腹膜炎等有粘连性包块者。

（3）肝性脑病或有脑病先兆。

（4）棘球蚴病性囊性包块。

（5）巨大卵巢囊肿者。

（6）严重肠胀气。

（7）躁动不能合作者。

四、操作方法

（1）排空膀胱仰卧位，无菌条件下于脐周戳孔，插入套管针。导管置入后即进行抽吸。若有不凝血 10 mL 以上或有胆汁样液、含食物残渣的胃肠内容物抽出时，则无灌洗必要，立即改行剖腹探查。反之则经导管以输液的方法向腹腔快速（5～6 分钟）注入等渗晶体液 1 000 mL（10～20 mL/kg），协助患者转动体位或按摩腹部，使灌洗液到达腹腔各处。然后，将灌洗液空瓶置于低位，借虹吸作用使腹腔内液体回流，一般应能回收 500 mL 左右。取三管标本，每管 10 mL 左右，分别送红细胞与白细胞计数、淀粉酶测定及沉渣涂片镜检和细菌学检查。必要时还需做血细胞压积，氨、尿素及其他有关酶类的测定。一次灌洗阴性时，视需要可将导管留置腹腔，短时观察后重复灌洗。

（2）结果判定：回流液阳性指标如下。①肉眼观察为血性（25 mL 全血可染红 1 000 mL 灌洗液）；②浑浊，含消化液或食物残渣；③红细胞计数大于 0.1×10^{12}/L 或血细胞比容大于 0.01；④白细胞计数大于 0.5×10^{9}/L。但此项需注意排除盆腔妇科感染性疾病；⑤胰淀粉酶测定大于 100 U/L（苏氏法）判定为阳性；⑥镜检发现食物残渣或大量细菌；⑦第二次灌洗某项指标较第一次明显升高。

凡具备以上 1 项阳性者即有临床诊断价值。

五、并发症

可能发生的并发症有：①出血；②腹腔脏器损伤；③心脑血管意外。

六、注意事项

（1）腹腔灌洗对腹内出血的诊断准确率可达95%以上。积血30～50 mL即可获阳性结果。假阳性及假阴性率均低于2%。

（2）腹腔灌洗必须在必要的B超、CT等影像学检查之后进行，以免残留灌洗液与腹腔积血、积液混淆。

（3）有腹部手术史尤其是行多次手术者忌做腹腔灌洗。一是穿刺易误伤粘连于腹壁的肠管；二是粘连间隔影响灌洗液的扩散与回流。妊娠和极度肥胖者也应禁用。

（4）判断灌洗结果时需结合临床其他资料综合分析。灌洗过程中要动态观察，必要时留置导管，反复灌洗及检验对比。

（5）单凭腹腔灌洗的阳性结果做出剖腹探查的决定，可能带来过高的阴性剖腹探查率。

（江　友）

第四节　浅表脓肿切除术

一、概述

脓肿是急性感染过程中，组织、器官或体腔内，因病变组织坏死、液化而出现的局限性脓液积聚，四周有一完整的脓壁。常见的致病菌为金黄色葡萄球菌。脓肿可原发于急性化脓性感染，或由远处原发感染源的致病菌经血流、淋巴管转移而来。往往是由于炎症组织在细菌产生的毒素或酶的作用下，发生坏死、溶解，形成脓腔，腔内的渗出物、坏死组织、脓细胞和细菌等共同组成脓液。由于脓液中的纤维蛋白形成网状支架才使病变限制于局部，另外，脓腔周围充血水肿和白细胞浸润，最终形成以肉芽组织增生为主的脓腔壁。脓肿由于其位置不同，可出现不同的临床表现。本病往往可以通过对病史的了解、临床体检和必要的辅助检查得到确诊。治疗以引流为主。表浅脓肿略高出体表，有红、肿、热、痛及波动感。小脓肿，位置深，腔壁厚时，波动感可不明显。深部脓肿一般无波动感，但脓肿表面组织常有水肿和明显的局部压痛，伴有全身中毒症状。治疗原则：①及时切开引流，切口应选在波动明显处并与皮纹平行，切口应够长，并选择低位，以利引流；深部脓肿，应先行穿刺定位，然后逐层切开；②术后及时更换敷料；③全身应选用抗菌抗炎药物治疗。伤口长期不愈者，应查明原因。

二、适应证

表浅脓肿形成，查有波动者，或穿刺可抽及脓液者，应切开引流。

三、禁忌证

心力衰竭、严重凝血功能障碍者不宜做此手术。

四、操作方法

1. 麻醉

局部麻醉。小儿可用氯胺酮分离麻醉或辅加硫喷妥钠肌内注射作为基础麻醉。

2. 操作步骤

在表浅脓肿隆起外用1%普鲁卡因或利多卡因做皮肤浸润麻醉。用尖刃刀先将脓肿切开一小口，再把刀翻转，使刀刃朝上，由里向外挑开脓肿壁，排出脓液。随后用手指或止血钳伸入脓腔，探查脓腔大小，并分开脓腔间隔。根据脓肿大小，在止血钳引导下，向两端延长切口，达到脓腔边缘，把脓肿完全切开。如脓肿较大，或因局部解剖关系，不宜做大切口者，可以做对口引流，使引流通畅。最后，用止血钳把凡士林纱布条一直送到脓腔底部，另一端留在脓腔外，垫放干纱布包扎。

五、并发症

可能发生的并发症有：①切口延迟愈合，甚至不愈合；②形成窦道、瘘管。

六、注意事项

（1）完善结核病相关检查，排除结核源性脓肿可能。表浅脓肿切开后常有渗血，若无活动性出血，一般用凡士林纱布条填塞脓腔压迫即可止血，不要用止血钳钳夹，以免损伤组织。

（2）放置引流时，应把凡士林纱布的一端一直放到脓腔底，不要放在脓腔口阻塞脓腔，影响通畅引流。引流条的外段应予摊开，使切口两边缘全部隔开，不要只注意隔开切口的中央部分，以免切口两端过早愈合，使引流口缩小，影响引流。

（江　友）

第五节　清创缝合术

一、概述

清创缝合术，是用外科手术的方法，清除开放伤口内的异物，切除坏死、失活或严重污染的组织，缝合伤口，使之尽量减少污染，甚至变成清洁伤口，达到一期愈合，有利于受伤部位功能和形态的恢复。

二、适应证

8小时以内的开放性伤口应行清创术；8小时以上而无明显感染的伤口，如患者一般情况好，也应行清创术。

三、禁忌证

污染严重或已化脓感染的伤口不宜一期缝合，仅将伤口周围皮肤擦净，消毒周围皮肤后，敞开引流。

四、操作方法

1. 清洗去污

分为清洗皮肤和清洗伤口两步。

（1）清洗皮肤：用无菌纱布覆盖伤口，再用汽油或乙醚擦去伤口周围皮肤的油污。术者按常规方法洗手、戴手套，更换覆盖伤口的纱布，用软毛刷蘸消毒皂水刷洗皮肤，并用冷开水冲净。然后换另一只毛刷再刷洗一遍，用消毒纱布擦干皮肤。两遍刷洗共约10分钟。

（2）清洗伤口：去掉覆盖伤口的纱布，以生理盐水冲洗伤口，用消毒镊子或小纱布球轻轻除去伤口内的污物、血凝块和异物。

2. 清理伤口

施行麻醉，擦干皮肤，用碘酊、酒精消毒皮肤，铺盖消毒手术巾准备手术。术者重新用酒精或新洁尔灭液泡手，穿手术衣，戴手套后即可清理伤口。

（1）对浅层伤口，可将伤口周围不整皮肤缘切除0.2~0.5 cm，切面止血，消除血凝块和异物，切除失活组织和明显挫伤的创缘组织（包括皮肤和皮下组织等），并随时用无菌生理盐水冲洗。

（2）对深层伤口，应彻底切除失活的筋膜和肌肉（肌肉切面不出血，或用镊子夹镊不收缩者，表示已坏死），但不应将有活力的肌肉切除，以免切除过多影响功能。为了处理较深部伤口，有时可适当扩大伤口和切开筋膜，清理伤口，直至比较清洁和显露血循环较好的组织。

（3）如同时有粉碎性骨折，应尽量保留骨折片。已与骨膜游离的小骨片应予以消除。

（4）浅部穿透伤的出入口较接近者，可将伤道间的组织桥切开，变两个伤口为一个。如伤道过深，不应从入口处清理深部，而应从侧面切开处清理伤道。

（5）伤口如有活动性出血，在清创前可先用止血钳钳夹，或临时结扎止血。待清理伤口时重新结扎，除去污染线头。渗血可用温盐水纱布压迫止血，或用凝血酶等局部止血剂止血。

3. 修复伤口

清创后再次用生理盐水清洗伤口，再根据污染程度、伤口大小和深度等具体情况，决定伤口是开放还是缝合，是一期缝合还是延期缝合。未超过12小时的清洁伤口可一期缝合。大而深的伤口，在一期缝合时应放置引流条。污染重或特殊部位不能彻底清创的伤口，应延期缝合，即在清创后先于伤口内放置凡士林纱布条引流，待4~7天后，如伤口组织红润，无感染或水肿时，再做缝合。

头、面部血管丰富，愈合力强，损伤时间虽长，只要无明显感染，仍应争取一期缝合。缝合伤口时，不应留有无效腔，张力不能太大。对重要的血管损伤应修补或吻合。对断裂的肌腱和神经干应修整缝合。显露的神经和肌腱应以皮肤覆盖。开放性关节腔损伤应彻底清洗后缝合。胸腹腔的开放性损伤应彻底清创后，放置引流管或引流条。

五、并发症

清创术术后并发症主要是伤口感染、组织缺损。

六、注意事项

（1）伤口清洗是清创术的重要步骤，必须反复用大量生理盐水冲洗，务必使伤口清洁后再做清创术。选用局部麻醉者，只能在清洗伤口后麻醉。

（2）清创时既要彻底切除已失去活力的组织，又要尽量保留存活的组织，这样才能避免伤口感染，促进愈合，保存功能。

（3）组织缝合必须避免张力过大，以免造成缺血或坏死。

（李之拓）

第六节　肝穿刺术

一、概述

肝穿刺术是采集肝组织标本的一种简易手段。由穿刺所得组织块进行组织学检查或制成涂片做细胞学检查，以判明原因未明的肝肿大和某些血液系统疾病。

二、适应证

（1）凡肝脏疾病通过临床、实验室或其他辅助检查无法明确诊断者；肝功能检查异常，性质不明者；肝功能检查正常，但症状、体征明显者。

（2）不明原因的肝肿大，门静脉高压症或黄疸。

（3）对病毒性肝炎的病因、类型诊断，病情追踪，效果考核及预后的判断。

（4）肝内胆汁淤积的鉴别诊断。

（5）慢性肝炎的分级。

（6）慢性肝病的鉴别诊断。

（7）肝内肿瘤的细胞学检查及进行药物治疗。

（8）对不明原因的发热进行鉴别诊断。

（9）肉芽肿病、结核、布鲁氏菌病、球孢子菌病、梅毒等疾病的诊断。

三、禁忌证

（1）有出血倾向的患者，如血友病、肝海绵状血管瘤，凝血时间延长、血小板减少达 80×10^9/L 以下者。

（2）大量腹水或重度黄疸者。

（3）严重出血或一般情况差者。

（4）肝性脑病者。

（5）严重肝外阻塞性黄疸伴胆囊肿大者。

（6）肝脏缩小或肝浊音界叩不清。

（7）疑为肝包虫病或肝血管瘤者。

（8）严重心、肺、肾疾病或心、肺、肾功能衰竭者。

（9）右侧脓胸、膈下脓肿、胸腔积液或其他脏器有急性疾患，穿刺处局部感染者。

（10）严重高血压（收缩压 > 24 kPa）者。

（11）儿童、老年人与不能合作的患者。

四、操作方法

（1）患者取仰卧位，身体右侧靠床沿，并将右手置于枕后。

（2）穿刺点一般取右侧腋中线第8、第9肋间，肝叩诊实音处穿刺。疑诊肝癌者，宜选较突出的结节处穿刺。

（3）常规消毒局部皮肤，用2%利多卡因由皮肤至肝被膜进行局部麻醉。

（4）备好快速穿刺套针，以橡皮管将穿刺针连接于10 mL注射器，吸入无菌生理盐水3~5 mL。

（5）先用穿刺锥在穿刺点皮肤上刺孔，由此孔将穿刺针沿肋骨上缘与胸壁垂直方向刺入0.5~1.0 cm，然后将注射器内生理盐水推出0.5~1.0 mL，冲出针内可能存留的皮肤与皮下组织，以防针头堵塞。

（6）将注射器抽成负压并予以保持，同时嘱患者先吸气，然后于深呼气末屏息呼吸（术前应让患者练习），继而术者将穿刺针迅速刺入肝内并立即抽出，深度不超过6.0 cm。

（7）拔针后立即以无菌纱布按压创面5~10分钟，再以胶布固定，并以多头腹带扎紧。用生理盐水从针内冲出肝组织条于弯盘中，挑出，以95%乙醇或10%甲醛固定送检。

五、并发症

并发症有活检部位不适、放射至右肩的疼痛和短暂的上腹痛等，还可发生气胸、胸膜性休克或胆汁性腹膜炎及出血等并发症。

六、注意事项

（1）术前应检查血小板数、出血时间、凝血时间、凝血酶原时间，如有异常，应肌内注射维生素K 10 mg，每日1次，3天后复查，如仍不正常，不应强行穿刺。

（2）穿刺前应测血压、脉搏，并进行胸部X线透视，观察有无肺气肿、胸膜肥厚。检查血型，以备必要时输血。术前1小时服安定10 mg。

（3）术后应卧床24小时，在4小时内每隔15~30分钟测脉搏、血压一次，如有脉搏增快、脉搏细弱、血压下降、烦躁不安、面色苍白、出冷汗等内出血现象，应紧急处理。

（4）穿刺后如局部疼痛，应仔细查找原因，若为一般组织创伤性疼痛，可给予止痛剂。若发生气胸、胸膜性休克或胆汁性腹膜炎，应及时处理。

（林良学）

第二章

外科患者的营养代谢与补液

第一节　肠外营养

肠外营养（PN）指通过静脉给予适量氨基酸、脂肪、糖类、电解质、维生素和微量元素，供给患者所需的全部营养或部分营养，以达到营养治疗的一种方法，前者称为全胃肠外营养（TPN）。PN 根据输入途径可分为经中心静脉肠外营养（CPN）和经周围静脉肠外营养（PPN）。

一、适应证

凡不能或不宜经口摄食超过 5～7 天的患者都是肠外营养的适应证。从外科角度肠外营养支持主要用于下列情况。

（1）不能从胃肠道进食，如高流量消化道瘘、食管胃肠道先天性畸形、短肠综合征、回肠造口、急性坏死性胰腺炎等。

（2）消化道需要休息或消化不良，如肠道炎性疾病（溃疡性结肠炎和克罗恩病）、长期腹泻时。

（3）严重感染与脓毒症、大面积烧伤、肝肾功能衰竭等特殊疾病。

（4）营养不良者的术前应用、复杂手术后，肿瘤患者放、化疗期间胃肠道反应重者。

若患者存在严重水电解质、酸碱平衡失调，凝血功能异常，休克等情况均不适宜进行肠外营养支持。恶性肿瘤患者在营养支持后会使肿瘤细胞增殖、发展，因此，需在营养支持的同时加用化疗药物。

二、成分

主要由葡萄糖、脂肪乳剂、氨基酸、电解质、维生素及微量元素组成。患者每天对各种营养素的需要一般根据病情、体重和年龄等估算。

1. 葡萄糖

葡萄糖是生理性的糖类燃料，是肠外营养的主要能源物质，供给机体非蛋白质热量需要的 50%～70%。机体所有器官、组织都能利用葡萄糖，一天补充葡萄糖 100 g 就有显著节省蛋白质的作用。葡萄糖来源丰富、价格低廉，通过血糖、尿糖的监测能了解其利用情况。

葡萄糖常用浓度有 5%、10%、25%、50%。高浓度葡萄糖注射液虽能提供充足能量，但因其渗透压高，如25%及50%葡萄糖注射液的渗透量（压）分别高达1 262 mmol/L及2 525 mmol/L，对静脉壁的刺激很大，应从中心静脉输入，并添加胰岛素，一般为每4～20 g葡萄糖给予1 U胰岛素（可从10：1左右开始，再按血糖、尿糖的监测结果调整胰岛素剂量）。由于人体利用葡萄糖的能力有限，约为5 mg/（kg·min），且在应激状态下利用率降低，过量或过快输入可能导致高血糖、糖尿，甚至高渗性非酮性昏迷；外科不少患者常并发糖尿病，糖代谢紊乱更易发生。多余的糖将转化为脂肪而沉积在器官，如肝脂肪浸润，影响其功能，因此，目前PN多不以单一的葡萄糖作为能源。

2. 脂肪乳剂

脂肪乳剂是PN的另一种重要能源。一般以大豆油、红花油为原料加磷脂和甘油乳化制成，制成的乳剂有良好的理化稳定性，微粒直径与天然乳糜微粒直径相仿。脂肪乳剂的能量密度大，10%溶液含热量4.18kJ（1kcal）/mL。除提供能量外还含有必需脂肪酸，能防止必需脂肪酸缺乏症。常用制剂浓度有10%、20%、30%。10%脂肪乳剂为等渗液，可经外周静脉输注。在饥饿、创伤、应激状态时机体对脂肪的氧化率不变甚至加快。现主张肠外营养支持时以葡萄糖与脂肪乳剂双能源供给，有助于减轻肺脏负荷和避免发生脂肪肝。成人常用量为每天1～2 g/kg，如仅用于防治必需脂肪酸缺乏，只需每周给1～2次。单独输注时滴速不宜过快，先以1 mL/min开始（<0.2 g/min），500 mL脂肪乳剂需输注5～6小时，否则，输注过快可致胸闷、心悸或发热等反应。脂肪乳剂的最大用量为2 g/（kg·d）。

脂肪乳剂按其脂肪酸碳链长度分为长链三酰甘油（LCT）及中链三酰甘油（MCT）两种。LCT内包含人体的必需脂肪酸（EFA）——亚油酸、亚麻酸及花生四烯酸，临床上应用很普遍，输入后仅部分被迅速氧化产能，大部分沉积在脂肪组织，释放过程相对缓慢，且其水解产物长链脂肪酸的代谢过程需要卡尼汀参与，而后者在感染应激情况下常减少，以致长链脂肪酸氧化减少。MCT水解生成的中链脂肪酸（辛酸及癸酸）进入线粒体代谢产能不依赖卡尼汀，因此，输入后在血中清除快，迅速氧化产能，很少引起脂肪沉积，对肝功能影响小。但MCT内不含必需脂肪酸（EFA），且快速或大量输入后可产生神经系统毒性作用。临床上对于特殊患者（如肝功能不良者）常选用等量物理混合兼含LCT及MCT的脂肪乳剂（10%或20%的MCT/LCT）。正在研制的结构脂肪乳剂，即在1分子甘油分子上连接长链和中链脂肪酸，在耐受性方面将优于物理混合的中、长链脂肪乳剂。多不饱和脂肪酸制剂中含有ω-3脂肪酸、ω-6脂肪酸，为亚麻酸、亚油酸的衍生物，能降低血液黏滞性，对预防血栓形成、降低内毒素毒力有一定作用。另外，在乳剂中增加维生素E，也有减轻脂质过氧化的作用。

3. 氨基酸

对于创伤和感染患者，氮的消耗增加，需要较多蛋白质才能维持氮平衡。在提供足够热量同时，补充复方氨基酸制剂作为蛋白质合成的原料，有利于减轻负氮平衡。复方氨基酸溶液是肠外营养的唯一氮源，由结晶L-氨基酸按一定模式（如鸡蛋白、人乳、WHO/FAO等模式）配成，其配方符合人体合成代谢的需要，有平衡型及特殊型两类。平衡氨基酸溶液含有8种必需氨基酸以及8～12种非必需氨基酸，其组成符合正常机体代谢的需要，适用于大多数患者。特殊氨基酸溶液专用于不同疾病，配方成分上做了必要调整。如用于肝病的制剂中含有较多的支链氨基酸（亮氨酸、异亮氨酸、缬氨酸），而芳香氨基酸含量较少。用于肾病的制剂则以8种必需氨基酸为主，仅含有少数非必需氨基酸（精氨酸、组氨酸等）。用于严重创伤或危重患者的制剂中含有更多的支链氨基酸，或含有谷氨酰胺二肽等。由于谷氨酰胺水溶性差，且在溶液中不稳定，易变性，故目前氨基酸溶液中均不含谷氨酰胺，用于肠外营养的谷氨酰胺制剂都是使用谷氨酰胺二肽（如甘氨酰—谷氨酰胺、丙氨酰—谷氨酰胺），此二肽的水溶性好、稳定，进入体内后可很快被分解成谷氨酰胺而被组织利用。适用于严重的分解代谢状况，如烧伤、严重创伤、严重感染等危重症，以及坏死性肠炎、短肠综合征等肠道疾病和免疫功能不全或恶性肿瘤患者。将来，氨基酸的配方将因人、因疾病的不同阶段而异，个体化配方将成为可能。

4. 电解质

肠外营养时需补充钾、钠、氯、钙、镁及磷，根据生化监测结果及时调整每天的供给量。常用制剂有 10% 氯化钾、10% 氯化钠、10% 葡萄糖酸钙、25% 硫酸镁等。磷在合成代谢及能量代谢中发挥重要作用，肠外营养时的磷制剂有无机磷及有机磷制剂两种，前者因易与钙发生沉淀反应而基本不用，有机磷制剂为甘油磷酸钠，含磷 10 mmol/10 mL，用于补充磷酸不足。

5. 维生素

用于肠外营养支持的复方维生素制剂每支所含各种维生素的量即为正常成人每日的基本需要量，使用十分方便。常用制剂有脂溶性维生素及水溶性维生素两种。由于体内无水溶性维生素储备，应每天常规给予；而人体内有一定量的脂溶性维生素贮存，应注意避免过量导致蓄积中毒。

6. 微量元素

微量元素也是复方微量元素静脉用制剂，含人体所需锌、铜、锰、铁、铬、钼、硒、氟、碘 9 种微量元素，每支含正常人每日需要量。短期禁食者可不予补充，TPN 超过 2 周时应静脉给予。

7. 生长激素

基因重组的人生长激素具有明显的促合成代谢作用。对于特殊患者（烧伤、短肠综合征、肠瘘等）同时应用生长激素能增强肠外营养的效果，利于伤口愈合和促进康复。注意掌握应用指征，要避开严重应激后的危重期。常用量为 8～12 U/d，一般不宜长期使用。

三、配制与输注

1. 肠外营养液的配制

配制过程中严格遵守无菌技术操作，最好在有空气层流装置的净化台上进行。按医嘱将各种营养素均匀混合，添加电解质、微量元素等时注意配伍禁忌。配制后的营养液应贴标签，标明患者姓名、床号、配制日期、所含成分，便于核对。从生理角度，将各种营养素在体外先混合再输入的方法最合理，因此，临床上广泛采用 3 L 袋全营养混合液（TNA）的输注方法，即将肠外营养各成分配制于 3 L 袋中后再匀速滴注。TNA 又称为全合一（AIO）营养液，强调同时提供完全的营养物质和物质的有效利用，即多种营养成分以较佳的热氮比同时均匀进入体内，有利于机体更好地利用，增强节氮效果，降低代谢性并发症的发生率；且混合后液体的渗透压降低，可接近 10% 葡萄糖注射液，使经外周静脉输注成为可能；并使单位时间内脂肪乳剂输入量大大低于单瓶输注，可避免因脂肪乳剂输注过快引起的不良反应。使用过程中无须排气及更换输液瓶，简化了输注步骤，全封闭的输注系统大大减少了污染和空气栓塞的机会。

全营养混合液（TNA）配制过程要符合规定的程序，由专人负责，以保证混合液中营养素的理化性质保持在正常状态。具体程序：①将电解质、微量元素加入氨基酸注射液中；②将磷制剂、胰岛素分别加入葡萄糖注射液中；③将水溶性维生素和脂溶性维生素混合后加入脂肪乳剂中；④将含有上述添加物的葡萄糖注射液、氨基酸注射液借重力注入3L袋中，最后加入脂肪乳剂；⑤用轻摇的方法混匀袋中内容物。应不间断地一次完成混合、充袋，配好后的TNA在室温下24小时内输完，暂不用者置于4℃保存。

营养液的成分因人而异。在基本溶液中，根据具体病情及血生化检查结果，酌情添加各种电解质溶液。由于机体无水溶性维生素的贮备，因此肠外营养液中均应补充复方水溶性维生素注射液；短期禁食者不会产生脂溶性维生素或微量元素缺乏，因此，只需在禁食时间超过2～3周者才予以补充。溶液中需加适量胰岛素。

各种特殊患者，营养液的组成应有所改变。糖尿病者应限制葡萄糖用量，并充分补充外源性胰岛素，以控制血糖；可增加脂肪乳剂用量，以弥补供能的不足。对于肝硬化有肝功能异常（血胆红素及肝酶谱值升高）的失代偿期患者，肠外营养液的组成及用量均应有较大的调整。此时肝脏合成及代谢各种营养物质的能力锐减，因此，肠外营养液的用量应减少（约全量的一半）；在营养制剂方面也应做调整，包括改用支链氨基酸（BCAA）含量高的氨基酸溶液，改用兼含LCT/MCT的脂肪乳剂等。并发存在明显低蛋白血症的患者，由于肝脏合成白蛋白的能力受限，因此，需同时补充人体白蛋白，才能较快纠正低白蛋白血症。肾功能衰竭患者的营养液中，葡萄糖及脂肪乳剂用量一般不受限制，氨基酸溶液则常选用以必需氨基酸（EAA）为主的肾病氨基酸；除非具备透析条件，否则应严格限制入水量。

2. 肠外营养液的输注

可经周围静脉或中心静脉途径给予。前者较简便，无静脉导管引起的并发症，全营养混合液的渗透压不高，可经此途径输注。适用于肠外营养支持时间不长（<2周）、能量需要量不高的患者。后者可经颈内静脉或锁骨下静脉穿刺置管入上腔静脉，主要用于肠外营养支持时间较长、营养素需要量较多以致营养液的渗透压较高的患者。近年来经外周导入的中心静脉置管（PICC）临床应用较广。

肠外营养液的输注方法如下。

（1）持续输注法：将预定液体24小时内均匀输注，能量与氮同时输入，有节氮作用。临床上常将全营养混合液（TNA）于12～16小时输完。

（2）循环输入法：在24小时输注过程中先停输葡萄糖8～10小时，此间仅输入氨基酸加脂肪乳剂，后单独输入葡萄糖，防止因持续输入高糖营养液刺激胰岛素分泌而抑制体脂分解、促进脂肪合成。在无糖输注期间机体可以利用以脂肪形式储存的过多能量，不易发生脂肪肝。理论上，循环输入较持续输入更接近生理要求，但实际临床效果有待进一步验证。

四、并发症与预防

经中心静脉肠外营养需有较严格的技术与物质条件，并发症的发生率及危险性与置管及护理经验密切相关；经周围静脉肠外营养技术操作简单，并发症较少，已有各种类型的外周静脉导管用于周围静脉肠外营养，血栓性静脉炎是限制其应用的主要技术障碍。充分认识肠外营养的各种并发症，采取措施予以预防及积极治疗，是安全实施肠外营养的重要环节。

1. 技术性并发症

与中心静脉插管或留置有关，如穿刺致气胸、血管损伤、神经或胸导管损伤等，空气栓塞是最严重的并发症，一旦发生，后果严重，甚至导致死亡。此类并发症多与穿刺不熟练、经验不足有关。提高穿刺技术，可以有效预防。

2. 感染性并发症

（1）导管性脓毒症：感染源于导管，由于输入液的污染、插管处皮肤的感染、其他感染部位的病菌经血行种植于导管而引起导管脓毒症。其发病与置管技术、导管使用及导管护理有密切关系。当患者突然有原因不明的寒战、高热，导管穿出皮肤处发红或有渗出时应考虑有导管脓毒症。发生上述症状后，先做输液袋内液体的细菌培养及血培养；更换新的输液袋及输液管进行输液；观察 8 小时，若发热仍不退，拔除中心静脉导管，导管端送培养。一般拔管后不必用药，发热可自退。若 24 小时后发热仍不退，则应加用抗菌药，病情稳定后再考虑重新置管。导管性脓毒症的预防措施有：放置导管应严格遵守无菌技术；避免中心静脉导管的多用途使用，不应用于输注血制品、抽血及测压；应用全营养混合液的全封闭输液系统；置管后进行定期导管护理。

（2）肠源性感染：长期 TPN 时肠道缺少食物刺激而影响胃肠激素分泌，以及体内谷氨酰胺缺乏，可致肠黏膜萎缩，造成肠屏障功能减退、衰竭。其严重后果是肠内细菌、内毒素移位，损害肝脏及其他器官功能，引起肠源性感染，最终导致多器官功能衰竭。应用强化谷氨酰胺的肠外营养液和尽早恢复肠内营养对防治此类并发症有重要作用。

3. 代谢性并发症

从其发生原因可归纳为补充不足、代谢异常及肠外营养途径所致 3 个方面的并发症。

（1）补充不足所致的并发症如下。①血清电解质紊乱，在没有额外丢失的情况下，肠外营养时每天约需补充钾 50 mmol、钠 40 mmol、钙及镁 20～30 mmol、磷 10 mmol。由于病情而丢失电解质（如胃肠减压、肠瘘）时，应增加电解质的补充量。临床上常见的是低钾血症及低磷血症。②微量元素缺乏，较多见的是锌缺乏，表现为口周及肢体皮疹、皮肤皱痕及神经炎等。长期肠外营养时还可因铜缺乏而产生小细胞性贫血，铬缺乏可致难控制的高血糖发生。对病程长者，在肠外营养液中常规加入复方微量元素注射液，可预防缺乏症的发生。③必需脂肪酸缺乏（EFAD），长期肠外营养时若不补充脂肪乳剂，可发生必需脂肪酸缺乏症。临床表现有皮肤干燥、鳞状脱屑、脱发及伤口愈合迟缓等。只需每周补充脂肪乳剂一次即可预防。

（2）代谢异常所致的并发症如下。①高血糖和高渗性非酮性昏迷，较常见。外科应激患者对葡萄糖的耐受力及利用率降低，若输入葡萄糖浓度过高、速度过快，超过患者代谢利用葡萄糖的速率，就会出现高血糖，持续发展（血糖浓度超过 40 mmol/L）导致高渗性非酮性昏迷，有生命危险。对高血糖者，应在肠外营养液中增加胰岛素补充，随时监测血糖水平。重症者应立即停输葡萄糖注射液，以 250 mL/h 速度输入等渗或低渗盐水，纠正缺水，降低血渗透压，用适量胰岛素（10～20 U/h）控制血糖，需注意纠正同时存在的低钾血症。在使用双能源经外周静脉输注时，此类并发症减少。②低血糖，外源性胰岛素用量过大，或者高浓度葡萄糖输入时促使机体持续释放胰岛素，若突然停输葡萄糖后可出现低血糖。因很少单独输注高浓度葡萄糖注射液，此类并发症临床已少见。③脂肪代谢异常，脂肪乳剂输入过多、过快可出现高脂血症，做血清浊度试验可测定患者对给予脂肪的廓清能力。④氨基酸代谢异常，若输入氨基酸过量以及未能同时供给足够能量，致使氨基酸作为能量而分解，产生氮质血症；或者体内氨基酸代谢异常，在大量输入缺乏精氨酸的结晶氨基酸注射液后可引起高氨血症。

（3）肠外营养途径所致并发症如下。①肝功能异常，表现为转氨酶升高、碱性磷酸酶升高、高胆红素血症。引起肝功能改变的因素很多，最主要的是葡萄糖超负荷引起肝脂肪变性，其他相关因素包括必需脂肪酸缺乏、长期 TPN 时肠道缺少食物刺激、体内谷氨酰胺大量消耗，以及肠黏膜屏障功能降低、内毒素移位等。复方氨基酸注射液中的某些成分（如色氨酸）的分解产物以及可能存在的抗氧化剂（重硫酸钠）等对肝也有毒性作用。应调整肠外营养配方，采用双能源，以脂肪乳剂替代部分能源，减少葡萄糖用量；选用富含支链氨基酸的配方和同时含有中、长链三酰甘油的脂肪乳剂 MCT/LCT。通常由 TPN 引起的这些异常是可逆的，TPN 减量或停用，尽早开始肠内营养可使肝功能恢复。②胆汁淤积、胆囊内胆泥和结石形成，长期 TPN 治疗，因消化道缺乏食物刺激，缩胆囊素等肠激素分泌减少，胆囊功能受损，胆汁淤积，容易在胆囊中形成胆泥，进而形成结石。实施 TPN 3 个月者，胆石发生率可高达 23%。尽早改用肠内营养是预防胆石的最有效的措施。

五、注意事项

（1）熟练掌握插管和留置技术，防止与插管、置管有关的并发症发生。

（2）妥善固定静脉导管，防止导管移位。所有操作均应严格遵守无菌技术原则，定期更换输注装置，每日消毒置管口皮肤，更换无菌敷料。勤巡视，勤观察，保持滴注通畅。

（3）营养液现配现用，不得加入抗生素、激素、升压药等，配制过程由专人负责，在层流环境按无菌操作技术要求进行。配制后的 TNA 液应在 24 小时内输完。暂时不用者，保存于 4 ℃冰箱内，输注前 0.5～1 小时取出，置室温下复温后再输。

（4）根据患者 24 小时液体出入量，合理补液，维持水电解质、酸碱平衡。

（5）掌握合适的输注速度，每小时不超过 200 mL，否则利用率下降可致高血糖等。TNA 输注过程应保持连续性，不应突然大幅度改变输液速度。

（6）定期监测全身情况，注意有无缺水、水肿，有无发热、黄疸等。每天监测血清电解质、血糖及血气分析，3 天后视稳定情况每周测 1～2 次。肝肾功能测定每 1～2 周 1 次。

（7）营养指标（人血白蛋白、转铁蛋白、前白蛋白、淋巴细胞计数等）测定每 1～2 周 1 次，每周称体重，有条件时进行氮平衡测定，评价营养支持效果。

（熊前卫）

第二节　肠内营养

肠内营养（EN）是经胃肠道用口服或管饲的方法提供营养物质及其他各种营养素的临床营养支持方法。"只要胃肠道允许，应尽量采用肠内营养"已成为临床营养支持时应遵守的基本原则。

肠内营养与肠外营养相比，制剂经肠道吸收入肝，在肝内合成机体所需的各种成分，整个过程更符合生理；肝可发挥解毒作用；食物的直接刺激有利于预防肠黏膜萎缩，保护肠屏障功能。食物中的某些营养素（谷氨酰胺）可直接被肠黏膜细胞利用，有利于其代谢及增生，而且肠内营养无严重并发症，具有更安全、更经济等特点。一般在选择营养支持方式时可依据以下原则：能口服者给予天然饮食是首选，当胃肠功能健全或部分功能存在时，优先采用肠内营养，如胃肠功能障碍较重或患者不能耐受肠内营养时可增加肠外营养以补充不足。周围静脉肠外营养与中心静脉肠外营养之间优先选用周围静脉途径，营养需要量较大或期望短期改善营养状况时可用中心静脉途径，需较长时间营养支持者应设法过渡到肠内营养。

一、适应证

（1）胃肠道功能正常，但存在营养物质需求增加而摄入不足或不能摄入的因素，如发热、感染、大面积烧伤、复杂大手术后及危重病症（非胃肠道疾病）等较长时间应激、妊娠、昏迷、味觉异常、精神问题等，应尽量采用肠内营养支持。

（2）胃肠道功能不良，如消化道瘘、短肠综合征、急性坏死性胰腺炎等，营养物质丢失增加或严重吸收不良，应在病情稳定后，尽快由肠外营养过渡到肠内营养。

（3）胃肠道功能基本正常但伴有其他脏器功能不良，如糖尿病、肝肾功能衰竭等。因肠内营养引起糖尿病患者糖代谢紊乱的程度比肠外营养轻，容易控制，所以原则上，只要胃肠功能基本正常，这类患者仍属于肠内营养的适应证。值得注意的是，用于肝肾功能衰竭者，肠内营养虽对肝肾功能影响较小，但因这类患者往往伴有不同程度的胃肠功能不良，对肠内营养的耐受性较差，因此以减量使用为宜。

若患者存在颅骨骨折，意识障碍或持续、反复呕吐等误吸危险因素，存在严重腹泻或吸收不良、腹腔或肠道感染、消化道活动性出血、休克，以及肠梗阻等情况，均不适宜进行肠内营养支持。

二、种类与选择

可用于肠内营养的制剂很多，为适合机体代谢的需要，其成分均很完整，包括糖类、蛋白质、脂肪或其分解产物，也含有生理需要量的电解质、维生素和微量元素等。肠内营养制剂不同于通常意义的食品，其已经加工预消化，更易消化吸收或无须消化即能吸收。美国FDA使用医疗食品（MF）定义肠内营养制剂，是指具有特殊饮食目的或为保持健康、需在医疗监护下使用而区别于其他食品。按营养素预消化的程度，肠内营养制剂可分为大分子聚合物和要素膳两大类。选择时应考虑患者的年龄、疾病种类、消化吸收功能、给予途径及患者的耐受力，必要时调整配方。

1. 大分子聚合物

有即用型液体制剂或需配制成一定浓度的溶液方能使用的粉剂，两者最终浓度为24%，可提供4.18 kJ/mL（1 kcal/mL）能量。该制剂以整蛋白为主，其蛋白质源为酪蛋白、乳清蛋白或大豆蛋白；脂肪源是大豆油、花生油、玉米油等植物油，有的还以中链三酰甘油代替长链三酰甘油以利于肠道吸收；糖源为麦芽糖、蔗糖或糊精；此外，还含有多种电解质、维生素及微量元素，通常不含乳糖。溶液的渗透压较低（约320 mmol/L），适用于胃肠功能正常或基本正常者。某些配方还含有谷氨酰胺、膳食纤维等，纤维素可被肠道菌群酵解生成短链脂肪酸（乙酸、丙酸、丁酸等），在促进肠道吸收水分、供应结肠黏膜能量、增加肠系膜血供、促进肠道运动等方面发挥重要作用。近年来，肠内营养制剂的研制和发展较快，已有

添加了 ω-3 多不饱和脂肪酸、精氨酸、核糖核酸等成分的产品，在提供营养支持的同时，改善机体免疫状况。

2. 要素膳

是一种化学组成明确、无须消化、可直接被胃肠道吸收的无渣饮食，由容易吸收的单体物质、无机离子及已乳化的脂肪微粒组成，含人体必需的各种营养素。该制剂以蛋白水解产物（或氨基酸）为主，其蛋白质源为乳清蛋白水解产物、肽类或结晶氨基酸，糖源为低聚糖、糊精，脂肪源为大豆油及中链三酰甘油，含有多种电解质、维生素及微量元素，不含乳糖和膳食纤维，渗透压较高（470 ~ 850 mmol/L），适用于胃肠道消化、吸收功能不良者，如消化道瘘，所用的肠内营养制剂以肽类为主，可减轻对消化液分泌的刺激作用。

三、实施途径

由于肠内营养制剂均有特殊气味，除少数患者可耐受经口服外，多数需经管饲进行肠内营养。用以输注肠内营养液的管道有鼻胃管、鼻十二指肠管、鼻空肠管、胃造口管、空肠造口管或经肠瘘口置管。其途径可经鼻插管或手术造口置管于胃内、十二指肠或空肠内。

1. 经鼻胃管或胃造口

适用于胃肠功能良好的患者。鼻胃管多用于仅需短期肠内营养支持者；胃造口适用于需较长时期营养支持的患者，可在术时完成造口，或行经皮内镜胃造口术（PEG）。

2. 经鼻肠管或空肠造口

适用于胃功能不良、误吸危险性较大或胃肠道手术后必须胃肠减压又需较长时期营养支持者。空肠造口常伴随腹部手术时实施，如经针刺置管空肠造口术（NCJ），也可行经皮内镜空肠造口术（PEJ）。

由于经鼻胃管饲食物可能产生胃潴留，胃内容物反流引起呕吐，易误吸导致肺炎，因此临床应用中，多数患者最好将其饲管前端置入十二指肠或空肠近端实施肠内营养。再者，长期放置鼻胃管可引起鼻咽部糜烂，影响排痰，易致肺炎，故预计术后需营养支持者常在术中加做胃造口或空肠造口便于实施肠内营养。如急性重症胰腺炎的病程很长，在病情稳定后（约发病后 3 ~ 4 周），可经预置的空肠造口管或鼻空肠管输入肠内营养制剂。由于营养液不经过十二指肠，因此不会刺激胰液分泌而使病情加重。

四、给予方式

能口服的患者每日饮用 6 ~ 8 次，每次 200 ~ 300 mL，必要时加用调味剂。口服不足的能量和氮量可经周围静脉营养补充。经管饲的患者可有下列给予方式。

1. 按时分次给予

适用于饲管端位于胃内和胃肠功能良好者。将配好的肠内营养液用注射器缓缓注入，每日 4 ~ 8 次，每次 250 ~ 400 mL。此方式易引起患者腹胀、腹痛、腹泻、恶心、呕吐等胃肠道反应，尽量不采用。

2. 间隙重力滴注

将配好的营养液置于吊瓶内，经输注管与饲管相连，借助重力缓慢滴注。每次 250 ~ 500 mL，持续 30 ~ 60 分钟，每日滴注 4 ~ 6 次。多数患者可以耐受。

3. 连续输注

用与间隙重力滴注相同的装置，在 12～24 小时内持续滴注全天量的营养液。采用输液泵可保持恒定滴速，便于监控管理，尤其适用于病情危重、胃肠道功能和耐受性较差、经十二指肠或空肠造口管饲的患者。输注时应注意营养液的浓度、速度及温度。经胃管给予时开始即可用全浓度（20%～24%），滴速约 50 mL/h，每日给予 500～1 000 mL，3～4 天内逐渐增加滴速至 100 mL/h，达到一天所需总量 2 000 mL。经空肠管给予时先用 1/4～1/2 全浓度（即等渗液），滴速宜慢（25～50 mL/h），从 500～1 000 mL/d 开始，逐日增加滴速、浓度，5～7 天达到患者能耐受和需要的最大输入量。

五、并发症与预防

肠内营养的常见并发症包括胃肠道、代谢、感染、机械并发症等，最常见的是胃肠道并发症，较严重的并发症是误吸。

1. 误吸

多见于经鼻胃管输入营养液者。由于患者存在胃排空迟缓、咳嗽和呕吐反射受损、意识障碍或饲管移位、体位不当等因素，导致营养液反流，发生误吸而引起吸入性肺炎。让患者取 30°半卧位，输营养液后停输 30 分钟，若回抽液量超过 150 mL，应考虑有胃潴留，暂停鼻胃管输注，改用鼻腔肠管途径可有效预防误吸的发生。

2. 急性腹膜炎

多见于经空肠造口输入肠内营养液者。若患者突然出现腹痛、造口管周围有类似营养液渗出或腹腔引流管引流出类似液体，应怀疑饲管移位致营养液进入游离腹腔。立即停止输注，尽可能清除或引流出渗漏的营养液，合理应用抗菌药。

3. 恶心、呕吐

与患者病情、营养液配方、输注速度有关，避免胃潴留、配方合适、减慢滴速可有效预防。

4. 腹泻、腹胀

发生率为 3%～5%，与输液速度、溶液浓度及渗透压有关，注意营养液应缓慢滴入，温度、浓度适当，避免过量，合理使用抗菌药，可有效控制腹泻、腹胀。因渗透压过高所致的症状，可酌情给予阿片酊等药物以减慢肠蠕动。

六、监测与注意事项

（1）饲管妥善固定，防止扭曲、滑脱，输注前确定导管的位置是否恰当，用 pH 试纸测定抽吸液的酸碱性，或借助 X 线透视、摄片确定管端位置。长时间置管患者应注意观察饲管在体外的标记，了解有无移位。

（2）配制粉剂前详细了解其组成和配制说明，根据患者所需营养量和浓度准确称量，一切用具必须清洁，每日消毒，一次仅配一日用量，分装后置于 4 ℃冰箱备用，并在 24 小时内用完。输注时保持营养液合适的温度（38～40 ℃），室温较低时可使用输液加热器将营养液适当加温。

（3）管道管理，每次输注前后均以温开水 20 mL 冲洗管道，防止营养液残留堵塞管腔。经常巡视观察，调节合适的滴速，及时处理故障。确保营养管只用于营养液的输注，其他药物由外周静脉给予，防止堵塞管腔。

（4）观察病情，倾听患者主诉，尤其注意有无腹泻、腹胀、恶心、呕吐等胃肠道不耐受症状。如患者出现上述不适，应查明原因，针对性采取措施减慢速度或降低浓度，如对乳糖不耐受，应改用无乳糖配方。

（5）代谢及效果监测，注意监测血糖或尿糖，以便及时发现高血糖和高渗性非酮性昏迷。每日记录液体出入量。定期监测肝、肾功能，血浆蛋白、电解质变化，留尿测定氮平衡以评价肠内营养效果。

（熊前卫）

第三节　补液

一、液体的选择

临床上有多种成分各异的静脉内用液，可以满足多数外科患者的液体需要，合理地选择用液不仅能纠正异常情况，而且对肾的额外负担减至最低。等张氯化钠溶液用于替补胃肠道液体的丧失。细胞外液体容量（ECF）短缺，若无浓度和成分明显异常，可以用乳酸林格液替补。此液为生理性液体，以乳酸盐替代碳酸氢钠，前者在储藏期间更稳定，输注以后乳酸盐被肝转化为碳酸氢盐。大量输注该液体以后，对体内液体的正常成分和 pH 的影响是微不足道的，即使在休克状态下，也没有必要为乳酸的转化而担忧。

等张盐溶液含钠 154 mmol/L 和氯 154 mmol/L，氯的浓度大大高于血清氯的浓度 103 mmol/L，所以对肾是一种负担。此氯不能迅速地排出体外，因而产生稀释性酸中毒，使碱性的碳酸氢盐的量相对于碳酸含量降低很多。但在细胞外液容量短缺并有低钠血症、低氯血症和代谢性碱中毒时，该溶液纠正上述异常是很理想的。

选择 0.45% 氯化钠和 5% 葡萄糖注射液以补充无形的水分丧失，补充一些钠可使肾能调节血浆浓度。对不复杂患者作短期补液，加些钾盐也是合理的。5% 氯化钠用于有症状的低钠血症，当浓度和成分异常被纠正以后，余下的容量缺失可用平衡盐溶液补充。

二、术前的液体治疗

1. 纠正容量变化

术前对体内液体评估和纠正是外科医疗的不可分割部分。体内液体异常可分为三种：容量、浓度和成分。在外科患者中，ECF 容量改变是常见和重要的异常。容量改变的诊断完全依赖临床观察。体征的出现不仅取决于 ECF 的绝对量和相对量的丧失，而且取决于丧失的速度和相关疾病的体征。

外科患者的容量短缺由于液体向体外流失或者是体内液体再分布至非功能区域，此液体不再参与正常的 ECF 功能。通常两者兼有，而后者易被忽视。ECF 在体内再分布或称为转移是外科疾病中的特殊问题。在个别患者中，这种丧失是巨大的，称为第三间隙丧失或寄存性丧失，不仅发生在腹水、烧伤或挤压伤，也可发生在腹内器官炎症时的腹膜、腹壁和其他组织。腹膜的面积为 1 m^2，当腹膜因潴留液体而稍微增厚时，可使数升液体丧失功能。肠壁和肠系膜的肿胀和液体分泌至肠腔可使更多的液体丧失。肠梗阻引起的液体丧失相当可观。皮下组织的广泛感染（坏死性筋膜炎）也有相似的液体丧失。

ECF 缺失的容量不可能准确测定，只能依赖临床体征的严重程度加以估计。轻度缺失约为体重的4%，50 kg 体重，缺失 2 L；中度缺失为体重的6% ~8%；严重缺失为体重的10%。急性快速失水时，心血管体征是主要的，无组织体征。应该开始液体的补充，并根据临床观察而随时调节液量。依赖公式或根据单个临床体征来决定补液量是否足够是草率的。通常是根据体征的纠正、血压脉搏的稳定和每小时尿量为 30 ~50 mL 作为准绳。虽然每小时的尿量作为补充容量的可靠监测，但也可能产生误导，例如，在 2 ~3 小时内过量输注葡萄糖注射液超过 50 g，可以造成渗透性利尿。甘露醇也可造成相似的情况，而 ECF 仍十分贫乏。单纯容量短缺或者伴有轻微的浓度和成分异常，应用平衡盐溶液仍是合理的。

2. 液体的滴注速度

滴注速度取决于缺液的严重程度、液体紊乱的类型、继续丧失情况和心功能状态。在最严重的容量短缺时，初始时可每小时滴注 1 000 mL 的等张溶液，随情况好转而减速。当滴速超过每小时 1 000 mL 时，应密切观察，在此滴速下，部分液体随小便排出而丧失，这是因为血浆容量暂时扩张。对老年患者的纠正液体短缺，滴速宜较缓和合适的监测，包括中心静脉压或肺动脉楔压。

3. 纠正浓度异常

若有严重的症状性低钠血症或高钠血症并发容量丧失时，立刻纠正浓度异常直至症状缓解为第一步，一般应用 5% 氯化钠注射液纠正低钠血症。然后补足容量的缺失，并缓慢地纠正残余的浓度异常。钠缺失量的计算如下：例如，30 岁男性，70 kg，血清钠为120 mmol/L。年轻男性的液体量为体重的60%，女性为50%。

$$体内液体总量 = 70 \times 0.60 = 42 （L）$$

$$钠短缺 = （140 - 120） \times 42 = 840 （mmol）$$

这个估计是根据体内液体总量，因为在细胞内液（ICF）中无这部分按比例增加，ECF 的有效渗透压不可能增加，所以公式的应用只作参考。通常在开始时只补充了部分缺失，以缓解急性症状。深入的纠正是依靠纠正容量缺失后肾功能的恢复。若将计算的缺失量快速地全部补充，则可酿成症状性高容量血症，特别是心功能储备力有限的患者。快速纠正低钠血症期间可酿成中心性脑桥和脑桥外髓鞘溶解和造成不可逆的中枢神经系统损坏或死亡。因此，在第一个 24 小时期间，血清钠的升高不可以超出 12 mmol/L，以后每 24 小时的血清钠的升高低于 12 mmol/L。在实践中是用增添少量高张盐溶液措施，并反复监测血清钠。

处理中等程度低钠血症伴容量短缺，应立刻开始补充容量，同时纠正血清钠的短缺。在有代谢性碱中毒情况下，开始时应用氯化钠等张溶液。在伴有酸中毒时，用 M/6 乳酸钠纠正。用这些溶液纠正血清钠浓度可能只需数升而已，残余的容量缺失用平衡盐溶液补充。

治疗低钠血症伴容量过剩，只需限制水分。在严重的症状性低钠血症时，谨慎地输注小量的高张盐溶液。心功能储备力低的患者，可以考虑腹膜透析。

纠正症状性高钠血症伴容量短缺，缓慢滴注 5% 葡萄糖注射液直至症状缓解。若细胞外的渗量降低太快，可出现惊厥和昏迷，若用平衡盐溶液可能更安全。在无明显的容量缺失时，给水分应慎重，因为可酿成高容量血症，需频繁地测血清钠浓度，一旦液体的量补足，溶质就从肾排出。

4. 纠正成分异常

纠正钾的缺失应该在肾有足够的排出以后。静脉补液中的钾浓度不应超出 40 mmol/L，只是洋地黄中毒时是一个罕见的例外，但必须做心电图监护。钙和镁在术前很少需要，但有适应证时就应补充，特别是皮下广泛感染、急性胰腺炎和长期饥饿的患者。慢性疾病患者常有 ECF 容量缺乏的情况，而浓度和成分变化也屡见不鲜。在纠正贫血时要注意长期虚弱患者的血容量是缩小的。

术前预防容量缺少同样重要，术前为了做各种诊断性检查而限制入液量，用泻药或灌肠做肠道准备、造影剂的渗透性利尿作用等使 ECF 急性丧失，治疗这些损失可预防术中并发症。

三、术中液体管理

术前的 ECF 容量缺失没有完全补足，清醒状态下患者有代偿能力，但在麻醉诱导后，代偿机制被取消，血压暴跌，术前维护基础需要和纠正水电解质的异常丧失可预防此问题的发生。

术中失血不超过 400 mL 一般不需输血，但在腹部大手术期间除失血以外，还有 ECF 的丧失，如广泛剖割组织可造成水肿和液体积聚在小肠的肠壁、肠腔内和腹腔内，这是寄存性失水、第三间隙水肿或称为 ECF 的囚禁。ECF 也从创口中失去，这失水相对较少，也难定量。这些失水可用平衡盐溶液补充以摆脱术后对盐的不耐受。输注盐溶液不能替代血液的流失。

ECF 囚禁量取决于手术创伤；在瘦削患者中做 1 个小时的胆囊切除手术，液体的丧失大约为数百毫升，而在肥胖患者中做冗长的结肠前切除术，液体丧失可高达数升。液体丧失与创伤组织的面积有关。胸腔和骨科手术的液体丧失小于腹部手术。头颈部手术的液体丧失微不足道。腹部手术的补充平衡盐溶液为每小时 0.5～1 L，4 小时的腹部大手术可高达 2～3 L。应用白蛋白液补充术中 ECF 的缺失没有必要，而且有潜在的害处。

四、术后液体管理

1. 术后初期

术后补液需综合评估，包括术前、术中的出入液量和生命体征与尿量。首先要纠正缺失，然后给维持量液体。若患者接受或丧失大量液体而出现并发症时，这就难以估计 24 小时后的液体需要量。在这样的情况下，在一段时间内给 1 L 静脉用液，反复校正，直至把情况弄清，以后就容易管理了。

ECF 的囚禁在术后 12 小时或更长期间内仍在进行，表现为循环的不稳定，所以要不时地观察患者的神志、瞳孔、呼吸道通畅程度、呼吸类型、脉率和脉容量、皮肤暖和度、颜色、体温和每小时尿量 30～50 mL，再结合手术操作的情况和术中补液。数升血管外 ECF 被滞留在受伤的区域内，只表现为少尿、轻度血压下挫和快速的脉率。循环不稳定时，应肯定有无持续的丧失或有其他原因存在，再另加 1 000 mL 平衡盐溶液作为进一步容量补充，常可解决问题。

在术后 24 小时内给予钾盐是无知之举，除非有确切缺钾，特别重要的是患者遭受冗长的手术创伤、一次或多次低血压和创伤后出血性低血压，少尿性或隐匿性多尿性肾功能衰竭可演变出来，很少的钾盐也是有害的。

2. 术后后期

术后恢复期的液体管理是准确地测定和补充所有丧失的液体。注意胃肠道丧失的液体。无形的液体丧失量较恒定，平均为每天 600 ~ 900 mL。高代谢、高通气和发热时，每天失液量可达 1 500 mL，此无形丧失可用 5% 葡萄糖注射液补充。在术后并发症的患者中，此丧失可被过度分解代谢的水分做部分的抵消，特别是这些并发症和少尿性肾功能衰竭有关。

分解代谢产物的排出大约需要 1 L 液体的补充（每天 800 ~ 1 000 mL）。在肾功能正常的患者中，可以给 5% 葡萄糖注射液，因为肾能保留钠，使每天的钠排出少于 1 mmol。但没有必要使肾达到如此程度的应力，可以在给水的基础上给小量的钠以涵盖经肾丧失的钠。有漏盐性肾的老年患者或脑外伤患者，若只给水而不补充钠，可以发展至隐匿性低钠血症。在这样的情况下尿钠的排出可能超过 100 mmol/L，每天钠的丧失相当可观。测量尿钠有利于准确地补充。液量补充并不以尿量毫升对毫升来计算，在已知的一天中，尿排出量为 2 000 ~ 3 000 mL，只不过表示术中的输液过多而发生利尿作用，若按尿排出量补充如此大量的液体，尿排出量可能还要增加。

有形的失液是指可以测出的，或可估计出来的，如出汗。胃肠道的失液是等张的或稍为低张的，可补充等张盐溶液，以容量对容量补充。若这些丧失液体高于或低于等张性，则可以调节水分的输注。出汗失液不会成为问题，但发热每升 1 ℃ 每天失液可超过 250 mL。过多出汗也有钠的丧失。

术后无并发症，静脉补液 2 ~ 3 天，没有必要监测血清电解质，除非长期静脉补液和过量失液者，需经常检测血清钠、钾和氯的水平，以及 CO_2 结合力，根据结果调节补液的成分。

补充液体的速度应该稳定，时间要超过 24 小时。时间太短和滴速太快反而引起盐溶液的过量丧失。钾的补充量根据肾每天排出的基本量为 40 mmol、胃肠每天丧失 20 mmol/L。补充不适当可延长术后的肠麻痹和隐匿性的顽固性代谢性碱中毒。钙和镁的补充根据需要而定。

五、术后患者的特殊情况

1. 容量过多

这是等张盐溶液输注超出容量的丧失。肾无法排出更多的钠，而水分在不断丧失以致造成高钠血症。早期症状为体重增加。在分解代谢期间，每天应减轻 0.12 ~ 0.23 kg。其他症状为眼睑沉重、声音嘶哑、活动后呼吸困难和周边水肿。中心静脉压和肺动脉楔压可提供液体状态的信息。

2. 低钠血症

发生在水分输注补替含钠液体的丧失，或水分输注超过水分丧失。但在肾功能正常时，一般不易发生低钠血症。在高血糖时，葡萄糖产生渗透压使细胞内水分出来，ECF 增加，产生稀释性低钠血症。在正常值的血糖基础上每增加 100 mg 葡萄糖，血清钠下降2 mmol/L。若患者的血清钠为 128 mmol/L 和血糖为 500 mg/dL 时，则血清钠降低 8 mmol/L。若将血糖纠正至正常时，血清钠将恢复至 136 mmol/L。同样血清尿素升高时，血清钠也下降，当 BUN 超出正常值 30 mg/dL 时，血清钠下降 2 mmol/L。

3. 钠丧失以水分补充

以 5% 葡萄糖注射液或低张盐溶液补充胃肠道或等张液的丧失是常见的错误。在脑外伤或肾疾病患者的尿浓缩功能丧失，以致尿的盐浓度很高，达到 50 ~ 200 mmol/L。前者是由于抗利尿激素分泌过多使水滞留，后者为耗盐肾，常见于老年患者。在这些患者中输注 5% 葡萄糖注射液最终造成低钠血症。若诊断有疑问，应检测尿钠浓度。低钠血症而肾功能正常者，尿内应无钠。

4. 尿量减少

少尿无论是肾前性还是肾性，都应该限制入液量。细胞分解代谢和含氮废物引起的代谢性酸中毒可使细胞释放出水分，所以内源性水分使水的需求总量减少。

5. 内源性水的释放

手术后的第 5 ~ 10 天，患者以静脉补液维持而无足够的热量补充，患者可以从过度的细胞分解代谢中获取相当量的水分，最大的量每天 500 mL，因而应减少外源性水分。

6. 细胞内转移

全身性细菌性脓毒症常伴有血清钠浓度急骤下降，对这种突然性变化的机制尚不清楚，但常兼有 ECF 的丧失，表现为间质内或细胞内液体的滞留。治疗原则是限制游离水、恢复 ECF 容量和治疗脓毒血症。

7. 高钠血症

血清钠超过 150 mmol/L 虽不常见，但很危险。肾功能正常时高钠血症也可发生。ECF 的高渗性使细胞内水分转移至 ECF 内。在此情况下，高血清钠表示体内水分总量缺少，常由于水分的过多丧失，也可能由于用含盐溶液补充水分的丧失。

8. 过量的肾外性水分丧失

代谢增加，特别是发热，通过出汗的挥发，水分丧失可达到每天数升之多。在干燥的环境下，每分通气量过多，每天从气管切开处丧失的水分可达 1 ~ 1.5 L。烧伤创口挥发也使不少水分丧失。

9. 肾丧失的水分增加

缺氧可损伤远端肾小管和肾集合管，中枢神经外伤引起抗利尿激素缺少，大量的贫溶质尿排出，此情况发生在严重外伤和手术创伤。

10. 溶质负荷

摄入高蛋白后，尿素的渗透负荷增加，因此需要排出大量的水分。饮食中每克蛋白需要给 7 mL 的水。渗透性利尿剂如甘露醇、尿素和葡萄糖可使大量尿液排出，水分的丧失超过钠的丧失。高血糖是严重高钠血症最常见的病因，糖尿可产生渗透性利尿，排出大量贫盐尿液，而产生高钠血症和 ECF 的短缺。若不纠正，数天后可出现非酮性高渗性昏迷。治疗措施是降低血糖，并用 0.45% 氯化钠注射液纠正严重的容量缺失。

11. 高排性肾功能衰竭

急性肾功能衰竭而无少尿期，每天尿量大于 1 500 mL，可以高至 3 ~ 5 L，而尿素氮（BUN）升高。此情况常难以发觉和识别。通过系列的 BUN 和血清电解质测定可以发觉，可用含乳酸盐溶液控制代谢性酸中毒。从胃肠道丧失、等张液丧失或肾排出钠所造成的更严重的酸中毒，可用氯化钠注射液补充。

高排出量的肾功能衰竭的主要危险是没有发觉而给钾盐。开始时该类患者对外源性钾非常敏感。在病程的后期，正常的钾维持量是需要的。

高排出量肾功能衰竭患者若限制水分，高血钠症可迅速出现而尿量并不减少。BUN 升高在下降趋势之前，平均持续 8～12 天。血/尿的尿素比例为 1 ：10 直至持续至 BUN 浓度的降低。此病损的特性在功能上是肾小球滤过率（GFR）降低为正常的 20%。在 BUN 已下降后 1～3 周内，对升压素完全抵抗。在以后的 6～8 周 GFR 逐渐上升，对升压素反应也变为正常。不能识别此病的危险性是高钾血症、高钠血症或酸中毒，可能造成死亡。

（刘鑫禹）

第三章

外科休克

第一节　概述

休克是由多种病因引起机体有效循环血容量减少、组织灌注不足、细胞代谢紊乱和功能受损的病理综合征。其中氧供给不足和需求增加是休克的本质,产生炎症介质是休克的特征,恢复对组织细胞的供氧,促进其有效利用,重新建立氧的供需平衡和维持正常的细胞功能是治疗休克的关键环节。

休克的分类方法很多,通常将休克分为低血容量性、感染性、心源性、神经性和过敏性休克 5 类。其中低血容量性和感染性休克在外科最常见。

一、病理生理

有效循环血容量锐减及组织灌注不足以及产生炎症介质是各类休克共同的病理生理基础。在有效循环量不足引起休克的过程中,占总循环量 20% 的微循环也在不同阶段发生变化。

(一)微循环收缩期

休克早期,由于有效循环血容量显著减少,引起循环血容量降低、动脉血压下降。此时机体通过一系列代偿机制调节并发生一系列病理生理变化。通过主动脉弓和颈动脉窦压力感受器引起血管舒缩中枢升压反射,交感—肾上腺轴兴奋导致大量儿茶酚胺释放以及肾素—血管紧张素分泌增加等环节,可引起心跳加快、心排血量增加以维持循环相对稳定;又通过选择性收缩外周(皮肤、骨骼肌)和内脏(如肝、脾、胃肠)的小血管使循环血量重新分布,保证心、脑等重要器官的有效灌注。由于内脏小动、静脉血管平滑肌及毛细血管前括约肌受儿茶酚胺等的影响发生强烈收缩,动、静脉间短路开放,结果外周血管阻力和回心血量均有所增加;毛细血管前括约肌收缩和后括约肌相对开放有助于组织液回吸收和血容量得到部分补偿。但微循环内因前括约肌收缩而致"只出不进",血容量减少,组织仍处于低灌注、缺氧状态。若能在此时去除病因积极复苏,休克常较容易得到纠正。

(二)微循环扩张期

若休克继续进展,微循环将进一步因动静脉短路和直接通道大量开放,使原有的组织灌注不足更为加重,细胞因严重缺氧处于无氧代谢状况,并出现能量不足,乳酸类产物蓄积和舒血管的介质如组胺、缓激肽等释放。这些物质可直接引起毛细血管前括约肌舒张,而后括约肌则因对其敏感性低仍处于收缩状态。结果微循环内"只进不出"，血液滞留、毛细血管网内静水压升高、通透性增强致血浆外渗、血液浓缩和血液黏稠度增加，进一步降低回心血量，致心排血量继续下降，心、脑等器官灌注不足，休克加重而进入抑制期。此时微循环的特点是广泛扩张，临床上患者表现为血压进行性下降、意识模糊、发绀和酸中毒。

（三）微循环衰竭期

若病情继续恶化，便进入不可逆性休克。黏稠的血液在酸性环境中处于高凝状态，红细胞和血小板容易发生聚集并在血管内形成微血栓，甚至引起弥散性血管内凝血。此时，由于组织缺少血液灌注，细胞处于严重缺氧和乏能的状态，细胞内的溶酶体膜破裂，溶酶体内多种酸性水解酶溢出，引起细胞自溶并损害周围其他的细胞，最终引起大片组织、整个器官乃至多个器官功能受损。

二、代谢改变

（一）无氧代谢

无氧代谢引起代谢性酸中毒，发展至重度酸中毒（pH＜7.2）时，心血管对儿茶酚胺的反应性降低，表现为心跳缓慢、血管扩张和心排血量下降，可使氧合血红蛋白解离曲线右移。

（二）能量代谢障碍

休克过程中由于创伤和感染使机体处于应激状态，交感神经—肾上腺髓质系统和下丘脑—垂体—肾上腺皮质轴兴奋，使机体儿茶酚胺和肾上腺皮质激素明显升高，从而抑制蛋白合成，促进蛋白分解，以便为机体提供能量和合成急性期蛋白的原料。上述激素水平的变化还可促进糖异生、抑制糖降解，导致血糖水平升高。在应激状态下，蛋白质作为底物被消耗，当具有特殊功能的酶类蛋白质被消耗后，则不能完成复杂的生理过程，进而导致多器官功能障碍综合征，应激时脂肪分解代谢明显增强，成为危重患者机体获取能量的主要来源。

（三）炎症介质释放和缺血再灌注损伤

严重创伤、感染、休克可刺激机体释放过量炎症介质形成"瀑布样"连锁放大反应。炎症介质包括白介素、肿瘤坏死因子、集落刺激因子、干扰素和血管扩张药、一氧化氮（NO）等。活性氧代谢产物可引起脂质过氧化和细胞膜破裂。

代谢性酸中毒和能量不足还影响细胞各种膜的屏障功能。细胞膜受损后除通透性增加外，还出现细胞膜上离子泵（如 Na^+-K^+ 泵、钙泵）的功能障碍。其表现为细胞内外离子及体液分布异常，如钠、钙离子进入细胞内不能排出，钾离子则在细胞外无法进入细胞内，导致血钠降低、血钾升高，细胞外液随钠离子进入细胞内，引起细胞外液减少和细胞肿胀、死亡，而大量钙离子进入细胞内后除激活溶酶体外，还导致线粒体内钙离子升高，并从多方面破坏线粒体。溶酶体膜破裂后除前面提到释放出许多引起细胞自溶和组织损伤的水解酶外，还可产生心肌抑制因子（MDF）、缓激肽等毒性因子。线粒体膜发生损伤后，引起膜脂降解产生血栓素、白三烯等毒性产物，呈现线粒体肿胀、线粒体嵴消失，细胞氧化磷酸化障碍而影响能量生成。

三、内脏器官的继发性损害

（一）肺

休克时缺氧可使肺毛细血管内皮细胞和肺泡上皮受损，表面活性物质减少，复苏中如大量使用库存血，则所含微聚物可造成肺微循环栓塞，使部分肺泡萎陷和不张、水肿，部分肺血管嵌闭或灌注不足，引起肺分流和无效腔通气增加，严重时导致急性呼吸窘迫综合征。

（二）肾

因血压下降、儿茶酚胺分泌增加使肾的入球血管痉挛和有效循环容量减少，肾滤过率明显下降而发生少尿。休克时，肾内血流重分布，并转向髓质，因而不但滤过尿量减少，还可导致皮质区的肾小管缺血坏死，可发生急性肾功能衰竭。

（三）脑

因脑灌注压和血流量下降将导致脑缺氧。缺血、CO_2 潴留和酸中毒会引起脑细胞肿胀、血管通透性增高而导致脑水肿和颅内压增高。患者可出现意识障碍，严重者可发生昏迷。

（四）心

冠状动脉血流减少，导致缺血和酸中毒，从而损伤心肌，当心肌微循环内血栓形成，可引起心肌的局灶性坏死。心肌含有丰富的黄嘌呤氧化酶，易遭受缺血—再灌注损伤，电解质异常将影响心肌的收缩功能。

（五）胃肠道

肠黏膜因灌注不足而遭受缺氧性损伤。另外，肠黏膜细胞富含黄嘌呤氧化酶系统，缺血—再灌注损伤可引起胃应激性溃疡和肠源性感染。因正常黏膜上皮细胞屏障功能受损，导致肠道内的细菌或其毒素经淋巴或肝门静脉途径侵害机体，称为细菌移位和内毒素移位，形成肠源性感染，这是导致休克继续发展和形成多器官功能障碍综合征的重要原因。

（六）肝

休克可引起肝缺血、缺氧性损伤，可破坏肝的合成与代谢功能。受损肝的解毒和代谢能力均下降，可引起内毒素血症，并加重已有的代谢紊乱和酸中毒。

四、临床表现

按照休克的发病过程可分为休克代偿期和休克抑制期，或称为休克早期或休克期。

（一）休克代偿期

由于机体在有效循环血容量减少的早期有相应的代偿能力，患者的中枢神经系统兴奋性提高，交感—肾上腺轴兴奋，表现为精神紧张、兴奋或烦躁不安、皮肤苍白、四肢厥冷、心率加快、脉压小、呼吸加快、尿量减少等。此时，如处理及时得当，休克可较快得到纠正。否则，病情继续发展，进入休克抑制期。

（二）休克抑制期

即休克失代偿期。患者表现为神情淡漠、反应迟钝，甚至可出现意识模糊或昏迷；出冷汗、口唇肢端发绀；脉搏细速、血压进行性下降。严重时，全身皮肤、黏膜明显发绀，四肢厥冷，脉搏摸不清、血压测不出，尿少甚至无尿。若皮肤、黏膜出现瘀斑或消化道出血，提示病情已发展至弥散性血管内凝血（DIC）阶段。若出现进行性呼吸困难、脉速、烦躁、发绀，一般吸氧而不能改善呼吸状态，应考虑并发急性呼吸窘迫综合征。

五、诊断

诊断关键是早期及时发现休克。要点是凡遇到严重损伤、大量出血、重度感染以及过敏患者和有心脏病病史者，应想到并发休克的可能。临床观察中，对于有出汗、兴奋、心率加快、脉压小或尿少等症状者，应疑有休克。若患者出现神志淡漠、反应迟钝、皮肤苍白、呼吸浅快、收缩压降至 12.0 kPa（90 mmHg）以下及尿少者，则标志患者已进入休克抑制期。按照严重程度可以将休克分为轻度、中度和重度（表 3-1）。

表 3-1　休克轻度、中度和重度的临床特点

项目	轻	中	重
神志	清楚或烦躁	尚清楚，淡漠	淡漠，迟钝
脉搏	<100 次/分	100~200 次/分	>120 次/分
血压（mmHg）	80~90	60~80	<60
呼吸	正常或稍快	深快	深快，浅快，潮式
皮肤色泽	开始苍白	苍白	显著苍白
皮肤温度	正常或发凉	发冷	冰冷
肢端发绀	青中带红	青紫	更青紫
周围循环	正常	浅静脉塌陷，毛细血管充盈迟缓	更重
尿量	正常或减少	<30 mL/h	<20 mL/h 或无尿
出血倾向	无	无	DIC 早期，血液高凝
内脏衰竭	无	无	有
微血管变异	收缩期	扩张期	衰竭期

六、休克监测

（一）一般监测

1. 精神状态

精神状态是脑组织血液灌流和全身循环状况的反映。例如，患者神志清楚，对外界的刺激能正常反应，说明患者循环血量已基本足够；相反，若患者表情淡漠、不安、谵妄、嗜睡、昏迷，反映脑组织血液循环不良，可能存在不同程度的休克。

2. 皮肤温度、色泽

皮肤温度、色泽是体表灌流情况的标志。如患者的四肢温暖，皮肤干燥，轻压指甲或口唇时，局部暂时缺血呈苍白，解除压力后色泽迅速转为正常，表明末梢循环已恢复，休克好转；反之，则说明休克情况仍存在。

3. 血压

维持稳定的组织器官的灌注压在休克治疗中十分重要。但是，血压并不是反映休克程度最敏感的指标。在判断病情时，还应兼顾其他的参数进行综合分析。在观察血压情况时，还要强调定时测量、比较。通常认为收缩压 < 12.0 kPa（90 mmHg）、脉压 < 2.7 kPa（20 mmHg）是休克存在的表现；血压回升、脉压增大则是休克好转的征象。

4. 脉率

脉率的变化多出现在血压变化之前。当血压还较低，但脉率已恢复且肢体温暖者，常表示休克趋向好转。常用脉率/收缩压（mmHg）计算休克指数，帮助判定休克的有无及轻重。指数为 0.5 多提示无休克；1.0 ~ 1.5 提示有休克；> 2.0 为严重休克。

5. 尿量

尿量是反映肾血液灌注情况的有用指标。尿少通常是早期休克和休克复苏不完全的表现。尿量 < 25 mL/h、比重增加者表明仍存在肾血管收缩和供血量不足；血压正常但尿量仍少且比重偏低者，提示有急性肾功能衰竭可能。当尿量维持在 30 mL/h 以上时，则休克已纠正。此外，创伤危重患者复苏时使用高渗溶液者可能产生明显的利尿作用；涉及垂体后叶的颅脑损伤可出现尿崩现象；尿路损伤可导致少尿与无尿，判断病情时应注意鉴别。

（二）特殊监测

1. 中心静脉压（CVP）

代表右心房或者胸腔段腔静脉内压力的变化，可反映全身血容量与右心功能之间的关系。CVP 的正常值为 0.49 ~ 0.98 kPa（5 ~ 10 cmH_2O），低于 0.49 kPa（5 cmH_2O）提示血容量不足，高于 14.71 kPa（15 cmH_2O）则提示心功能不全、静脉血管床过度收缩或肺循环阻力增高；若 CVP 超过 19.61 kPa（20 cmH_2O）时，则表示存在充血性心力衰竭。临床实践中，通常进行连续测定，动态观察其变化趋势以准确反映右心前负荷的情况。

2. 肺毛细血管楔压（PCWP）

应用 Swan-Ganz 漂浮导管可测得肺动脉压（PAP）和肺毛细血管楔压（PCWP），可反映肺静脉、左心房和左心室的功能状态。PAP 的正常值为 1.3 ~ 2.9 kPa（10 ~ 22 mmHg）；PCWP 的正常值为 0.8 ~ 2.0 kPa（6 ~ 15 mmHg）。PCWP 低于正常值反映血容量不足（较 CVP 敏感）；PCWP 增高可反映左心房压力增高，如急性肺水肿时。因此，临床上当发现 PCWP 增高时，即使 CVP 尚属正常，也应限制输液量以免发生或加重肺水肿。此外，还可在做 PCWP 时获得血标本进行混合静脉血气分析，了解肺内动静脉分流或肺内通气/灌流比的变化情况。但必须指出，肺动脉导管技术是一项有创性检查，有发生严重并发症的可能（发生率3% ~ 5%），故应当严格掌握适应证。

3. 心排血量（CO）和心脏指数（CI）

CO 是心率和每搏输出量的乘积，可经 Swan-Ganz 导管应用热稀释法测出。成年人 CO 的正常值为 4 ~ 6 L/min；单位体表面积上的心排血量便称作心脏指数（CI），正常值为 2.5 ~ 3.5 L/（min·m^2）。

4. 动脉血气分析

动脉血氧分压（PaO_2）正常值为 10.7 ~ 13.3 kPa（80 ~ 100 mmHg），动脉血二氧化碳分压（$PaCO_2$）正常值为 4.8 ~ 5.9 kPa（36 ~ 44 mmHg）。休克时可因肺换气不足，出现体

内二氧化碳聚积致 $PaCO_2$ 明显升高；相反，如患者原来并无肺部疾病，因过度换气可致 $PaCO_2$ 较低；若 $PaCO_2$ 超过 6.7 kPa（40～50 mmHg），常提示肺泡通气功能障碍；PaO_2 低于 8.0 kPa（60 mmHg），吸入纯氧仍无改善者则可能是 ARDS 的先兆。动脉血 pH 正常为 7.35～7.45。通过监测 pH、碱剩余（BE）、缓冲碱（BB）和标准重碳酸盐（SB）的动态变化有助于了解休克时酸碱平衡的情况。碱缺失（BD）可反映全身组织的酸中毒情况，反映休克的严重程度和复苏状况。

5. 动脉血乳酸盐

休克患者组织灌注不足可引起无氧代谢和高乳酸血症，监测动脉血乳酸盐有助于估计休克及复苏的变化趋势。正常值为 1～1.5 mmol/L，危重患者允许到 2 mmol/L。乳酸盐值越高，预后越差。

6. 胃肠黏膜内 pH（pHi）

根据休克时胃肠道较早便处于缺血、缺氧状态，因而易于引起细菌移位、诱发脓毒症和 MODS，而全身血流动力学检测常不能反映缺血严重器官组织的实际情况。测量胃黏膜 pHi，不但能反映该组织局部灌注和供氧的情况，也可能发现隐匿性休克。

7. DIC 的检测

对疑有 DIC 的患者，应测定其血小板的数量和质量、凝血因子的消耗程度及反映纤溶活性的多项指标。当下列 5 项检查中出现 3 项以上异常，结合临床上有休克及微血管栓塞症状和出血倾向时，便可诊断 DIC。包括：①血小板计数低于 $80 \times 10^9/L$；②凝血酶原时间比对照组延长 3 秒以上；③血浆纤维蛋白原低于 1.5 g/L 或呈进行性降低；④3P（血浆鱼精蛋白副凝）试验阳性；⑤血涂片中破碎红细胞超过 2%。

七、治疗

对于休克这个由不同原因引起、但有共同临床表现的综合征，应当针对引起休克的原因和休克不同发展阶段的重要生理紊乱采取下列相应的治疗。治疗休克重点是恢复灌注和对组织提供足够的氧。

（一）一般紧急治疗

一般紧急治疗包括积极处理引起休克的原发伤病。如创伤制动、大出血止血、保证呼吸道通畅等。采取头和躯干抬高 20°～30°、下肢抬高 15°～20° 体位，以增加回心血量。及早建立静脉通路，并用药物维持血压。早期予以鼻管或面罩吸氧。注意保温。

（二）补充血容量

补充血容量是纠正休克引起的组织低灌注和缺氧的关键。应在连续监测动脉血压、尿量和 CVP 的基础上，结合患者皮肤温度、末梢循环、脉搏幅度及毛细血管充盈时间等微循环情况，判断补充血容量的效果。首先采用晶体液和人工胶体液复苏，必要时进行成分输血。也有用 3%～7.5% 高渗盐溶液进行休克复苏治疗。

（三）积极处理原发病

外科疾病引起的休克，多存在需手术处理的原发病变，如内脏大出血的控制、坏死肠袢切除、消化道穿孔修补和脓液引流等。应在尽快恢复有效循环血量后，及时施行手术处理原发病变，才能有效地治疗休克。有的情况下，应在积极抗休克的同时进行手术，以免延误抢救时机。

（四）纠正酸碱平衡失调

酸性内环境对心肌、血管平滑肌和肾功能均有抑制作用。在休克早期，可能因过度换气，引起低碳酸血症、呼吸性碱中毒。目前对酸碱平衡的处理多主张宁酸勿碱，酸性环境能增加氧与血红蛋白的解离从而增加向组织释氧，对复苏有利。另外，使用碱性药物须首先保证呼吸功能完整，否则会导致 CO_2 潴留和继发呼吸性酸中毒。

（五）血管活性药物的应用

在充分容量复苏的前提下需应用血管活性药物，以维持脏器灌注压。随着对休克发病机制和病理生理变化的深入研究，对血管活性药物的应用和疗效也不断进行重新评价。血管活性药物辅助扩容治疗，可迅速改善循环和升高血压，尤其是感染性休克患者，提高血压是应用血管活性药物的首要目标。理想的血管活性药物应能迅速提高血压，改善心脏和脑血流灌注，又能改善肾和肠道等内脏器官血流灌注。

1. 血管收缩药

有多巴胺、去甲肾上腺素和间羟胺等。

多巴胺是最常用的血管活性药，兼具兴奋 α 受体、β 受体和多巴胺受体作用，其药理作用与剂量有关。小剂量 ［<10 μg/ (min·kg)］ 时，主要是 β_1 和多巴胺受体作用，可增强心肌收缩力和增加 CO_2，并扩张肾和胃肠道等内脏器官血管；大剂量 ［>15 μg/ (min·kg)］ 时则为 α 受体作用，增加外周血管阻力。抗休克时主要取其强心和扩张内脏血管的作用，宜采取小剂量。为提升血压，可将小剂量多巴胺与其他缩血管药物合用，而不增加多巴胺的剂量。

去甲肾上腺素是以兴奋 α 受体为主、轻度兴奋 β 受体的血管收缩药，能兴奋心肌，收缩血管，升高血压及增加冠状动脉血流量，作用时间短。常用量为 0.5～2 mg 加入 5% 葡萄糖注射液 100 mL 内静脉滴注。

间羟胺间接兴奋 α、β 受体，对心脏和血管的作用同去甲肾上腺素，但作用弱，维持时间约 30 分钟。常用量 2～10 mg 肌内注射或 2～5 mg 静脉注射；也可以 10～20 mg 加入 5% 葡萄糖注射液 100 mL 内静脉滴注。

2. 血管扩张药

分 α 受体阻滞剂和抗胆碱能药两类。前者包括酚妥拉明、酚苄明等，能解除去甲肾上腺素所引起的小血管收缩和微循环淤滞并增强左心室收缩力。其中酚妥拉明作用快，持续时间短，剂量为 0.1～0.5 mg/kg 加于 100 mL 静脉输液中。酚苄明是一种 β 受体阻滞剂，兼有间接反射性兴奋 β 受体的作用。能轻度增加心脏收缩力、心排血量和心率，同时能增加冠状动脉血流量，降低周围循环阻力和血压。作用可维持 3～4 天。用量为 0.5～1.0 mg/kg 加入 5% 葡萄糖注射液或 0.9% 氯化钠注射液 200～400 mL 内，1～2 小时滴完。

抗胆碱能药包括阿托品、山莨菪碱和东莨菪碱。临床上较多用于休克治疗的是山莨菪碱（654-2），可对抗乙酰胆碱所致的平滑肌痉挛，使血管舒张，从而改善微循环。还可通过抑制花生四烯酸代谢，降低白三烯、前列腺素的释放而保护细胞，是良好的细胞膜稳定剂。尤其是在外周血管痉挛时，在升高血压、改善微循环、稳定病情方面，效果较明显。用法是每次 10 mg，每 15 分钟一次，静脉注射，或者 40～80 mg/h 持续泵入，直到临床症状改善。

3. 强心药

包括兴奋 α 和 β 肾上腺素能受体兼有强心功能的药物，如多巴胺和多巴酚丁胺等，其他还有强心苷如毛花苷 C，可增强心肌收缩力，减慢心率。

休克时血管活性药物的选择应结合当时的主要病情，如休克早期主要病情与毛细血管前微血管痉挛有关；后期则与微静脉和小静脉痉挛有关。因此，应采用血管扩张药配合扩容治疗。在扩容尚未完成时，如果有必要，也可适量使用血管收缩药，但剂量不宜太大，时间不能太长，应抓紧时间扩容。

（六）治疗 DIC，改善微循环

对诊断明确的 DIC，可用肝素抗凝，一般 1.0 mg/kg，每 6 小时 1 次，成年人首次可用 10 000 U（1 mg 相当于 125 U 左右）。另外加强营养代谢支持和免疫调节治疗，适当的肠内和肠外营养可减少组织的分解代谢。

（七）皮质类固醇与其他药物的应用

皮质类固醇可用于感染性休克和其他较严重的休克。其他类药物有：钙通道阻滞剂，如维拉帕米、硝苯地平和地尔硫草等，具有防止钙离子内流、保护细胞结构与功能的作用等。

（朱 文）

第二节 创伤与失血性休克

一、临床表现与诊断

（一）临床表现

突出的表现有"5P"，即皮肤苍白，冷汗，虚脱，脉搏细弱，呼吸困难。

（二）分类

休克程度分为 4 类（表3-2）。

表3-2 创伤与失血性休克程度分类

项目	前期	轻度	中度	重度
收缩压（mmHg）	正常，偶偏高	80～90	60～80	<60
脉压（mmHg）	>30	20～30	10～20	0～10
脉搏（次/分）	<100	100～200	>120	数不清
脉搏/收缩压	0.5～1	1～1.5	1.5～2	>2
失血量（mL）	<750	750～1 500	1 500～2 500	>2 500
失血量占血容量的百分率（%）	<15%	15%～30%	30%～40%	>45%
中心静脉压 kPa（cmH₂O）	0.5～1（5～10）	0.5±（5）	0～0.5（0～5）	0～负数
临床表现	无症状	冷汗	呼吸急促	点头呼吸
	皮肤凉	口渴，皮肤苍白，情绪激动	发绀，烦躁	昏迷

（三）失血量估计

（1）休克指数（脉搏/收缩压），正常值为 0.5，休克指数为 1，失血约 1 000 mL；指数为 2，失血约 2 000 mL。

（2）收缩压 10.7 kPa（80 mmHg）以下，失血相当于 1 500 mL 以上。

（3）凡有以下一种情况，失血量约 1 500 mL 以上：①苍白、口渴；②颈外静脉塌陷；③快速输平衡液 1 000 mL，血压不回升；④一侧股骨开放性骨折或骨盆骨折。

（四）休克早期诊断

休克早期表现为：①神志恍惚或清醒而兴奋；②脉搏 > 100 次/分，或异常缓慢；③脉压 < 4 kPa（30 mmHg）；④通气过度；⑤毛细血管再充盈时间延长；⑥尿量 < 30 mL/h（成人），但注意肾性与肾前性低血容量少尿鉴别见表 3-3；⑦直肠温度与皮温差 3 ℃以上。若有以上 1 项须警惕，2 项以上即可诊断。

表 3-3　少尿患者肾功能检查分析

试验	实验值	说明
静注呋塞米（40 ~ 100 mg）	仍然无尿出现利尿现象	急性肾功能衰竭，低血容量
尿分析	出现肾小管细胞管型、红细胞、蛋白管型	急性肾小管坏死，改变肾小球滤膜渗透压、蛋白尿或血尿
尿渗透压	< 400 mmol/L	肾小管浓缩功能差
	> 1 000 mmol/L	肾小管保留水分、浓缩功能好，低血容量
尿钠	< 130 mmol/24 h	肾小管保钠功能完整
	> 260 mmol/24 h	肾小管保钠功能丧失
尿素氮	> 6.5 mmol/L	脱水或肾功能衰竭
血清肌酐	> 120 μmol/L	急性肾功能衰竭
血钾	> 10 mmol/L	急性肾功能衰竭

有明显的外伤史和出血征象的患者出现休克，诊断为失血性休克并不困难。对伤情不重或无明显出血征象者，可采用一看（神志、面色），二摸（脉搏、肢体温度），三测（血压），四量（尿量）等综合分析。此外，尚应与心源性休克鉴别，还要警惕同时存在两种休克。鉴别方法除询问有无心脏病和心绞痛发作史外，可做心电图、心肌酶谱、心肌钙蛋白等检查。

二、治疗

（一）紧急治疗

对心跳、呼吸停止者立即行心肺复苏术。采取边救治边检查诊断，或先救治后诊断的方式进行抗休克治疗。同时采取：①尽快建立 2 条以上静脉通道补液和使用血管活性药；②吸氧，必要时行气管内插管和人工呼吸；③监测脉搏、血压、呼吸、中心静脉压、心电等生命体征；④对开放性外伤立即行包扎、止血和固定；⑤向患者或陪伴者询问病史和受伤史，并做好一切记录；⑥采血（查血型，交叉配血，检查血常规，进行血气分析）；⑦留置导尿，定时测尿量；⑧全身检查，以查明伤情，必要时进行胸腔、腹腔穿刺和做床旁 B 超、X 线摄片等辅助检查明确诊断，在血压尚未稳定前严禁搬动患者；⑨对多发伤原则上按胸、腹、头、四肢顺序进行处置；⑩确定手术适应证，做必要术前准备，进行救命性急诊手术（如气管造口、开胸心脏按压、胸腔闭式引流、开胸、剖腹止血等）。

（二）补液疗法

1. 补液的种类

常用液体有以下 3 种。

（1）晶体溶液：最常用的是乳酸钠林格液（含钠 130 mmol/L，乳酸 28 mmol/L），钠和碳酸氢根的浓度与细胞外液几乎相同。

补充血容量需考虑 3 个量，即失血量、扩张血管内容积、丢失的功能性细胞外液，丢失的功能性细胞外液必须靠晶体纠正。休克发生后细胞外液不仅向血管内转移，以补充容量的丢失，而且由于细胞膜通透性增加或膜电位降低、钠泵功能降低，细胞外液大量向细胞内转移。由于细胞外液是毛细血管和细胞间运送氧和营养的媒介，所以补充功能性细胞外液是保持细胞功能的重要措施。胶体只保留在血管内达不到组织间。相反，晶体输入 2 小时内 80% 可漏滤到血管外，因而达到补充组织间液的作用，从而增加存活率和减少并发症。

生理盐水能补充功能钠，但含氯过多可引起酸中毒。创伤休克患者血糖常升高，不宜过多补糖，注意血糖监测。

（2）胶体溶液：常用的有羟乙基淀粉、右旋糖酐 70、全血、血浆等。可使组织间液回收血管内，循环量增加 1~2 倍。但胶体溶液在血管内只能维持数小时，同时用量过大可使组织液过量丢失，且可发生出血倾向。常因血管通透性增加而引起组织水肿，故胶体输入量一般勿超过 2 000 mL，中度和重度休克应输一部分全血。低分子右旋糖酐更易引起出血倾向，宜慎用。

（3）高渗溶液：新近认为它能迅速扩容改善循环。最佳效果为 7.5% 盐水，输入 4 mL/kg，10 分钟后即可使血压回升，并能维持 30 分钟。实验证明它不影响肺功能，不快速推入不致增高颅内压。仅用 1/10 量即可扩容，因此有利于现场抢救，更适于不宜大量补液的患者。缺点是该溶液刺激组织造成坏死，且可导致血栓形成，用量过大可使细胞脱水发生神志障碍，偶可出现支气管痉挛。因此只适用于大静脉输液，速度不宜过快。安全量为 4 mL/kg，对继续出血者因血压迅速回升可加重出血，应予以警惕。

2. 补液的量

常为失血量的 2~4 倍，不能失多少补多少。晶体与胶体比例为 3∶1。中度休克宜输全血 600~800 mL。当血细胞比容低于 0.25 或血红蛋白 <60 g/L 时应补充全血。一般血细胞比容为 0.3 时尚能完成红细胞的携氧功能。输血量还应根据当时血源的条件，也可用全血而不用或少用胶体制剂。

3. 补液速度

原则是先快后慢，前 30 分钟输入平衡液 1 500 mL，右旋糖酐 500 mL，如休克缓解可减慢输液速度，如血压不回升可再快速输注平衡液 1 000 mL。如仍无反应，可输全血 600~800 mL，或用 7.5% 盐水 250 mL，其余液体可在 6~8 小时内输入。输液的速度和量必须依临床监测结果及时调整。

4. 监测方法

临床判断补液量主要靠监测血压、脉搏、尿量、中心静脉压、血细胞比容等。有条件可置放 Swan-Ganz 导管行血流动力学监测。循环恢复、灌注良好指标为尿量 >30 mL/h，收缩压 >13.3 kPa（100 mmHg），脉压 >4.0 kPa（30 mmHg）；中心静脉压为 0.5～1.18 kPa（5.1～10.2 cmH_2O）。

如达到上述指标，并且肢体渐变温暖，说明补液量已接近丢失液体量。如成人在 5～10 分钟输液 200 mL 后血压无改变，可继续补液。血压稳定说明补液已足。如补液量已足且无出血征象而血压仍低，则说明心肌收缩力差，应给正性肌力药如多巴胺、多巴酚丁胺，并联合应用血管扩张剂，以减轻心脏前负荷。如血压过高，可减慢补液，并考虑用镇静药，而降压药应慎用。

（三）辅助疗法

需注意血压稳定，纠正酸中毒，适量使用激素，也可采用抗休克裤等。

（李宁宁）

第三节　感染性休克

一、临床表现与诊断

（一）临床表现

1. 感染史

感染性休克的基础是常有严重感染，尤其注意急性感染、近期手术、创伤、器械检查以及传染病流行病史。当有广泛非损伤性组织破坏和体内毒性产物的吸收也易发生感染性休克，其发展过程有微血管痉挛、微血管扩张和微血管麻痹 3 个阶段。此类休克由于体内酸性物质、组胺、5-羟色胺、缓激肽、炎性介质等剧增，内皮细胞中微丝发生收缩，纤维连接蛋白破坏，从而毛细血管内皮细胞间裂缝加大出现渗漏（称为渗漏综合征）加重休克。临床表现有寒战、高热、多汗、出血、栓塞、衰弱及全身性肿胀等。

2. 脑部表现

脑组织耗氧量很高，对缺氧特别敏感。轻者烦躁不安，重者昏迷抽搐。当休克加重血压明显下降，脑灌注不良，即可产生脑水肿，进一步加重脑灌注不足。患者的意识可反映中枢神经系统微循环血流灌注量减少情况，但酸碱、水电解质失衡和代谢产物积蓄对意识有一定影响。临床上休克早期表现为烦躁不安，以后转为抑郁淡漠，晚期嗜睡昏迷。

3. 皮肤表现

能反映外周微循环血流灌注情况，所以注意检查皮肤色泽、温度、湿度，有条件可监测血液温度、肛门直肠温度和皮肤腋下温度之差。正常情况各差 0.5～1 ℃，如大于 3 ℃则提示外周微血管收缩，皮肤循环血流灌注不足。临床上根据四肢皮肤冷暖差异又可分为暖休克和冷休克。前者为高排低阻型，后者为低排高阻型，两者鉴别见表 3-4。

表 3-4 暖休克与冷休克的比较

临床表现	暖休克	冷休克
意识	清醒	躁动、淡漠、嗜睡、昏迷
皮肤	潮红或粉红，不湿、不凉	苍白、发绀、花斑、湿凉、出冷汗
脉搏	触知无力	过速、细弱或不清
脉压（kPa）	>4.0（30 mmHg）	<4.0（30 mmHg）
毛细血管充盈试验	<2 秒	时间延长
尿量（mL/h）	30	0～30
病因	多见于革兰阳性球菌感染	多见于革兰阴性杆菌感染

4. 肾脏表现

肾脏血流量很大，正常达 1 000～1 500 mL/min，占全身血流量的 25%。休克时血流产生重新分配，出现肾小动脉收缩，肾灌注量减少，造成少尿或无尿。肾缺血又引起肾小管坏死，影响尿液的浓缩和稀释及酸化功能，出现低比重尿（正常 1.010～1.020），尿 pH > 5.5，提示肾曲小管缺损，存在碳酸氢钠渗漏或远曲小管分泌 H^+ 障碍。

5. 肺脏表现

动脉血氧分压（PaO_2）、氧饱和度（SaO_2）和呼吸改变是感染性休克时，肺功能减退的可靠指标，主要有呼吸急促、PaO_2 和 $SaCO_2$ 下降、皮肤和口唇发绀等缺氧表现，其原因有三：①肺泡微循环灌注存在而有通气障碍如肺萎缩、肺水肿、肺炎症等；②肺泡通气良好而有灌注障碍，如回心血量少、心排血量降低、肺动脉痉挛、肺微循环栓塞等造成肺血流灌注减少；③肺泡微循环和通气均有障碍，临床常表现为急性肺损伤（ALI）、急性呼吸窘迫综合征（ARDS）。

6. 心脏表现

由于细菌毒素作用，常发生中毒性心肌炎；由于细胞线粒体、溶酶体和代谢障碍酸中毒对心肌产生抑制作用，此外因血压下降、脉压小、冠状动脉灌注不足、心肌缺血、缺氧等造成心功能损害，心排血量减少，急性心力衰竭和心律失常发生，进一步加重休克。

7. 胃肠表现

在感染性休克时，胃肠可发生血管痉挛、缺血、出血、微血栓形成。由于较长时间使用 H_2 受体阻滞剂，胃酸分泌骤减，肠内厌氧菌和双歧杆菌及乳酸杆菌减少，而胃肠细菌繁殖，毒素产生，肠黏膜屏障破坏，细菌移居，毒素吸收，肠源性肺损伤，脓毒血症产生。肝细胞因内毒素和缺血缺氧而发生坏死，使标志肝功能的各项酶和血糖升高。

8. 造血系统表现

由于内毒素作用而致微循环障碍，常发生造血抑制。尤其血小板可发生进行性下降，各项凝血指标下降，微血栓形成。全身性出血，警惕 DIC 出现。

9. 甲皱循环与眼底改变

感染性休克时常因微血管痉挛造成甲皱毛细血管祥数目减少，周围渗出明显，血流呈断线、虚线或泥状，血色变黯。眼底检查可见小动脉痉挛、小静脉瘀血扩张，动静脉比例由正常 2：3 变为 1：2 或 1：3，严重时有视网膜水肿，颅内压增高者可出现视神经盘水肿。

（二）辅助检查

1. 血象

感染性休克外周血白细胞总数多升高，中性粒细胞增加，核左移，出现中毒颗粒。但如感染严重，机体免疫抵抗力明显下降时，其白细胞总数可降低，血细胞比容和血红蛋白增高，提示血液浓缩。并发 DIC 时，血小板进行性下降，各项凝血指标异常。

2. 尿常规和肾功能

当有肾功能衰竭时，尿比重由初期偏高转为低而固定，血肌酐和尿素氮升高，尿与血的肌酐浓度之比 < 1 ∶ 5，尿渗透压降低，尿/血浆渗透压的比值 < 1.5，尿钠排出量 > 40 mmol/L。

3. 血气分析

常有低氧血症、代谢性酸中毒，而 $PaCO_2$ 早期由于呼吸代偿可轻度下降，呈呼吸性碱中毒，晚期出现呼吸性酸中毒。

4. 血清电解质

血钠和氯多偏低，血钾视肾功能和血酸碱情况高低不一。少尿和酸中毒时血钾可升高，反之降低。

5. 出凝血各项指标

多有改变，常符合 DIC 诊断。

6. 寻找病原体

有利于救治。尽早做血、尿、痰和创面病原体培养。

（三）鉴别方法

1. 意识变化

随血压变化出现烦躁，渐转入昏迷，但因人而异。老年患者有动脉硬化，即使血压下降不明显，也可出现明显意识障碍。反之，体质好，脑对缺氧耐受性强，虽然血压测不到，其神志仍可清醒。

2. 血压

血压是诊断休克的一项重要指标，但在休克早期，因交感神经兴奋，儿茶酚胺释放过多，可造成血压升高。此时如使用降压药，将会引起严重后果。

3. 尿量

尿量既反映肾微循环血流灌注量，也可间接反映重要脏器的血流灌注情况。当血压维持在 10.67 kPa（80 mmHg），尿量 > 30 mL/h，表示肾灌注良好。冷休克时，袖带法测压虽听不清，而尿量尚可，皮肤温暖，氧饱和度正常，表示此血压尚能维持肾灌注。反之，使用血管收缩剂，血压虽在 12.0 kPa（90 mmHg）以上，但四肢皮肤湿冷、无尿或少尿，同样提示肾和其他脏器灌注不良，预后差。

4. 肾功能判断

不仅注意尿量，而且应对尿比重和 pH 以及血肌酐和尿素氮水平进行综合分析，不要单纯被尿量所迷惑。注意对非少尿性急性肾功能衰竭的鉴别，此时每天尿量虽可超过 1 000 mL，但尿比重低且固定，尿 pH 上升，提示肾小管浓缩和酸化功能差。结合血清肌酐和尿素氮升高，表示肾脏功能不良。

5. 对低氧血症和 ALI、ARDS 诊断

由于低氧血症原因未明，救治措施不力，可产生一系列代谢紊乱，结果出现不可逆休克。有学者体会在抗休克时尽早行机械辅助通气，纠正低氧血症，尤为重要。

6. 血糖

常因感染性休克时交感神经兴奋，升糖激素释放，肝功能受损，胰岛功能减退，外源性糖皮质激素和葡萄糖补充等影响，造成继发性高血糖，为细菌、真菌生长创造了很好条件。同时高血糖又会引起血液高渗，对中枢神经和各重要脏器损害，使血管反应性进一步下降，休克加剧。

7. 心率

正常心率为 60~100 次/分，但感染性休克时机体处于高代谢状态，同时细菌毒素、炎性介质和代谢产物对心脏作用，故心率代偿性增快在 100 次/分以上。一旦下降至 60~70 次/分常预示心脏失代偿而即将停止跳动，不要误认为心功能改善。

8. 血清电解质变化

由于感染性休克代谢性酸中毒，细胞释放 K^+，故血清钾有时很高且难以下降。但受大剂量利尿剂、脱水剂和胃肠减压等影响，血清钾可下降。又由于体液丧失，血液浓缩，使血清钾相对升高。而此时，细胞内可以存在严重低钾血症，故应结合血生化、心电图和临床综合分析判断。感染性休克时常存在镁、锌、铁、铜等降低，尤其镁的补充对休克和 MODS 防治可获裨益。

9. 注意酸碱失衡鉴别

感染性休克的组织缺血、缺氧，代谢性酸中毒是酸碱失衡的基础，但由于呼吸深快的代偿作用，可出现代谢性酸中毒和呼吸性碱中毒并存，血 pH 可以在正常范围。一旦呼吸抑制呼吸性酸中毒，病情加剧。当同时合并低氯血症、低钾血症又产生代谢性碱中毒时，血气分析判断更为复杂。对于三重性酸碱失衡不但注意血气分析、阴离子隙（AG）测定，同时应结合临床进行鉴别。

10. 鉴于抗生素使用广泛，且剂量大，常可掩盖局部严重感染征象

各种感染性疾病如肺炎、败血症、腹膜炎、化脓性胆管炎、细菌性痢疾、脑膜炎、尿路感染、坏死性胰腺炎和各类脓肿等，均可导致感染性休克。其病原体以革兰阴性菌为最常见，如铜绿假单胞菌、大肠埃希菌、变形菌、肺炎克雷伯菌、痢疾杆菌和脑膜炎球菌等。也可见于革兰阳性菌，如金黄色葡萄球菌、粪链球菌、肺炎链球菌、产气荚膜杆菌等。此外，病毒（如汉坦病毒、巨细胞病毒等）、支原体等也可引起感染性休克。

又由于抗休克时采用大剂量糖皮质激素容易并发真菌感染，应注意血、尿、便、痰和口腔检查真菌病原体，争取早发现、早处理。机体抵抗力差、广谱抗生素力度大、激素使用时间长、剂量大者，对真菌感染宜实施预防性治疗。

二、治疗

（一）控制感染

控制感染是救治感染性休克的主要环节，在未明确病原菌前，一般应以控制革兰阴性杆菌为主，兼顾革兰阳性球菌和厌氧菌，宜选用杀菌剂，避用抑菌剂。给药方式宜用静脉滴注或静脉注射，一般不采用肌内注射或口服，因为此时循环不良、呼吸困难、起效较慢。休克时肝、肾等器官常受损，故在选择抗生素的种类、剂量和给药方法上，应予注意。一般主张肾功能轻度损害者给予原量的 1/2，中度损害者为 1/2 ~ 1/5，重度损害者为 1/5 ~ 1/10。

对于抗生素应用，有学者主张从第一代头孢菌素开始，逐步升级至第三代。但感染性休克的发生常来势凶猛，病情危急，且细菌耐药性不断增加，给治疗带来困难。故应按临床情况选用较强抗生素，否则会失去抢救时机。可选用头孢曲松钠、环丙沙星、头孢他啶、亚胺培南西司他丁钠等。

（二）扩容治疗

感染性休克时均有血容量不足，根据血细胞比容、CVP 和血流动力学选用补液种类，掌握输液速度。原则上晶体、胶体交叉输注，盐水宜缓，葡萄糖注射液可快，有利于防止肺水肿和心力衰竭的发生。右旋糖酐、羟乙基淀粉具有补充血容量、增加血管壁和血细胞表面的阴电荷作用，防止因异性电荷相吸而引起血细胞沉积，并降低血液黏度，具有疏通微循环的作用。

（三）应用血管活性药

感染性休克血压下降，临床多采用多巴胺和间羟胺。多巴胺是体内合成肾上腺素的前体，具有 β 受体激动作用，也有一定 α 受体激动作用，能增强心肌收缩力，增加心排血量，对外周血管有轻度收缩，对内脏血管（肾、肠系膜、冠状动脉）有扩张作用，增加血流量。能使神经末梢储存型去甲肾上腺素释放，血管收缩能增加心脏收缩。多巴酚丁胺能增加心肌收缩力，增加心排血量，在感染性休克心功能不全时使用有较大效应。去甲肾上腺素虽升压效果显著但微循环障碍可进一步加剧，所以近来提出血管收缩药与血管扩张药联合使用。由于感染性休克合并血管痉挛，故主张加用血管扩张药是合理的，它不仅能解除微动脉痉挛，而且能降低心脏前后负荷，解除支气管痉挛，有利于通气改善及恢复有效循环血量与组织灌注。使组织代谢酸性产物进入血液循环从而得到及时纠正，达到消除休克的目的。

使用血管扩张药应注意：①在有效血容量得到充分补充的前提下方可加用血管扩张药；②剂量应逐步升或降，防止机体不适应和反跳现象；③注意首剂综合征发生，有的患者对某种血管扩张药（如哌唑嗪等）特别敏感，首次应用后可发生严重低血压反应，故药物种类与剂量需因人而异；④血管扩张药单一长期应用可发生"受体脱敏"现象，血管对药物产生不敏感性，故应予更换；⑤联合用药法，一般应用多巴胺和多巴酚丁胺加酚妥拉明或硝普钠。老年冠心病者加用硝酸甘油或硝酸异山梨酯，其剂量差异大，应按临床实际情况而定。如果血压上升不理想，加用间羟胺。莨菪类药物在感染性休克救治上常有较好效果。20 世纪 80 年代提出纳洛酮治疗感染性休克获得成功，该药可阻断 β 内啡肽等物质的降压作用而使血压回升。同时有稳定溶酶体膜、降低心肌抑制因子的作用，使心排血量增加。纳洛酮剂量首次 0.4 ~ 2.0 mg 静脉推注，1 ~ 4 小时再静脉注射 0.4 ~ 1.2 mg，继以 1.2 ~ 2.0 mg 加入 250 mL 输液中按 0.4 ~ 1.2 mg/min 速度静脉滴注维持。中药丹参、川芎等具有使微血管内淤滞或缓慢流动的血细胞加快流速，降低血液黏度，开放毛细血管网，扩张血管，疏通微循环的作用。此外，尚有抗凝、调整纤溶和清除氧自由基等作用，达到活血化瘀、改善微循环的功效，在感染性休克中应用颇有益处。人参、附子等具有强心、升血压、抗休克的作用。

（四）改善细胞代谢

1. 纠正低氧血症

感染性休克必然产生低氧血症，随着组织细胞缺氧，继而引起一系列细胞代谢障碍。在一般给氧未能取得明显效果时，应尽早行机械辅助呼吸，调整呼吸机各项参数，及时纠正低氧血症。为了保证供氧，晚近提出"允许性高碳酸血症"概念，一般使 $PaCO_2$ 在 70 mmHg 以下较安全，可相对提高 PaO_2。

2. 补充能量，注意营养支持

临床救治上常重视抗感染、抗休克而忽视营养和能量补充，故要求每日热量不低于 8 372 J（2 000 cal），这是临床的一道难题。为此，一方面行静脉补充 ATP、1，6 二磷酸果糖（FDP）、氨基酸和葡萄糖等，同时在病情许可下尽早行胃肠营养。长链脂肪乳剂对无 ARDS、肝功能尚好者，可以应用。中、长链脂肪乳剂对肺、肝等影响小，在高浓度糖补充时应适当加入胰岛素，可按（3～4）：1 比例配制，能防治高血糖。感染性休克后发生 MODS 时，更要重视各类维生素（如水乐维他等）、各种微量元素（如安达美等）的补充。

3. 清除自由基

超氧化合物歧化酶（SOD）、过氧化氢酶（CAT）和谷胱甘肽过氧化物酶（GSH-PX），在理论上对休克起一定作用，但由于药品剂型存在问题，未能在临床广泛使用。

（五）肾上腺皮质激素

肾上腺皮质激素具有抗毒素、抗休克、抗炎性介质、扩血管等作用。经临床大量观察证明，其可降低脓毒血症、感染性休克死亡率。在有效的抗生素治疗下，采用短疗程大剂量冲击疗法，每次剂量为地塞米松 10～40 mg 或甲基泼尼龙 160～320 mg，每隔 6～8 小时静脉给药 1 次。特危重患者，甲基泼尼龙每日可达 1 000 mg 以上。

（六）纠正酸碱、水电解质失衡

代谢性酸中毒，多采用每次 5% 碳酸氢钠 150～250 mL 静脉滴注，具体剂量应根据血气和临床资料合理给予。感染性休克早期存在呼吸性碱中毒，一般不做特殊处理。晚期发生呼吸性酸中毒时，可加剧病情。故当低氧血症，用鼻导管给氧不能纠正时，应尽快使用呼吸机，并调整呼吸比例和呼吸模式等。一旦伴有低氯、低钾性代谢性碱中毒时，低氯者可用精氨酸纠正，低钾者补充氯化钾和适量胰岛素。这样既要纠正血清钾又能逐步将血清 K^+ 转入细胞内，使 H^+ 和 Na^+ 置换至细胞外，以达到正常平衡状态。Mg^{2+} 是机体代谢酶（Na^+ – K^+ – ATP 酶、磷酸转移酶等）的激活剂，对维持神经肌肉兴奋性起重要作用。并对抗心律失常和改善微循环、维持正常细胞功能等起着重要作用。在感染性休克时常伴有低镁血症，故在纠正电解质失衡时应注意镁的补充。一般以 500 mL 液体中加入 25% 硫酸镁 10～20 mL 缓慢静脉滴注，每日可用 5～20 g。此外，感染性休克可有低钠血症，治疗目的为提高血钠浓度，但不宜过快，否则又可能导致中心性脑桥髓鞘破坏而出现失语和瘫痪。一般主张每小时提高 0.5～1 mmol/L，将血钠浓度提高到 120～125 mmol/L 为宜。在真性容量过低伴低钠血症时，可予静脉给生理盐水。而水肿型低钠血症应通过水负平衡而使血钠浓度升高，临床上多采用呋塞米加高渗盐水静脉滴注。

（七）莨菪类药

能阻断 M 和 α 受体，使血管平滑肌舒张，改善微循环和肾供血，并有钙离子拮抗作用，可用于抗感染性休克。其不利影响有胃肠蠕动减弱。

（八）清除或拮抗炎性介质

近年来，对脓毒血症和感染性休克提出新治疗方法，如内毒素单克隆抗体、TNFα 单克隆抗体、白介素 1（IL-1）受体阻滞剂、血小板活化因子（PAF）受体阻滞剂等，仅在探索未广泛临床应用。

（九）并发症

脓毒血症和感染性休克可导致各类脏器损害，如心功能不全、心律失常、肺水肿、消化道出血、DIC、急性肾功能衰竭、肝功能损害和 ALI、ARDS 等，尤其须警惕 MODS 的发生，并做相应预防与救治处理。

（周 茜）

第四章

脑损伤

脑损伤分为原发性脑损伤和继发性脑损伤。原发性脑损伤是指暴力致头部即刻发生的脑损伤，主要包括脑震荡、脑挫裂伤及原发性脑干损伤等；继发性脑损伤是指于受伤一段时间后发生的脑受损病变，主要包括脑水肿和颅内血肿。

第一节　原发性脑损伤

一、脑震荡

脑震荡是指脑外伤后，以一过性短暂意识障碍及逆行性遗忘为特点的临床综合症候群，是最轻型的原发性脑损伤。其致伤机制目前尚无定论，学说众多，但均不能全面解释脑震荡的相关问题。头部受暴力作用瞬时产生的脑血管功能紊乱；脑室系统内脑脊液对脑组织，尤其是对第四脑室底的冲击力；脑干在剪切力作用下的牵拉、扭转、移位等，均为可能的致病机制。近年来多数学者认为，脑干网状结构上行激活系统受损是引起意识障碍的关键因素，因此将其归为弥漫性轴突损伤的轻型。

1. 临床表现

（1）意识障碍：伤后立即出现，历时短暂（数秒、数分钟至十余分钟，多不超过30分钟），多为完全昏迷，偶有患者表现为神志恍惚或意识混乱而无意识丧失。

（2）逆行性遗忘：患者清醒后对受伤当时的情况不能回忆，甚至对受伤前一段时期经历的事情无法忆起（近事遗忘），但对往事回忆无碍。脑震荡后昏迷时间越长，其近事遗忘的程度越重。

（3）脑干及自主神经功能紊乱：患者伤后可出现呼吸浅慢、血压下降、心率减慢、面色苍白、冷汗、肌张力降低、各种生理反射减弱等表现，但随着意识恢复，中枢神经功能也可自下而上（颈髓—脑干—大脑皮质）迅速恢复。

（4）其他：脑震荡恢复期患者常出现头痛、头晕、恶心、呕吐、乏力、畏光、耳鸣、心悸、失眠、烦躁、注意力不集中、记忆力减退、情绪不稳定，甚至抑郁、恐惧等表现，症状持续数日、数周或数月后多可消失，若症状持续3个月以上不缓解，即可称为脑震荡（或脑外伤）后综合征。

2. 治疗原则与措施

脑震荡患者多可自愈而无须特殊治疗，可嘱其卧床休息 1 周左右，尽量减少外界环境的刺激，对于自觉症状较重的患者，应给予镇痛、镇静等对症治疗，可酌情应用罗通定及苯二氮䓬类药物，神经营养类药物、改善自主神经功能药物、钙通道阻滞剂尼莫地平等也有一定治疗效果。出院患者应嘱其家属在伤后数日内密切观察患者的头痛、呕吐及意识情况有无加重，必要时应随时返回医院复诊，避免延误迟发性颅内出血等并发症的诊治。脑震荡患者的治疗中最为重要的一个环节，就是医务人员应耐心做好患者病情的解释工作，消除患者对脑震荡的畏惧心理，以免日后患者易将身体不适与脑震荡相联系，形成所谓的"脑震荡后遗症"。

二、弥漫性轴突损伤

弥漫性轴突损伤（DAI）为一种严重的脑损伤类型，是指在剪切力等特殊的生物力学作用下，脑内胼胝体、大脑半球白质及脑干等中线结构处的神经轴突发生肿胀、断裂，并以"轴突回缩球"形成病理特征，以意识障碍为临床特点的综合征。弥漫性轴突损伤可单独发生，也可与其他不同类型的脑损伤并发，多见于交通事故、高处坠落及暴力击打所致的脑损伤。1956 年，Strich 首次观察到 DAI 的特征性"轴突回缩球"的病理改变，Adams 在 1982年将此类损伤正式命名为弥漫性轴突损伤。目前，对于 DAI 的发病机制、病情进展过程、特异性的诊断与特效治疗均尚无明确及统一的认识。

1. 临床表现

意识障碍为弥漫性轴突损伤最主要的临床表现，患者多伤后即刻昏迷，且昏迷程度深，持续时间长（>6 小时）。患者多无明显的神经系统定位体征，部分患者可出现单侧或双侧瞳孔散大，大多数 DAI 患者双眼向病变对侧偏斜和强迫下视。与脑干损伤及重型脑挫裂伤并存的 DAI 患者可出现其他相应颅脑损伤的临床表现。按照临床表现的严重程度，DAI 可分为 3 型：①轻型，昏迷时间为 6~24 小时；②中型，昏迷时间超过 24 小时；③重型，昏迷时间超过 24 小时，并伴有去大脑强直或肌肉松弛。

2. 辅助检查

（1）CT 检查：可无明显异常表现，或仅在胼胝体或脑干、第三脑室周围、灰白质交界处出现散在或多发点状高密度灶，不伴水肿，没有占位效应，呈现病情重但 CT 无明显阳性发现的矛盾特点。

（2）磁共振成像（MRI）检查：是目前诊断弥漫性轴突损伤最有效的手段，可以发现CT 无法识别的小出血灶。不同的检查方式对 DAI 诊断敏感性不同。常用的方式有自旋回波成像、扩散加权成像、扩散张量成像等。

（3）神经电生理检查：脑干听觉诱发电位和体感诱发电位最常用，前者可反映脑干相应节段的功能状态，且有一定的定位价值；后者则常用于对患者预后的评估。

3. 诊断与鉴别诊断

DAI 临床诊断难度较大，需要结合患者的外伤病史，尤其要重视其中是否存在旋转致伤的暴力，伤后长时间的深度昏迷及 CT、MRI 检查的特征性表现均为 DAI 诊断要点。其主要的鉴别诊断需与脑挫裂伤和原发性脑干损伤相鉴别。原发性脑干损伤及广泛的脑挫裂伤均属于较重的颅脑外伤，也可出现长时间的昏迷，甚至植物生存状态，但 DAI 患者无颅内压增高，影像学检查呈特征性的点状出血灶，无明显占位效应。

4. 治疗原则与措施

DAI 目前尚无特效疗法，临床以脑外伤的常规对症治疗为主，重症监护，保持气道通畅，及早气管切开，预防癫痫、应激性溃疡、肺内感染、水电解质紊乱，采用利于降低颅内压的头高 15°～30°的适宜体位，营养支持治疗等，均为常规的治疗措施。低温、高压氧、脑保护及脑神经营养治疗的效果目前仍难以确定。钙通道阻滞剂及神经生长因子等特异性治疗手段尚处于试验阶段。

三、脑挫裂伤

脑挫裂伤是在外力作用下造成的原发性脑的器质性损伤，按照病理形态可分为脑挫伤和脑裂伤两种类型，两者损害程度不同，以脑实质及软脑膜是否完整加以区分，由于临床上两者几乎总是同时并存，故常统称为脑挫裂伤。

脑表面的脑挫裂伤可发生于暴力直接作用的部位或其对冲部位，多由头颅受外力后造成的加速或减速运动引起。常见于额叶和颞叶的前端及近颅底处，这是由于在损伤过程中脑组织在凹凸不平的颅底滑动，与额骨眶板内面或蝶骨嵴摩擦、碰撞所致。脑实质内的挫裂伤多由头部的角加速运动使脑产生旋转而产生的剪切力引起，往往见于脑内不同介质的结构之间，以脑挫伤为主。

1. 临床表现

（1）意识障碍：是脑挫裂伤较典型的临床表现之一。患者多伤后立即昏迷，因伤情不同，其昏迷时间长短不一，数分钟至数小时、数日、数月乃至持续昏迷或植物生存状态不等。迁延性昏迷多考虑脑挫裂伤同时合并有弥漫性脑皮质损害或脑干网状结构受损。部分患者原发性昏迷清醒后因继发性脑水肿可再次昏迷，从而出现中间清醒期的表现。

（2）生命体征变化：轻度脑挫裂伤的患者生命体征可无明显变化。重度脑挫裂伤患者体温多波动于 38 ℃左右，伤后早期可能出现血压下降、脉搏细速、呼吸浅快的症状，多由外伤后短暂性脑功能受抑制所致，不久即可恢复。如果血压持续下降，应警惕是否合并胸腹脏器及骨折等复合伤导致休克发生。如若血压增高，脉压增大，脉搏徐缓有力，呼吸深慢，意识障碍程度加深，则应注意继发性脑水肿的可能。

（3）神经系统体征：因脑挫裂伤累及脑皮质功能区不同，可呈现相对应的瘫痪、失语、感觉障碍、视野缺损或癫痫等功能障碍表现。若仅额叶、颞叶前端等所谓"哑区"受累，可无明显局灶性症状及体征。对于诊疗过程中出现的新的神经系统阳性体征，应给予足够的重视，其往往预示存在继发性脑损害。

（4）头痛、恶心、呕吐：无昏迷或清醒后患者多有程度较重的头痛发生，部分伴有频繁呕吐。头痛多为伤处或全头部的跳痛及胀痛，间歇性或持续性发作，头痛可因声、光等刺激加重，可能与蛛网膜下隙出血、脑血管运动功能紊乱或颅内压增高相关。呕吐多为喷射性，伤后早期的呕吐可因第四脑室底部呕吐中枢受脑脊液刺激或前庭系统受累所致，后期的呕吐则多因高颅压引起。

（5）癫痫：脑挫裂伤的癫痫发作为皮质运动区受损所致。早期癫痫多见于儿童，严重者可于外伤当时发作，以大发作和局限性发作为主，晚发癫痫多由脑挫裂伤部位形成的瘢痕或囊肿引起。

（6）脑膜刺激征：外伤性蛛网膜下隙出血可使脑挫裂伤患者出现脑膜刺激征象，患者表现为闭目畏光、颈项强直、直腿抬高试验阳性等，症状一般持续1周左右，后随脑脊液内血液的吸收而逐渐减轻、消失。

2. 辅助检查

（1）CT：单纯脑挫伤表现为边界清楚的低密度水肿区。脑挫裂伤时，在低密度水肿区内可见点片状的高密度出血灶。继发脑水肿时，侧脑室可受压缩小变形或消失，中线结构对侧移位。脑挫裂伤时，因皮质血管破裂，可并发蛛网膜下隙出血，CT可见大脑半球脑沟、纵裂池等脑沟、脑池部位高密度影。病变严重的脑挫裂伤处脑组织坏死液化后，表现为CT值近于脑脊液的低密度区，逐步吸收后可形成局限性脑萎缩。受颅底骨质伪影的影响，对于脑干及小脑处的脑挫裂伤，CT常难以清楚显示。

（2）MRI：因CT扫描在显示超急性及急性出血方面较MRI具有明显优势，且受MRI成像时间长、抢救设施无法带入机房等限制，故MRI检查很少用于急性脑挫裂伤的诊断。对于亚急性及慢性脑挫裂伤、小出血灶、早期脑水肿及颅底挫裂伤灶，相对于CT而言，MRI则具有明显优势。脑挫裂伤血肿的MRI信号因其内血红蛋白的演化随时间发生变化，含氧血红蛋白期血肿呈等T_1及等T_2信号；脱氧血红蛋白期为等T_1及长T_2信号；正铁血红蛋白期信号转变为短T_1及长T_2信号；含铁血黄素期为长T_1与短T_2改变。

3. 诊断与鉴别诊断

根据病史和临床表现，结合CT等影像学表现，一般情况下诊断脑挫裂伤并无困难，但如果缺乏影像学的检查，由于脑挫裂伤时伤情轻重不同，脑受损部位不同，再加上早期昏迷对患者症状、体征的掩盖，若要明确诊断也着实不易。临床上常应与下列情况相鉴别。

（1）脑震荡：轻度脑挫裂伤需与脑震荡相鉴别。脑挫裂伤早期最灵敏的指标是CT，它可显示脑内的挫伤灶及蛛网膜下隙出血（SAH），其伤后昏迷时间常超过30分钟，多伴有颅骨骨折，可见血性脑脊液，查体有神经系统阳性体征；而脑震荡昏迷时间多不超过30分钟，神经系统及CT检查无阳性发现。

（2）颅内血肿：颅内血肿为继发性脑损伤；症状和体征在伤后逐渐出现，意识障碍可存在中间好转期，后随血肿加重而意识障碍程度再加深。部分在脑挫裂伤基础上形成的颅内血肿则无中间好转期，意识障碍程度进行性加重。脑挫裂伤为原发性脑损伤，症状和体征伤后即刻出现，多无中间好转期。二者在CT表现上较易区分。

4. 治疗原则与措施

无明显意识障碍或昏迷程度不深的脑挫裂伤患者以非手术治疗为主，伤后3～5日内应严密观察病情变化，监测血压、脉搏、呼吸、瞳孔及意识的改变，必要时及时复查CT，以便早期发现颅内血肿。神志清醒的患者床头应抬高15°～30°，有利于颅内静脉血液回流，减轻颅内压。昏迷患者则宜采取侧俯卧位避免误吸。保持呼吸道通畅，防止缺氧加重脑水肿而导致病情恶化。预计患者短期内不能清醒时，应及早气管切开，选择有效抗生素预防呼吸道感染的发生。呕吐频繁或不能进食的患者应暂时禁食水，静脉补充每日的生理需要量，肠蠕动恢复后可给予鼻饲，偶有长期昏迷者，可行胃造瘘术。头痛剧烈者可适当应用镇静药物，或隔日腰椎穿刺放出血性脑脊液以缓解症状，但颅内压明显增高时应视为禁忌。严重脑挫裂伤患者常因躁动、高热、抽搐等情况致病情加重，此时应查明原因，如疼痛、尿潴留、缺氧、体位不适等，给予针对性处理，并酌情使用20%甘露醇（每千克体重0.6～1.5 g）、甘油果糖及呋塞米等药物脱水降颅内压，止血药及脑保护药对症治疗。脑挫裂伤患者早期出现癫痫可采用抗癫痫药物治疗，晚期的癫痫发作多由瘢痕引起，在药物控制不理想的情况下可考虑手术切除治疗。亚低温治疗在严重脑挫裂伤治疗方面已取得了显著效果。研究结果证实，亚低温不但可减轻脑损伤后脑组织的损害程度，还可促进神经功能的恢复。

继发性脑损伤引起的颅内压增高或脑疝常需手术治疗。手术方式包括挫伤病灶清除术、额极或颞极内减压术及去骨瓣减压术等。

（1）手术指征：神经功能损害进行性恶化，药物控制高颅压无效，CT扫描显示脑挫裂伤存在明显的占位效应；GCS评分6～8分的额叶或颞叶的脑挫裂伤，体积 >20 mL，中线移位≥5 mm，无论基底池是否受压；脑挫裂伤病灶体积 >50 mL；颞叶挫裂伤灶≥35 mL合并周围组织水肿；保守降颅内压治疗后，颅内压监测（ICP）≥25 mmHg，脑灌注压≤65 mmHg；合并有其他类型颅内出血，有高颅压表现者。

（2）手术原则：尽量清除挫裂伤灶内坏死脑组织及出血，并彻底止血；对脑功能区病灶，尽可能以吸收性明胶海绵压迫止血，避免过度手术干预加重神经功能的损害；对于术前有脑疝发生，影像学提示高颅压，估计术后可能发生恶性颅内压增高者，可行内减压术或去骨瓣减压术治疗。

四、脑干损伤

脑干是生命中枢，其内有许多重要的脑神经核团、网状上行激活系统、运动及感觉神经纤维的传导束、呼吸及心血管活动中枢，因此脑干受损后常可出现一系列严重危及患者生命的临床症状。脑干损伤是指外力作用造成中脑、脑桥、延髓的损伤，为特殊类型的脑损伤，多与脑挫裂伤并存，单独发生的脑干损伤较少见。受伤当时即发生的脑干损伤称为原发性脑干损伤，由颅内血肿、脑水肿等引起脑疝所致的脑干损伤则称为继发性脑干损伤。原发性脑干损伤占颅脑损伤的2%～5%。

1. 临床表现

脑干损伤的典型临床表现为：伤后即刻出现较重的意识障碍或持续的昏迷状态。因自主神经中枢功能障碍，常伴有高热、顽固性呃逆、神经源性肺水肿，或应激所致的上消化道出血。脑干内锥体束损伤可出现肢体瘫痪、肌张力增高、腱反射亢进、浅反射消失及病理反射。受损部位不同，瞳孔、眼球及生命体征可呈现多样变化。

（1）中脑损伤：意识障碍程度深，持续时间长，多因网状结构受损所致。动眼神经核损伤早期，伤侧瞳孔散大，对光反射消失，眼球向外下斜视，也可见瞳孔大小多变，形态不规则，或呈跷跷板式变化。双侧动眼神经核损伤严重时，双侧瞳孔散大，眼球固定。中脑损伤位于红核与前庭核之间时，可出现中脑损伤的特征性症状去大脑强直，表现为全身肌张力增高，头向后仰，四肢过伸并双上肢内旋，呈"角弓反张"状，早期多间歇性发作，可因外界刺激而诱发，后期常转变为持续状态。去大脑强直多提示患者病情危重且预后差。头眼垂直运动反射及睫状节脊髓反射消失。

（2）脑桥损伤：除持久的意识障碍外，双瞳孔常极度缩小，可有眼球分离征象，侧视中枢受累可出现双眼同向凝视麻痹及运动障碍。脑桥上部呼吸节律调节中枢受损时，可出现呼吸节律紊乱的陈—施呼吸；当脑桥中、下部的长吸中枢受损时，呼吸浅快，表现为抽泣样呼吸。角膜反射及头眼水平运动反射消失。

（3）延髓损伤：主要表现为呼吸抑制及循环紊乱。延髓吸气及呼气中枢受损时，患者短期内即可出现呼吸停止。心血管中枢受累则有脉搏细数、心律失常及低血压的表现。脑干损伤引起的呼吸循环紊乱常先呈现兴奋期，此时脉搏徐缓有力，血压增高，呼吸深快或呈喘息样，后逐渐转入衰竭。眼心反射消失。

2. 诊断与鉴别诊断

原发性脑干损伤的患者伤后即刻出现持续性昏迷，无明显颅内压增高表现，以瞳孔大小多变、早期呼吸循环衰竭、去大脑强直、双侧病理征阳性等脑干损伤征象为主要临床表现。脑干损伤平面的判断除依据脑干听觉诱发电位外，还可借助各种脑干反射加以判断。由于脑干损伤常与脑挫裂伤或颅内出血相伴随，因此多数患者需借助 CT 或 MRI 检查方能明确脑干损伤并排除脑挫裂伤或脑内血肿。在显示脑内小出血灶，特别是甄别脑干细微损伤方面，MRI 具有明显优势。

3. 治疗原则与措施

原发性脑干损伤的治疗与重度脑挫裂伤大致相同：保持呼吸道通畅，尽早气管切开，人工冬眠低温治疗，保护受损脑组织，采用高渗脱水及早期亚低温疗法减轻脑水肿，防止电解质紊乱、消化道出血及感染等并发症，高压氧及促醒药物等对症支持治疗。继发性脑干损伤的治疗主要是及时去除急性脑受压的病因。大多数需要通过手术治疗清除颅内血肿及挫伤并失活的脑组织，降低颅内压。依据术中具体情况，决定是否敞开硬脑膜，是否去除颅骨骨瓣，以获得最大的颅内减压效果。

（朱宏亮）

第二节 继发性脑损伤

外伤性颅内血肿为外伤所致颅内出血造成的继发性脑损伤，其发生率在闭合性颅脑损伤中约占 10%，重型颅脑损伤中约半数患者合并有颅内血肿。按伤后颅内血肿出现时间长短，分为特急性血肿（3 小时内）、急性血肿（3 小时至 3 日内）、亚急性血肿（3 日至 3 周内）、慢性血肿（3 周后出现）。按血肿在颅内解剖位置不同，分为硬膜外血肿、硬膜下血肿、脑内血肿（脑实质内）、特殊部位血肿（脑室系统内、颅后窝、脑干血肿）。按血肿数量多少，分为单发性血肿、多发性血肿。按血肿是否合并有脑挫裂伤，分为单纯性血肿、复合性血肿。另外，迟发性颅内血肿系伤后首次 CT 扫描未见血肿，而后随病情进展再次复查 CT 时发现血肿者；隐匿性颅内血肿则是指伤后无明显症状，CT 扫描证实颅内血肿者。

一、硬膜外血肿

硬膜外血肿为颅骨内板与硬脑膜之间的血肿，约占外伤性颅内血肿的 30%，多单发，但可与其他类型血肿合并构成复合型血肿。以急性硬膜外血肿最为常见，可见于任何年龄人群，青壮年多见。小儿因颅骨与脑膜结合紧密，颅内血管沟浅，故硬膜外血肿少见。硬膜外血肿多源自脑膜中动脉、板障静脉及静脉窦的破裂出血。

1. 临床表现

（1）意识障碍：急性硬膜外血肿意识障碍的临床表现与原发性脑损伤的轻重程度及血肿形成的速度关系密切，临床上常见情况有 3 种。①伤后无原发性昏迷，原发脑损伤轻，待血肿形成后，出现渐进性意识障碍。②存在原发性昏迷，原发脑损伤多为脑震荡的一过性脑功能障碍，伤后短时期内清醒，后因血肿形成并逐渐增大再度出现昏迷，两次昏迷过程之间的清醒期称为"中间清醒期"。此类型为急性硬膜外血肿的典型临床表现。中间清醒期时间长短取决于血肿形成的速度，数十分钟至数日不等。③伤后即刻发生的持续性昏迷，原发颅内损伤严重，血肿形成后颅内压增高，意识障碍进行性加重，直至出现脑疝症状。此类患者颅内血肿病情易被原发性脑干损伤及脑挫裂伤掩盖，应提高警惕。

（2）颅内压增高：无昏迷或再度昏迷前，患者可表现为剧烈头痛、恶心、呕吐，严重者频繁躁动，随着颅内压增高，可伴有血压升高、脉压增大、呼吸频率及脉率减缓等机体代偿性改变。

（3）神经系统体征：单纯硬膜外血肿早期很少伴有神经系统受损体征，随着血肿增大，脑功能区受累，方可出现相应的阳性体征。患者伤后即刻出现中枢性面瘫、失语、偏瘫等症状时，应首先考虑原发性脑损伤所致。颅内血肿导致的颅内压进行性升高，可引起脑疝。幕上血肿可首先形成小脑幕切迹疝，早期血肿侧的动眼神经可因刺激致患侧瞳孔缩小，但此过程历时短暂，多被忽略；随后，由于动眼神经受压，患侧瞳孔散大，此阶段可伴有对侧肢体瘫痪、肌张力增高、腱反射亢进、病理征阳性等韦伯综合征表现；脑疝晚期，中脑动眼神经核受累，故双侧瞳孔散大，对光反射消失，眼球固定，去大脑强直。临床上也有因血肿形成迅速，致脑干移位，血肿对侧脑干嵌压于小脑幕切迹缘上，引起非典型体征（同侧肢体瘫痪、对侧瞳孔散大等）。幕下血肿多表现为眼球震颤、颈项强直、共济失调等，较少出现瞳孔的改变。颅后窝因体积狭小，血肿增大时病情进展快，可因枕骨大孔疝导致患者突然呼吸、心跳骤停。

亚急性和慢性硬膜外血肿患者，无症状或中间清醒期时间长，颅内压增高缓慢，后期多因头痛、头晕、恶心、呕吐或神经功能受损而就诊。

2. 诊断与鉴别诊断

依据患者明确的头部外伤史，结合临床表现和神经系统检查多不难判定，且常可按着力部位及受伤机制不同大致推测出血肿部位。患者出现头痛、呕吐、躁动不安、血压增高、脉压增大等颅内压增高表现，或出现偏瘫、失语、偏身感觉障碍等体征时，应高度怀疑颅内血肿的发生，此时 CT 检查为首选的确诊方式。典型的 CT 表现为双凸面镜形密度增高影，边界清晰锐利，严重者可伴有同侧脑室系统受压，中线结构对侧移位。

与硬膜外血肿相比，硬膜下血肿与脑内血肿一般原发性脑损伤重，无明显中间清醒期，意识障碍进行性加重，颅骨骨折少见，多为对冲性损伤，CT 表现为硬脑膜下新月形高密度影或周围伴随低密度水肿带的脑内不规则高密度影。

3. 治疗原则与措施

急性硬膜外血肿的主要致死原因并非血肿本身，而是脑疝后造成的脑干继发性损伤，因此确诊后早期手术治疗，降低高颅压，防止脑疝形成才是降低死亡率和致残率的关键。

（1）手术目的：去除硬膜外血肿的占位效应，彻底止血，在防止脑疝形成的同时，预防术后血肿复发。

（2）手术指征：硬膜外血肿超过 30 mL 应立即手术治疗；血肿小于 30 mL，最大厚度小于 1.5 cm，中线移位小于 5 mm，外伤性颅后窝的病变，如果 CT 扫描出现第四脑室变形、移位甚至闭塞，基底池消失，梗阻性脑积水并随之出现相关的神经功能异常患者，应立即手术治疗。

（3）手术时机：对有手术指征的患者，应马上进行手术治疗。

（4）手术方法：常规采用开颅血肿清除术，依血肿部位不同，采用不同区域的骨窗开颅术或骨瓣开颅术，充分暴露硬膜外血肿后，由血肿周边向颅底侧逐步分离，剥离过程中发现的血管破裂性出血多以双极电凝止血，而对于颅底骨折线渗血或棘孔处脑膜中动脉的出血，骨蜡封涂效果更佳。术中应严密止血，与硬脑膜结合紧密的小血凝块不必强行剥离，以免造成新的出血。血肿清除后应常规切开硬脑膜 4 cm，观察有无血性脑脊液，避免遗漏硬膜下及脑内血肿。常规悬吊硬脑膜，硬膜外置引流管，还纳骨瓣，分层缝合头皮。

部分巨大硬膜外血肿致中线结构移位明显，术前瞳孔散大已发生脑疝的患者，为避免术后因大面积脑梗死造成的继发性颅高压及脑疝，需再次行去骨瓣减压术，可提前采用去骨瓣减压及硬脑膜减张缝合技术。患者术前若出现下述情况，最好在血肿清除的同时行去大骨瓣减压术：GCS <6 分；小脑幕切迹疝形成；CT 示环池消失或中脑受压；合并其他类型的重度颅脑损伤（广泛性脑挫裂伤—弥漫性轴突损伤、原发性脑干损伤、弥漫性脑肿胀等）。术中如若出现脑搏动欠佳或急性脑膨出，在去骨瓣减压的同时，要将硬脑膜剪开，方可达到预期的减压效果。

急性硬膜外血肿因其多为血凝块，钻孔后能吸出的血量有限，无法有效降低颅高压，缓解脑疝症状，故原则上不应采用钻孔引流的方法，单纯钻孔引流只适用于不能耐受开颅手术的危重患者抢救生命。

对于神志清楚、病情平稳、无明显颅内压增高的症状和体征，GCS >8 分，且没有局灶性损害症状的患者，可采用保守治疗，但必须严密观察病情变化，做好病情恶化随时行开颅血肿清除术的准备。

亚急性及慢性硬膜外血肿患者若已出现意识障碍，应积极手术治疗，轻柔剥离血肿包膜，仔细止血，悬吊硬脑膜，外置橡皮条引流。个别症状轻、血肿量低于 30 mL 者，可密切观察病情，保守治疗。

二、硬膜下血肿

硬膜下血肿在外伤性颅内血肿中约占 40%，是颅内血肿中最为常见的类型，为颅内出血积聚于硬膜下隙所致。临床上依据血肿症状出现的时间，可分为急性、亚急性和慢性硬膜下血肿 3 种类型。按血肿来源不同，又可分为单纯性硬膜下血肿和复合型硬膜下血肿，前者多在较轻的外力作用下，仅造成脑表面回流到静脉窦的桥静脉的损伤，出血缓慢，血液积聚在硬脑膜与蛛网膜之间，病程多呈慢性发展，原发性脑损伤轻；后者为合并脑挫裂伤、脑内血肿或硬膜外血肿等较重的原发性脑损伤，出血主要来源于脑皮质动、静脉，血液积聚在硬脑膜和脑皮质间，病情进展快，呈急性、亚急性甚至特急性表现，原发性脑损伤重的患者预后不良，病死率高。慢性硬膜下血肿好发于小儿及老年人，以老年男性最为多见。患者多有轻微的头部外伤史，起病隐匿，进展缓慢，早期可没有特征性的临床表现，随血肿量增加，症状迅速加重，从受伤到出现症状的时间多在 1 个月左右。小儿硬膜下血肿以产伤多见，多为双侧，出生后 6 个月内发病率最高。

1. 临床表现

急性硬膜下血肿因多合并原发性脑挫裂伤，故临床症状重，伤后多呈持续性昏迷，意识障碍进行性加重，少有中间清醒期。颅内压增高及生命体征变化与脑挫裂伤类似，伤后可因脑功能区的直接损伤或血肿压迫，而出现相对应的神经系统局灶性症状和体征。单纯性硬膜下血肿病情相对缓和，可有中间清醒期表现，神经系统局部损伤体征少见。

亚急性硬膜下血肿在硬膜下血肿中相对少见，原发性脑损伤轻，多无意识障碍或伤后很快清醒，伤后早期以头痛、恶心、呕吐为主要症状，4日后可出现偏瘫、失语等神经系统局灶性症状及体征。

慢性硬膜下血肿原发性损伤轻微，患者甚至无法回忆起何时何地发生的损伤。多以慢性颅内压增高症状为主，可有记忆力减退，反应迟钝，烦躁不安，头晕耳鸣，失眠多梦，甚至精神失常等精神症状，就诊时多已经合并轻瘫、中枢性面瘫或失语等脑的局灶性症状。

2. 诊断与鉴别诊断

颅脑外伤后原发性昏迷时间较长，意识障碍进行性加重，伴有颅内压增高征象，特别是早期出现神经系统局灶性体征者，应高度怀疑硬膜下血肿的发生，确诊主要依靠CT扫描。典型CT表现为脑表面新月形高密度影，脑水肿明显；同侧侧脑室受压变形，中线结构对侧移位。当患者存在贫血或脑脊液通过撕裂的蛛网膜渗入血肿腔内时，急性硬膜下血肿也可表现为等密度影。

急性硬膜下血肿与脑内血肿受伤机制及临床表现颇为相似，但后者相对少见，病情进展更为缓慢。CT鉴别更为可靠。

3. 治疗原则与措施

急性硬膜下血肿因病情进展快，病死率高，故一旦明确诊断，符合手术指征应尽快实施手术治疗。亚急性硬膜下血肿，部分患者因原发脑损伤轻，病情进展缓慢，故可在严密的动态观察下行保守治疗，但如果治疗期间病情恶化，应毫不犹豫地改行手术治疗。

（1）急性及亚急性硬膜下血肿手术指征：硬膜下血肿厚度超过10 mm，或中线移位超过5 mm的患者均需要手术清除血肿；对于最大厚度小于10 mm，中线移位小于5 mm的昏迷的硬膜下血肿患者，如果GCS评分进行性下降2分以上，也应及时手术治疗。

（2）手术时机：对有手术指征的患者应马上进行手术治疗。

（3）手术方法：常见手术方法有钻孔冲洗引流术、骨窗或骨瓣开颅血肿清除术、去骨瓣减压术、颞肌下减压术，应根据具体情况采用。①钻孔冲洗引流术。依CT所示部位钻孔引流，无CT检查条件或典型硬膜下血肿临床表现，就诊时已处于脑疝晚期的患者，应按致伤机制及着力部位，并结合患者临床表现定位钻孔点，紧急钻孔探查。后枕部着力时多为对冲性质损伤，应按颞前部、额部、顶部顺序钻孔探查；额部及头部侧方着力多为直接冲击伤，可先于着力侧钻孔，再于对冲部位探查。钻孔后发现液状血肿，并无活动性出血的情况下，可于血肿较厚部再钻1~2个孔，反复冲洗，常可将大部分血肿排出。此时若患者高颅压症状得以缓解，脑搏动正常，低位置引流管后即可结束手术。②骨窗或骨瓣开颅血肿清除术。为治疗急性硬膜下血肿最常见术式，适用于病情进展快，血肿定位明确的患者。若钻孔探查发现血肿以血凝块为主，或探查发现有活动性出血者，均应行开颅血肿清除。术中仔细彻底止血的同时应充分清除碎裂、坏死脑组织，并警惕是否合并有脑内多发血肿可能。③颞肌下减压术、内减压术及去骨瓣减压术均适用于复合型硬膜下血肿，伴有严重的脑挫裂伤、脑水肿及脑肿胀，高颅压，术前已形成脑疝的患者，虽经彻底止血，清除血肿及坏死糜烂脑组织，但仍无法缓解高颅压时，为挽救患者生命所采用的术式。目前，临床以骨瓣开颅血肿清除并去骨瓣减压术为最常用术式。内减压术以切除受累的额极或颞极为减压措施，颞肌下减压术为充分剥离颞肌后，将其下部分额骨、顶骨及颞骨鳞部咬除，开放一个 8 ~ 10 cm 的骨窗，以不超过颞肌覆盖面为度，放射状剪开硬脑膜至骨窗边缘，清除血肿后间断缝合颞肌，硬脑膜及颞肌筋膜均不予缝合以达到充分减压的目的。去骨瓣减压术即在敞开硬脑膜的基础上再去除骨瓣，仅做头皮的逐层缝合，以期达到最大的减压效果。但目前临床实践中对去除骨瓣的大小、硬脑膜是否需要缝合及去除骨瓣的保留等问题仍有争议。

大骨瓣减压术后造成的脑膨出导致脑移位、变形和脑脊液流向紊乱，早期可致颅内迟发性血肿及水肿加重，增加脑功能缺失，晚期可出现脑软化、脑萎缩、脑积水及癫痫等并发症，故应严格掌握其适应证。

及时、有效、合理的非手术治疗对所有急性、亚急性硬膜下血肿都是必不可少的，尽管临床上确实存在硬膜下血肿自行吸收的患者，但毕竟为数甚少，故非手术治疗的适应证更应严格把握。若急性、亚急性硬膜下血肿厚度小于 10 mm，中线移位小于 5 mm，伤后病情稳定，无颅内压进行性增高的表现，可暂行保守治疗。因硬膜下血肿常伴有脑实质内的损害，因此病变多发的患者手术指征应放宽。

三、脑内血肿

外伤后脑实质内的血肿称为脑内血肿，其常与脑挫裂伤及硬膜下血肿并发，为外伤后脑实质血管破裂出血积聚所致。目前尚无统一的诊断标准，临床常默认以最大径超过 3 cm，血肿量大于 20 mL 为标准。因脑内血肿常与脑挫裂伤并存混杂一处，因此病灶内出血量为定义脑内血肿或脑挫裂伤的关键。若脑内密度均匀，边界清晰的出血灶占整个病损部位的 2/3 以上，可判定为脑内出血，否则为脑挫裂伤。脑内任何部位均可发病，以额叶及颞叶前部多见，约占脑内血肿总数的 80%，绝大多数急性起病，少数为亚急性。有报道显示，几乎所有的重度颅脑损伤及约 25% 的中度颅脑损伤行影像学检查后可发现脑内血肿或脑挫裂伤，除了占位效应明显，出现颅内压增高表现的患者需要手术治疗外，通常可在 4 ~ 6 周内自行吸收，对症保守治疗即可。

1. 临床表现

外伤性脑内血肿的表现与血肿部位及合并伤的严重程度密切相关。额叶及颞叶的血肿多合并较重的原发伤，以颅内压增高及意识障碍为主要表现，缺乏定位体征，患者原发性脑损伤后出现意识障碍，持续时间数分钟至数小时不等，甚至呈持续的昏迷状态，可出现头痛、头晕、恶心、呕吐等表现；脑叶相对功能区损伤或基底节区的血肿则可见偏瘫、失语、偏身感觉障碍等相应的临床表现；额叶血肿可出现偏瘫、失语或癫痫发作；顶叶的血肿多以感觉障碍为主；颅后窝的血肿出现相应的小脑症状或延髓麻痹；小脑内血肿可快速进展为枕骨大孔疝，病情危重；一侧颞叶内的血肿可出现偏侧的天幕裂孔疝；双侧额叶内的血肿则出现中央型天幕裂孔疝，意识障碍进行性加重，双侧瞳孔散大，病情进展极快。

2. 诊断与鉴别诊断

CT 应用以前，外伤性脑内血肿与脑挫裂伤、硬膜下血肿、局限性脑肿胀常难以鉴别，通常在结合患者外伤史、临床表现推断出可能的血肿部位后行诊断性穿刺或手术探查明确诊断。目前，脑内血肿的诊断主要依赖 CT 检查完成，其 CT 表现多为圆形或不规则形高密度团块，周围常为挫裂伤或水肿带所包绕；血肿体积大、占位效应明显时，可使同侧脑室受压变形，中线结构对侧移位，基底池受压甚至闭塞；深部脑内血肿可破入脑室。

3. 治疗原则与措施

脑内血肿的治疗原则与硬膜下血肿相同，保守对症治疗应该维持呼吸、循环稳定，维持收缩压 $\geq$ 90 mmHg，采用头高脚低体位约 30°，以保证颈静脉回流通畅，维持 PaO_2 > 60 mmHg，$PaCO_2$ 应在 35～45 mmHg，避免预防性过度通气。复苏液体首选生理盐水，除非患者存在明显低血糖表现，否则应避免使用葡萄糖注射液或其他低渗液。对于躁动患者，可应用丙泊酚适当镇静。伤后应给予足够的营养支持及预防性应用抗癫痫药物治疗。不主张常规应用激素类药物治疗。

目前临床争议的焦点在于手术时机及指征的把握。手术治疗可以清除颅内坏死的脑组织及血肿，消除其占位效应，但由于血肿边缘界限不易界定，容易损伤周围正常脑组织，因此临床医生在手术的选择上必须考虑到血肿量的大小、颅内压增高程度、神经功能恶化情况等因素，尽可能使患者可以从手术中获得最大的收益。《2006 年美国颅脑外伤手术指南》（以下简称《指南》）提出，应及早开颅手术，清除血肿。目前尚无前瞻性随机对照研究结果支持，因此仅为Ⅲ级证据支持。

外伤性脑内血肿指南中，手术指征为：①脑实质内占位性病变（包括脑内血肿）患者出现进行性神经功能持续恶化，顽固性颅内压增高，CT 提示占位效应明显，应手术治疗；②额叶或颞叶脑挫裂伤伴血肿量 > 20 mL，中线移位 > 5 mm，CT 示基底池受压甚至消失，GCS 评分 6～8 分者；任何脑内血肿量 > 50 mL 者，均应手术治疗。脑内血肿后颅内压控制好，神经功能稳定，CT 未见明显占位效应者，应在严密监测下采用非手术治疗。

手术时机及方法：指南推荐符合上述手术指征的局灶性血肿，应尽快开颅血肿清除。弥漫性脑水肿导致颅内压增高，可在 48 小时内行双额去骨瓣开颅减压术，也可采用骨瓣或骨窗开颅术。少数脑深部血肿进展较快，颅内压显著增高，为抢救患者生命，也可考虑手术治疗，具体术式应根据具体情况选择开颅血肿清除或钻孔引流术。血肿破入脑室者，术后应保留脑室引流。

四、迟发性创伤性脑内血肿

迟发性脑内血肿指伤后首次 CT 检查未见脑内血肿，创伤后数小时或数日内再次复查 CT 时发现的脑内血肿，是头部外伤后继发性神经功能障碍的常见原因。迟发性脑内血肿常见的高危因素有老年、凝血功能异常、创伤重、伤后至首次 CT 检查时间间隔过短等。迟发性脑内血肿可出现在伤后数小时、数日甚至数周，但多见于伤后 24～72 小时内。当患者伤情已经趋于稳定后再次出现病情恶化，或伤后症状持续不缓解，伴随异常颅内压增高时，应考虑到迟发性脑内血肿可能，须及时 CT 排查。

（卢旭生）

第三节 外伤性脑积水

一、概述

脑脊液因其产生、循环或吸收的动态平衡遭到破坏后，在颅内循环的任何部位发生的蓄积可统称为脑积水。合并脑挫裂伤的重度颅脑损伤、外伤性蛛网膜下隙出血的患者，常因伤后脑脊液循环动力学异常而引起脑室及蛛网膜下隙内脑脊液的积聚，造成脑室系统部分或全部扩大，称为外伤性脑积水（PTH）。PTH 是颅脑损伤后常见的并发症之一，常导致患者病情恢复停滞甚至恶化，是重度颅脑损伤后致残甚至致死的重要因素。目前，专家共识的诊断标准包括以下 3 点：①脑积水发生于脑外伤后 12 个月以内；②头部 CT 可见非脑萎缩性的脑室扩大；③临床上可出现神经功能进行性退化的表现，或无显著临床进展。

Dandy 在 1914 年首次对外伤性脑积水进行了描述和定义，由于随后的临床实践中没有统一的诊断及分类标准，不同国外文献中对脑积水发病率的报道存在巨大差异，其数值在 0.7% ~ 29% 之间波动，若仅以 CT 所示脑室系统扩大作为诊断标准，其发病率更高达 30% ~ 86%，甚至有报道显示，脑外伤后昏迷时间持续 1 周以上的患者，PTH 发病率高达 90%。

按脑积水在外伤后发生的时间节点不同，PTH 可分为急性和慢性两种。急性脑积水多发生在外伤后数小时至 2 周以内，多因血凝块直接阻塞了脑脊液的循环通路，或蛛网膜的绒毛颗粒被红细胞阻塞导致脑脊液吸收障碍所致，大多属于阻塞性脑积水。慢性脑积水则多在伤后 3 ~ 6 周形成，迟至数月甚至 1 年内发病者也不少见。此时，蛛网膜增厚、纤维变性、室管膜破坏及脑室周围脱髓鞘等病理改变造成脑脊液吸收障碍，为导致 PTH 的主要病因，故慢性脑积水多为交通性脑积水。由于所谓交通性脑积水其实也是脑脊液循环在蛛网膜颗粒处的梗阻，因此近年来有学者主张将 PTH 重新分类为"脑室阻塞性脑积水"和"蛛网膜下隙阻塞性脑积水"更为合理。

二、发病机制

PTH 发生机制至今尚无统一的结论，传统观念认为主要是脑室或蛛网膜下隙的梗阻导致脑积水的发生。颅脑外伤后血肿对脑脊液循环通路的压迫；血凝块的直接堵塞作用；血性脑脊液对脑膜刺激后产生的无菌性炎症反应，或红细胞碎片及纤维蛋白分解产物致蛛网膜颗粒的粘连；小脑幕切迹疝时脑干移位致环池闭塞，中脑导水管受压等，均可使脑室系统内脑脊液静水压增高，导致脑室逐步扩大。

但是近年来，随着磁共振电影技术的发展，以及对脑膜和蛛网膜颗粒解剖与功能的深入研究，发现传统意义上的脑脊液循环流动通路似乎并不存在，而脑外伤后蛛网膜反应性增生导致颅内血管搏动受限，血管和脑室系统顺应性降低，才是导致脑积水的根本原因。患者高龄、行去骨瓣减压术后、蛛网膜下隙出血则是促使 PTH 发生的重要因素。PTH 发生率随着年龄的增长而升高，可能与脑脊液产生减少、循环减弱，蛛网膜颗粒萎缩退化，脑脊液流出道阻力增加，全脑顺应性下降有关。相关研究表明，原发性脑损伤的严重程度与脑积水的形成成正相关。血肿的部位也会影响 PTH 的发生，硬膜外血肿因其伤后昏迷时间短、手术效果好，且不需要切开硬脑膜，保证了硬脑膜的完整性，这些都是其较硬膜下或脑内血肿的患者 PTH 发病率相对较低的有利因素。去骨瓣减压术后，颅内血流动力学、脑脊液搏动等参数将会发生明显改变，这些因素均可导致整体脑脊液外流减弱、脑室或蛛网膜下隙扩大，因此去骨瓣减压与 PTH 发生也成正相关。

在外伤性脑积水早期，患者颅内压是增高的，随着脑室的扩大，颅内压可以降至正常范围，但仍可发生脑积水，临床上称为"正常颅内压性脑积水（NPH）"。依据帕斯卡定律，当液体压力不变时，容器壁上所承受的压力与容器表面积成正比。NPH时脑室扩大，脑室内表面积增大，此时尽管颅内压在正常范围内，但脑室壁所承受的压力是大于正常值的，因此脑室系统可进一步增大，患者临床症状呈进行性加重。

三、临床表现

外伤后脑积水的临床表现因其发病缓急不同存在较大差异。急性外伤性脑积水患者除脑挫裂伤、颅内血肿、蛛网膜下隙出血等原发性脑损伤外，临床表现以进行性颅内压增高及精神与意识障碍为主；慢性脑积水患者则多表现为正常颅内压性脑积水，可出现以痴呆、步态不稳及尿失禁为典型"三联征"表现的临床综合征。

1. 急性外伤性脑积水

急性外伤性脑积水发生于轻度颅脑损伤患者时可表现为头部创伤的急性期症状消退后会再次逐渐出现头痛，晨起时重，坐位或直立后症状缓解，开始时疼痛局限于双额部，加重后可演变为持续性全脑胀痛，常因夜间痛醒而严重影响患者的睡眠质量。头痛剧烈时可并发恶心与呕吐，颈部疼痛的出现提示枕骨大孔疝的发生，视神经盘水肿及视力障碍等临床表现多于颅内压增高后期出现。继发于重度颅脑损伤的急性脑积水患者，病情凶险，病死率高，患者脑积水症状常被原有的颅脑损伤造成的严重意识障碍掩盖，伤后数日可出现深昏迷去大脑强直、瞳孔散大及呼吸抑制。值得一提的是，若重度颅脑损伤行去骨瓣减压术的患者，在脑水肿急性期过后骨窗膨出依然明显，则应高度怀疑外伤性脑积水的发生。

2. 慢性外伤性脑积水

慢性外伤性脑积水多见于伤后3~6周，超过12个月发病者少见，伤后至出现脑积水症状的平均时间为4~18个月，多为正常颅内压性脑积水。脑积水时，脑室系统均会有不同程度的扩张。依据生物力学原理，此时侧脑室的扩大程度要远大于第三、第四脑室，而侧脑室中又以额角的扩大最为显著，从而引起在胼胝体上方走行的大脑前动脉及其分支受到牵拉，导致该血管支配的部分额叶和旁中央小叶血液供应障碍，而上述两区域正是大脑管理智能、下肢运动和排尿等功能的高级中枢，故临床上可出现以痴呆、步态不稳及尿失禁为典型"三联征"表现的临床综合征。Tedeschi等报道，正常颅内压脑积水患者中痴呆、步态障碍、尿失禁发生率分别为79%、89%及44%，临床表现多以三联征为主，单独出现上述症状者也不少见。该综合征多逐步进展，但病变发展速度却存在较大的个体差异。患者一般无头痛，但可出现神情淡漠、情绪不稳、下肢僵硬、癫痫及帕金森病样症候群等非特异性表现。行走困难是最具特征性的表现，出现最早，几乎见于全部患者，与麻痹性及强直性行走障碍不同，肢体运动缓慢，肌力正常或增高，一侧或双侧可引出巴宾斯基征，腱反射增强，晚期可出现吸吮及强握反射。步态呈非典型性，混杂多样，以短步距、拽行、宽步基、抬腿困难为特征，转身时易失去平衡，行走时交替迈步困难，龙贝格试验易倾倒，无小脑半球共济失调表现。慢性外伤性脑积水患者中，智力障碍的表现形式多样，很多患者仅表现为轻中度的认知缺陷，近事记忆受损为早期患者特征性表现，患者思维、行动缓慢，失去对周围事物的兴趣，症状加重时可出现明显的缄默，但一般不会出现高度的认知障碍、行为异常及人格变化。尿失禁症状出现较晚，其发生频率较低，患者多表现为尿急症状，真正无意识状态的尿失禁仅见于少数严重患者。

四、诊断及鉴别诊断

1. 诊断

脑外伤患者出现下述临床表现时，应考虑外伤性脑积水的诊断：①早期颅脑外伤的患者治疗期间意识障碍突然加重，颅脑 CT 检查示脑室系统明显扩大而无新发脑内血肿及明显脑肿胀者；②颅脑外伤后经合理治疗，病情已趋于稳定，但意识恢复欠佳；或患者在康复期内神经功能恢复停滞甚至逆转，并伴有高颅压表现者；③出现进行性痴呆、步态不稳及尿失禁等脑积水三联征者。

确诊外伤性脑积水除依据上述临床表现外，主要还要依靠 CT、磁共振及放射性核素脑池造影等影像学检查手段。诊断脑积水的 CT 征象有：①脑室扩大，尤以侧脑室前角明显，侧脑室前角间夹角 <120°，Evans 指数（侧脑室额角最大径与同一层面颅骨内板间距最大径的比值）>0.3 是诊断脑积水的重要指标；②侧脑室前后角圆钝，颞角扩大（颞角宽度≥2 mm），第三、第四脑室及基底池扩大，脑沟正常或消失；③扩大的侧脑室周围尤其是额角周围存在明显的低密度区（"戴帽"现象），多是由于脑室内脑脊液静水压增高，室管膜受损破裂，脑脊液渗入脑室周围脑白质所致间质性水肿。MRI 除可提供一般 CT 扫描缺乏的颅脑矢状面和冠状面的影像，更直观地显示脑室系统大小及导水管的通畅情况外，对于明确有无脑室周围组织水肿更有帮助。放射性核素脑池造影系经腰椎穿刺或小脑延髓池穿刺注入放射性核素，追踪核素在脑脊液内的循环途径。正常状态时，核素不进入脑室，24 小时后可到达大脑半球表面，48 小时后大脑半球表面核素消失。外伤性脑积水时，核素可经第四脑室正中孔向脑室内反流，故依据核素在脑室内存留的时间可以判断脑积水的严重程度。

2. 鉴别诊断

外伤后慢性脑积水多表现为正常颅内压，临床上不易与痴呆、慢性硬膜下血肿、额叶肿瘤等疾病相鉴别，因此结合必要的辅助检查显得尤为重要。外伤性脑积水还应特别注意与外伤性脑萎缩相鉴别，因为对脑积水有效的颅外分流术对于脑萎缩是无效的。外伤性脑萎缩多由于伤后脑组织局部的缺血缺氧，引起细胞坏死、脑组织丢失造成，患者常有智力及记忆力减退、语言能力下降、共济失调、肌张力增高等症状。CT 表现为脑室、脑池均匀扩大，脑沟明显增宽，侧脑室前后角锐利，侧脑室前角间夹角≥140°。

五、治疗

现有的研究表明，脑积水的药物治疗是无效的，能确切改善临床症状的治疗只能是手术。自 1898 年 Ferguson 首次尝试外科手术治疗脑积水至今已逾百年，在此期间，外科医师们发明了诸多的术式，但其主线始终围绕着神经内镜及脑脊液分流术而展开，可以说，脑积水的治疗史就是内镜神经外科及脑脊液分流术的发展史。

回顾历史，脑积水的手术治疗大致可分为 3 类。①解除脑脊液循环通路梗阻的病因治疗。自 Dandy 等人 1920 年开创此类术式以来，引发脑积水的颅内占位性病变切除、中脑导水管成形术、第四脑室正中孔闭塞切开术均可称为典型的病因治疗，但因其效果不理想且死亡率高，现已放弃使用。②减少脑脊液的分泌及生成。1918 年 Dandy 开始尝试切除脉络丛治疗脑积水，并于 1922 年成功使用内镜行脉络丛电灼术，尽管此后也有多人进行此类术式治疗脑积水，但因疗效差，现已少用。③脑脊液分流术。该术式是将脑室系统内的脑脊液，通过体内置管的方式引流到身体的其他部位，从而恢复脑脊液分泌与吸收的平衡，达到治疗脑积水的目的。自 1951 年 Nulsn 和 Spitz 提出采用脑室系统分流术治疗脑积水以来，后人尝试了各种各样的分流手术，如脑室—脑池分流术、脑室—腹腔分流术、脑室—胸腔分流术，还包括将脑脊液引入心血管系统的脑室—心房分流术、脑室—颈内静脉分流术等，甚至包括将脑脊液引出体外的侧脑室—鼓室分流术及侧脑室—输尿管分流术等。半个世纪以来，随着 CT、MRI 等影像技术的诞生和广泛应用，以及脑脊液分流装置工艺水平的不断提高，特别是抗虹吸可分流材料的应用，脑积水的微创外科治疗正逐步走向成熟。

1. 急性脑积水的手术治疗

急性脑积水因其短期内可能造成枕骨大孔疝而导致恶性颅内压增高，危及患者生命，因此急性脑积水的治疗应以简易、快速、安全、有效为宗旨。目前，临床多采用 Dandy 颅骨钻孔，侧脑室穿刺置管脑脊液体外引流术，不同的医者因采用钻颅技术及设备不同而略有差异，但钻孔部位、侧脑室穿刺置管方式及注意事项大体相同。对于早期的外伤性脑积水，也有众多临床研究建议可行腰大池引流或多次反复腰椎穿刺，每日或隔日操作，使腰椎硬膜短期内形成筛孔状，排出血性脑脊液直至脑脊液澄清，均有一定的治疗效果。

2. 慢性脑积水的手术治疗

目前，被大家广泛认可的首选治疗方法就是侧脑室—腹腔分流术，对于创伤后脑积水合并颅内压增高者及有特征性正常压力脑积水临床表现的患者，均可施行分流术。但对于年龄大、昏迷时间长、预计分流术后症状改善不明显者；颅内及分流管路径途中有感染者；脑脊液蛋白含量过高或有出血者；循环、呼吸系统严重疾病不适宜手术者，均应视为手术禁忌证。尽管神经内镜下行第三脑室底造瘘手术具有手术创伤小、可以直视下通过解剖定位、准确到达第三脑室底、确定造瘘口位置、避免术中血管神经的损伤等优势，但其仍无法完全替代脑室—腹腔分流术，目前仅作为导水管狭窄性脑积水的首选治疗方法。

脑脊液侧脑室—腹腔分流术（V-P 手术）：通常选择右侧脑室额角为穿刺点置入分流管 $2 \sim 4$ cm，另一侧分流管则经头皮下、颈前、胸壁前皮下隧道由上腹中线直小切口进入腹腔。选择右侧额角为穿刺点是考虑到右额叶相对为脑的功能哑区，因手术副损伤致脑出血及功能损伤可能性小。术中应避免引流管的损伤及扭曲，预防术后感染，尽可能减少因引流管堵塞造成的手术失败。手术所用脑脊液分流管根据脑脊液自动打开阀门装置所需压力不同，可分为低压（$10 \sim 75$ mmH$_2$O）、中压（$65 \sim 135$ mmH$_2$O）、高压（$120 \sim 200$ mmH$_2$O）3 种。近年来，压力可调式分流管已在临床广泛应用。

六、外伤性脑积水术后并发症

脑脊液分流术后并发症的发生与手术医师的手术技巧及经验关系密切。个体化的治疗方案、严格的无菌操作及分流管的合理选择等，可以有效地降低并发症的发生，常见并发症如下。①感染。多为手术过程中的污染及切开感染所致。②脑积水分流不足。表现为临床症状无缓解，CT 检查显示扩大的脑室系统无明显缩小。常见原因为分流阀选择的不恰当及分流管梗阻。脑室端导管的梗阻原因除了因操作导致血凝块、脑组织碎屑堵塞外，脑室端导管位置不当可能为重要因素。脑室端导管置入过浅及治疗过程中脑室缩小，分流管脑室端回退至脑组织内；或分流管置入过深，进入第三脑室被脉络丛包裹，均为分流管脑室端梗阻的常见原因。分流管腹腔端堵塞的主要原因为导管置入过短或过长后打折、成角，大网膜包裹。为避免此类并发症，临床上多直接将导管置入小网膜囊或肝脏膈面，或者采用脐水平线以下切开，将导管置入盆腔，以缩短导管腹腔内的行程及减少与大网膜和肠管粘连的机会。③脑积水过度分流。通常由于分流阀控制压力与患者脑室内压不匹配或虹吸作用造成，易导致慢性硬膜下血肿或积液及低颅压性头痛的发生。临床采用抗虹吸阀门和（或）压力可调式分流管可以有效防止过度分流。对于出现低颅压症状的患者，经过推迟下床活动时间、逐步过渡体位及适当补液等对症治疗后，大多数患者病情可以缓解。

（刘　伟）

第五章

心脏损伤

第一节　心脏外伤

一、概述

心脏创伤是由各种直接或间接暴力作用所致的心脏及其毗邻大血管结构的破坏。在伤因谱中，战时以火器伤及冲击伤为主；和平时期以机械伤和交通事故为主；近些年来，随着介入导管技术的迅猛发展，由于各种治疗不当所致的医源性损伤的比例也大幅度上升。

心脏创伤通常伤情危重，多伴有严重的复合伤，许多患者在来院之前已死亡。因此，早期正确而迅速地诊断，及时有效的急救处理对抢救患者生命及提高抢救成活率都具有重要的意义。曾有多家医疗机构报道，许多来院时生命体征已消失的患者经积极有效的急救治疗后重获生命。

按损伤部位的不同，心脏外伤包括穿透性心脏损伤、心脏异物、闭合性心脏损伤，另外，医源性心脏损伤也是一种心脏损伤。

（一）穿透性心脏损伤

占全部胸外伤的 2% ~ 3%，通常，我们将上自锁骨，下至肋弓，两外侧至锁骨中线的区域称为心脏损伤危险区，在此区域内发生的穿透或非穿透性损伤最易伤及心脏。

（二）心脏异物

指心脏穿透性损伤中致伤物未能及时取出，遗留于体内形成。最常见为盲管性火器伤，子弹或弹片存留于心肌或心包内；少数为异物自周围静脉被血流带到心脏所致；异物穿透食管进入心脏者罕见。

（三）闭合性心脏损伤

又称为钝性心脏损伤，占胸部闭合性心脏损伤的 10% ~ 20%，因缺乏明确的体表创口，故常易导致临床漏诊。造成心脏钝性损伤的种类及程度与心脏所处的生理状态和外力强度及作用方式都有关，例如，当心脏处于舒张末期时，心室充盈而瓣膜正处于关闭状态，此时来自外界的暴力最容易造成心脏破裂及瓣膜损伤。再如，作用于前胸壁的一般暴力可能仅造成心肌的轻微挫伤，而车祸时则可能因心脏被挤压于胸骨和胸椎之间造成心脏破裂。

根据损伤的部位不同，闭合性心脏损伤可分为心包损伤、心肌挫伤、心脏破裂、冠状动脉损伤及心内结构（如房室瓣、主动脉瓣、房室间隔）的损伤，某些患者在恢复过程中还可形成外伤性室壁瘤。

（四）医源性心脏损伤

多是在某些疾病的诊治过程中由于患者发育异常，局部解剖关系不清或变异，或由于术者缺乏经验、操作粗暴等所致。损伤可出现在体外循环过程中，心外科手术操作过程中，或介入治疗过程中。

二、病因与发病机制

（一）穿透性心脏损伤

占心脏损伤的62%～84%，大多数是由枪弹、弹片、尖刀等锐物穿入所致，少数可为胸骨或肋骨骨折断端猛烈向内移位穿刺或碰撞所致，因食管或气管内异物穿破心脏者罕见。心脏穿透伤都伴有心包膜的破损，但两者破损的大小、损伤程度及伤口数目均未尽相同，这也是不同患者临床表现不尽相同的病例基础。

心脏穿透伤包括心包伤、心肌伤，同时可伴有或不伴有冠状动脉及心内结构的损伤（如心瓣膜、乳头肌、腱索、传导束等）的损伤。就损伤的部位而言，右心室最常见（约占60%），依次为左心室（20%），右心房（10%）和左心房。心脏穿透伤的病理特点与穿透物的特质、大小，损伤时心脏所处的功能状态等都有很大的关系。通常而言，锐器伤创口较小，边缘整齐，污染较轻；而火器伤则同时伴有致伤物本身及高速冲击震荡所致的创口周围组织损伤，创口边缘欠整齐，周围组织挫灭严重，常伴有异物存留、应当指出的是30%左右的心脏穿透伤为两处以上的多发性损伤。

心脏穿透伤100%伴有心包膜的损伤，根据心包伤口大小和通畅情况的不同，可出现下列四种不同的病理生理改变和临床表现。

（1）心脏及心包伤口均通畅，心脏出血可通畅地自胸壁伤口流出体外或流入胸腔、纵隔、腹腔等处，心包腔内无血液积存，临床上多表现为急性失血性休克征象，患者多因急性大出血而迅速死亡。少数患者可因伤口小、出血速度慢，临床上可出现口渴、烦躁、血压下降、呼吸浅快、脉搏细数、全身湿冷、皮肤发绀等休克表现。

（2）心包创口较小，被周围组织或血凝块堵塞，而心脏出血仍在继续，出血大量积存于心包腔内而引起心脏压塞征象。心包腔压力的上升首先引起腔静脉及心房回流障碍，引起中心静脉压和舒张末压的升高。随着心包腔压力的继续升高，心室舒张功能严重受损，导致心率加快，每搏输出量下降而动脉压降低。同时，由于心搏输出量减少及心包腔压力的升高，冠状动脉灌注大大减少，导致心肌缺血缺氧，心功能失代偿而发生心力衰竭。临床上，该组患者多表现为急性心脏压塞征象：全身湿冷、口唇发绀、颈静脉怒张、呼吸急促、血压下降、脉搏细数，心脏浊音界扩大，晚期可出现奇脉、典型的贝克三联症（心音遥远、中心静脉压升高、收缩压降低）的出现有助于确诊。

（3）心脏创口较大而心包伤口较小或流出不畅，心脏出血量大于心包外溢量，故可在出现失血性休克的同时出现缓慢的心脏压塞征象。因为该型的心包破口既能略微控制致死性的大出血，又可对心脏压塞起减压的作用，故能稍延长患者的生存时间，获得更多的救治机会。

（4）心脏伤口小，特别是心室的斜行刺伤，如心包穿刺所致的心脏损伤，创口可因心肌收缩、血凝块堵塞等因素而致出血自行停止，病情趋于稳定。也有部分患者于创伤后数天，因血凝块溶解或脱落而再度出血，引起所谓的延迟性心脏压塞。

（二）心脏异物

最常见为盲管性火器伤，子弹或弹片存留于心肌或心包内；少数为异物自周围静脉被血流带到心脏所致；异物穿透食管进入心脏者罕见。

（1）急性期：与心脏穿透伤相同，主要为心脏压塞、失血性休克等症状。异物自周围静脉入血者还可伴有肺栓塞或周围动脉栓塞。

（2）慢性期：金属异物被腐蚀可产生化学性损伤；并发感染可引起化脓性心包炎、心肌脓肿等；心包腔内异物被组织包裹、纤维化可致缩窄性心包炎。

（3）部分患者因异物存在可产生沉重的思想负担，引起严重的神经症。

（三）闭合性心脏损伤

致伤原因包括如下：暴力直接经胸骨传递到心脏；车轮碾压过胸部，心脏被挤压于胸骨和胸椎之间；腹部或下肢突然受暴力打击，心血管内压力骤然升高；高速的人体突然减速，由于惯性作用和扭转应力而损伤；爆炸时高压气浪冲击伤。

根据损伤的部位不同，闭合性心脏损伤可分为心包损伤、心肌挫伤、心脏破裂、冠状动脉损伤及心内结构（如房室瓣、主动脉瓣、房室间隔）的损伤，某些患者在恢复过程中还可形成外伤性室壁瘤。

单纯的心包损伤十分少见，1958 年，Pamly 对 546 例闭合性心脏损伤的尸检显示，其发生率仅为 3.3%（18 例）。较小的心包裂伤仅可造成血心包或急性心脏压塞，心包大的撕裂伤则可造成心脏脱位或心包内膈疝。

心肌挫伤是闭合性心脏挫伤中最常见的一种，文献报道和发病率相差悬殊，约占胸部闭合性损伤的 9% ~76%。其病理改变的程度和范围变异很大，从心外膜下或心内膜下的点片状出血性瘀斑到大块心肌出血和透壁性心肌坏死不一。光镜下的特点与心肌梗死酷似，均表现为间质的出血、水肿、肌纤维溶解伴心肌肌节的坏死。部分挫伤心肌在纤维化、瘢痕形成后可形成外伤性室壁瘤。但病变范围与冠状动分支无相关性是其与心肌梗死的最大区别。

心脏破裂是最严重的钝性心脏损伤。据 1986 年 Calhoom 报道，在美国高速公路上因车祸死亡的 5 万人中，闭合性心脏破裂伤约占 5%，Parmley 尸检统计，闭合性心脏损伤中约 64% 的患者死于心脏破裂。钝性心脏损伤多见于心房、心室的游离壁，右心房破裂也可见于上、下腔入口处相对的固定部位。除原发性的心脏破裂伤外，因心脏伤口堵塞的凝血块脱落或心肌挫伤软化灶坏死穿孔还可导致继发性心脏破裂，进行性的心内膜、心肌撕裂也可引起迟发性心脏破裂。

闭合性冠状动脉损伤可分为冠状动脉血栓形成与闭塞、冠状动脉破裂及冠状动脉瘘三种。最常损害的冠状动脉为左冠状动脉前降支及右冠状动脉。闭合性室间隔穿孔多位于肌部间隔，常伴有心肌挫伤及心内结构的损伤。瓣膜损伤的发生率依次为主动脉瓣、二尖瓣、三尖瓣。主动脉瓣损伤多表现为瓣叶撕裂或交界部撕脱，房室瓣的损伤多表现为腱索和乳头肌的撕裂或瓣叶穿孔。

从病理上划分，外伤性室壁瘤可分为真性室壁瘤和假性室壁瘤两类。前者为心肌挫伤或冠状动脉损伤后，挫伤区域心肌坏死变薄，为纤维组织取代并向外突出所致。后者则为心肌撕裂后，血液流出心脏外组织，无心肌纤维。室壁瘤以左心室多见，也可见于右心室或心房，甚至双心室均可发生。

（四）医源性心脏损伤

包括心导管检查造成的损伤，冠状动脉造影和介入治疗所致的损伤，心脏瓣膜介入治疗造成的损伤，先天性心脏病介入治疗造成的损伤，射频消融造成的损伤，起搏器安装造成的损伤。

心导管检查所致的损伤，其创伤主要包括：①穿刺部位的损伤；②心脏血管的损伤；③由于导管故障即由操作不当造成的导丝或导管打结、导管折断等所造成的损伤。

冠状动脉造影及介入治疗所致的医源性损伤主要包括冠状动脉穿孔及冠状动脉的急性闭塞。前者可造成急性心脏压塞或冠状动脉—心腔瘘，后者可造成急性心肌梗死。

冠状动脉穿孔常发生于小分支和末梢血管，多是导引钢丝（特别是亲水涂层和中硬以上的钢丝）直接损伤，或球囊在闭塞病变的假腔内或桥状侧支内扩张，或介入新器械过硬、血管相对小而弯曲直接损伤的结果。而发生急性冠状动脉闭塞的原因首推冠状动脉夹层分离，此外还有冠状动脉内血栓形成（由于粥样硬化斑块破碎脱落，原冠状动脉内血栓被导管推入远端，经导管误注入气栓等）、冠状动脉痉挛、分支闭塞和无再流现象。

自 1984 年，Inoue 首先利用经皮二尖瓣球囊扩张术治疗二尖瓣狭窄获得成功以来，该技术在世界范围内迅速推广，现已成为治疗不伴左房血栓、无明显瓣膜增厚钙化的二尖瓣狭窄的首选术式。但近十余年的回顾性分析也显示，该技术存在心脏穿孔、心脏压塞、房间隔缺损、二尖瓣腱索断裂、瓣环瓣叶撕裂等严重并发症。美国国家心肺血液研究所对 738 例球囊导管二尖瓣狭窄分离术的调查结果显示，有 40% 的病例至少并发一种并发症。我国 1994 年心血管病介入性治疗并发症防治专题研讨会统计显示，二尖瓣球囊扩张术的近期死亡率高达 4%，其中一项主要的原因就是心脏穿孔、心脏压塞。依据二尖瓣球囊扩张术中医源性损伤的发病率排列，依次为心脏穿孔、创伤性二尖瓣关闭不全、房间隔撕裂或穿孔。

肺动脉瓣狭窄介入性治疗所致的医源性损伤可包括创伤性肺动脉瓣关闭不全（由于瓣叶穿孔、瓣叶撕裂）、肺动脉壁损伤及穿孔、一过性晕厥、右室流出道痉挛等。除对肺动脉穿孔造成的大出血或心脏压塞需积极的手术处理外，对其他的医源性并发症的治疗多采用非手术疗法。肺动脉瓣口压力阶差较小，其返流量对血流动力学变化影响较小，一般无须外科干预，术中的一过性晕厥多可自行恢复，重点是熟练掌握扩张技术，尽可能缩短球囊扩张时间。术后右室流出道痉挛多为球囊选择过长或扩张时被挤入右室流出道所致，操作中应予以注意。术后多可自行缓解。Lau 等的随访证实，即使不用任何药物，右室压力也会逐渐降低。

主动脉瓣狭窄介入性治疗仅适用于儿童特别是新生儿的先天性主动脉瓣狭窄，虽然术后主动脉瓣反流的发生率高达 21.4%，但对于年龄小、主动脉瓣环小的患者，它至少可以作为一种姑息治疗手段使患者瓣环长大，从而获得换瓣的机会。成人的主动脉瓣狭窄多为风湿性、退行性病变所致，常伴有明显的钙化，不宜做介入治疗。

1966 年，Porostmann 等采用塑料泡沫堵一例动脉导管未闭（PDA）患者获得成功，开创了采用介入技术治疗先天性心脏病的新纪元。1976 年，King 等采用双伞形补片装置成功为一例房间隔缺损（ASD）患者实了封堵手术，进一步拓宽了介入治疗的适应证范围。目前，采用介入封堵技术治疗 PDA、ASD 已在很大程度上取代了外科手术，成为治疗该病的首选方法；介入封堵治疗室间隔缺损的报道也屡见报端。目前，临床上应用较多的有 Amplater 双盘式以及 sideris 纽扣式闭塞器。

导管消融术具有成功率高、并发症少、不需做全身麻醉等优势，对大多数快速型心律失常均可达到根治的效果。特别在预激综合征和房室结折返性心动过速的治疗上已基本取代了外科手术，但在操作过程中具有一定的并发症。

三、心脏外伤的诊断

（一）穿透性心脏损伤

根据病史、临床表现，一般诊断都能比较容易做出。对于一般状态差、疑有心脏穿透伤的患者需紧急进行手术抢救，教条地进行辅助检查只会贻误抢救时机。但对于病情稳定、疑有异物存留或为进一步明确有无其他器官损伤时，为证实诊断，可适当先选择某些辅助检查。

1. 胸部 X 线检查

对心脏压塞患者，可见心影增大及外形改变，透视下心脏搏动弱。如 X 线胸片显示心包腔内有液平面，则有诊断意义。同时，X 线胸片可显示有无气胸或血气胸。金属异物在 X 线胸片上可清晰显示，但准确定位困难，需在不同体位下摄片定位。

2. 心电图检查

穿透性心脏损伤缺乏特异的心电图表现，窦性心动过速、QRS 低波电压、ST-T 段改变，为最常见的心电图表现。如患者心电图 ST 段持续性抬高，则提示冠状动脉损伤或有室壁瘤形成。

3. 超声心动图表现

适用于入院时病情稳定或其他器官修复后疑有心脏穿透伤的患者。经食管超声检查更为合适，可明确心包腔有无积血及程度，有无心内结构的损伤以及异物的位置、形态等。

4. 心导管及血管造影检查

对于病情稳定，疑有心内结构（瓣膜、间隔等）或冠状动脉损伤的患者，可采用此法。

5. 静脉测压

静脉压升高是心脏压塞的特征之一。但在胸内大量出血、血容量未补足之前，静脉压的上升、颈静脉怒张和奇脉都可不显著。迅速补充血容量后，中心静脉压异常升高，> 15 cmH$_2$O时，有诊断价值。

6. 心包穿刺术

心包穿刺既是诊断方法，也是治疗手段。可作为急性心脏压塞的常规检查措施。心包穿刺抽出不凝血即具有诊断意义。但此项技术假阴性、假阳性率均较高。如 1974 年，Trinkle 对 18 例心包穿刺结果统计，误诊率高达 50% 以上。故诊断价值仍有限。当然，对于原因不明的胸内大出血，疑有心脏损伤的患者，无须拘泥于上述检查，应立即开胸探查。

位于前胸壁心脏危险区的外伤，伴有明显的内、外出血和（或）心脏压塞征象，心脏穿透伤的临床诊断容易做出，但对于涉及下列情况者，则可能发生误诊或漏诊情况。

（1）体表创口位于"心脏危险区"以外甚至较远处，如颈根部、上腹部、腋部、后胸壁或纵隔等处的穿透伤，因缺乏警惕而未考虑心脏损伤。

（2）患者入院时症状较轻，缺乏明确的大出血或心脏压塞征象，甚至患者可步行入病室。但当心包腔压力超过临界水平（约 20 cmH$_2$O）后，患者症状可迅速恶化，在数小时或数分钟内死亡。

（3）由缝衣针等细长锐物所致的损伤，因体表伤口小或因出血少而易被无视。

（4）存在复合伤时，因仅仅注意身体其他器官组织的明显损伤而忽略了对隐蔽的心脏损伤的考虑。

（5）心脏多发性损伤时，可因单纯注意处理房室壁损伤而遗漏了心脏内部结构（如室间隔、瓣膜、冠状动脉等）的损伤。

（6）对所谓迟发性心脏压塞（心脏损伤后创口自行闭合。在经过数天甚至数周的稳定期后，因血块溶解或脱落而再度出血）缺乏认识。

以上情况均可造成诊治过程中的误诊或漏诊，贻误抢救时机甚至造成患者死亡。因此，在此类患者的诊治过程中，必须提高警惕，树立全局观念。①对于心脏危险区的损伤，即使患者表象较轻也不可放松警惕，应密切观察心率、血压、呼吸、体温等生命体征变化，一旦出现恶化趋向，应立即开胸探查，不可犹豫。②体表创口较小，估计出血量与休克症状不相符，或经足量输血后血压不回升或虽有回升，又迅速恶化者应高度怀疑心脏压塞，需立即开胸检查。③对自行止血的心脏损伤不可大意，应留院观察数天，谨防迟发性心脏压塞的发生。④对待复合伤，检查要做到全面系统，有主有次，要综合分析致伤物的强度、性质、插入方向以及人体受伤时的姿势、功能状态等，不可被局部表象蒙蔽了思维。

（二）心脏异物

根据胸部外伤的病史（特别是非穿透伤）、患者的临床表现、X 线胸片异物阴影，定性诊断不难做出，但准确的定位诊断则较难，须借助多体位 X 线片、CT、二维超声心动图等帮助定位。对有游走倾向或非金属的异物，术中的食管超声意义更大。

（三）闭合性心脏损伤

1. 心包损伤

单纯的心包小裂伤或合并少量心包积液的患者可无明显的临床症状，少数有一过性的心包摩擦音或喀喇音。如心包内出血较多且破口通畅，可因大量血液流入纵隔或胸腔而出现循环不稳的征象，患者临床可出现胸痛、胸闷、肢端厥冷、烦躁不安、血压下降、脉搏频数等失血性休克的表现。如心包内出血较多且破口欠通畅时，可因心包腔内压力迅速上升而出现急性心脏压塞征象，患者表现为与估计出血量不相符的循环衰竭症状，典型的贝克三联症（心音遥远、收缩压低、中心静脉压高）仅见于35%～40%的患者中，若奇脉出现则是急性心脏压塞的特征性表现。心包破裂最大的危险是心脏自心包破口脱出而形成心脏嵌顿，此类破口常位于心脏基部、膈神经前上方或后方，因受嵌顿环限制，心脏的舒缩功能严重受限，心脏脱位导致颈静脉回流不畅及动脉排出障碍，故患者病情危重，常致猝死。也有部分心包损伤的患者受伤之初无明显症状，但在伤后几周可出现缓慢的心包渗液甚至慢性心脏压塞。心包积血的患者如未经彻底引流，晚期可形成慢性缩窄性心包炎。

对心包积液的患者，X 线检查意义有限。如可见心包内液平或胸腔、纵隔内积血，则提示内出血较多。心脏嵌顿在 X 线胸片上表现为心脏轮廓外周有局部隆起的阴影，与某些室壁瘤也很难鉴别。心包积血的心电图（ECG）仅表现为窦性心动过速、低电压、ST-T 段改变等非特征性改变。二维超声心动图可见心包内有液性暗区，心脏搏动幅度减弱，心包腔内纤维素样物沉积可确诊。心包穿刺抽液则兼具诊断和治疗的意义。

2. 心肌挫伤

心肌挫伤的临床表现差异很大，轻者可无明显症状或仅表现为心悸、气短、一过性的胸骨后疼痛，有时胸前区疼痛可延至数小时至数周出现。严重的心肌挫伤则可发生酷似心绞痛的心前区疼痛，向左肩背放射，但不能为冠状动脉扩张药所缓解。同时伴有胸痛、呼吸困难，大面积心肌挫伤可出现心源性休克或心力衰竭。

ECG 是诊断心肌挫伤一项快速而有效的方法，但缺乏特异性。窦性心动过速、室性早搏、阵发性房颤是最常见的心律失常。此外，还可出现 ST 段抬高，T 波低平、倒置等颇似心肌梗死的 ECG 图形。

X 线胸片意义不大，有时可见胸腔积气积液或胸骨、肋骨骨折。

超声心动图特别是食管超声是一项较为理想的诊断手段。影像上可见心肌挫伤区心壁变薄，搏动减弱和节段性室壁运动异常，射血分数下降，有时可探到心包积液征象。

心肌酶学特别是 CK-MB 是诊断心肌细胞损伤的一项敏感指标。Healay 等发现，胸部外伤后，如 CK-MB≥200 U/L 时，100% 发生了心肌损伤。但近来研究证实，肌肉损伤也可释放 CK-MB，故其确诊意义有待商榷。

目前，肌钙蛋白（TnT，TnI）是诊断心肌细胞损伤的最敏感、最特异指标，它具有在血中出现时间早、灵敏度高、特异性强和持续时间长等优点。一般认为正常人 cTnT 浓度为 (0.18 ± 0.1) μg/L，cTnI 正常值 <3.1 μg/L，超出正常值上限即有诊断意义。

3. 心脏破裂

心脏破裂是心脏损伤中最为严重的情况，是导致患者死亡的常见原因。心脏游离壁是破裂的多发部位，左、右心室及右心房发生破裂的概率相等，约为 27%，左心房破裂相对少见。心脏破裂可发生于损伤的同时，也可发生于受伤后 1~2 周内，延迟性心脏破裂是严重心肌挫伤后心肌坏死所致。心脏破裂主要表现为伤后立即发生出血性休克或急性心脏压塞，迟发者则在病情相对稳定后骤然出现胸痛、休克等症状。

心脏破裂多病情严重，需根据病史和临床表现迅速做出诊断，一般说来，患者如出现下列情况，提示心脏破裂：①严重的低血压和低血容量的临床表现和创伤程度不成比例；②对输血、输液无反应，血压不回升，伤情不改善；③尽管安装有胸管引流，胸腔引流出大量积血，仍不能减轻血胸的征象；④尽管充分补液，代谢性酸中毒仍得不到纠正；⑤低血压伴中心静脉压升高或颈静脉饱满。

需要指出的是，心脏损伤多合并其他部位的复合伤，诊断时必须全面而仔细，忙而不乱，才不致顾此失彼，造成重大合并伤的漏诊。

4. 冠状动脉损伤

冠状动脉损伤常合并严重的心肌挫伤或心脏破裂，临床上主要表现为心脏压塞和（或）失血性休克。

外伤性冠状动脉血栓形成的临床表现则极似冠心病，急性心肌梗死。可出现心前区的压榨性疼痛，向左肩背部发射。ECG 可出现 ST 段抬高，T 波倒置及病理性 Q 波。确诊需做造影检查。

冠状动脉心腔瘘则可在受伤后心前区闻及特征性的连续心脏杂音，超声心动图和冠状动脉造影可明确瘘口位置。

5. 间隔破裂

虽然临床上房、室间隔都可破损，但以室间隔破裂更为多见。室间隔破裂既可由外力挤压直接撕裂所致，又可继发于室间隔的严重挫伤，坏死穿孔形成。破孔较小、分流量不大的轻伤患者可无心血管系统的症状或主诉，更多的患者则有心慌、胸闷、气短等表现；如破孔较大、分流量多时，早期可能引起急性左心功能不全，出现呼吸困难、端坐呼吸，咳血性泡沫痰，可能伴有严重的心律失常甚至休克。晚期则可因心力衰竭而死亡。同先天性室间隔缺损一样，外伤性室间隔穿孔也可在胸骨左缘第三、第四肋间听到粗糙的收缩期杂音，并可伴有细震颤。

X线胸片及ECG的诊断均无特异性，二维超声心动图可见室间隔连续性中断，左、右室腔扩大，挫伤区房室壁搏动减弱。彩色超声多普勒检查则可确定分流量的大小和穿孔的部位及数目，可作为确认依据。

6. 主动脉瓣、房室瓣损伤

因外伤导致的主动脉瓣、二尖瓣、三尖瓣的损伤与其他原因所致的瓣膜病的症状、体征、诊断方面并无大的差异，可参见相关章节。所不同的是，因外伤所造成的瓣膜关闭不全病变发生迅速，心肌缺乏代偿适应的过程，故更容易发生急性心功能不全。

7. 外伤性室壁瘤

为闭合性心脏损伤的结果。早期表现与一般的心脏创伤并无不同，经抢救复苏或在随访过程中出现胸闷、心悸、气急并进行性加重。胸部检查可见心界扩大、心尖搏动弥散。大的室壁瘤在心前区可闻及收缩期杂音和第二心音分裂，可同时伴有心功能不全的征象。

X线胸可显示心影扩大、膨出。ECG如ST段持续抬高不回落应考虑室壁瘤的诊断。二维超声心动图和心血管造影则可确定诊断。

（四）医源性心脏损伤

心导管穿破心肌或血管时，术者可感到操作过程中的异常，患者通常也会有胸痛、胸闷、恶心、呕吐、血压低、心律失常等表现。如穿孔小，心包腔缓慢积血，早期可能不会出现心脏压塞征象；如穿孔较大，则患者可迅速出现全身湿冷、烦躁不安、血压下降、呼吸浅快、脉搏频数甚至晕厥、休克等症状，须紧急进行心包穿刺减压或外科手术修补。

心肌穿孔时，导管压力和血氧可出现明显变化。一个简单的检查方法是经导管注入少量造影剂，见造影剂溢出心血管腔，即可提示诊断。二维超声心动图也可协助诊断。紧急情况下，心包穿刺兼具诊断及治疗的双重功效。

心脏穿孔及心脏压塞：患者突然出现胸闷气急、血压下降、烦躁不安等心脏压塞征象后，应迅速想到心脏穿孔的可能。经导管注入造影剂，X线荧光屏上心影进行性增大，造影剂溢入心包腔并沉积于心底部可证明诊断。超声心动图上发现大量液性暗区支持诊断。

封堵器脱入右心或肺动脉可造成肺栓塞，脱入主动脉造成体循环栓塞。残余分流的症状依据分流量的大小不同而不同。对于创伤性主动脉瓣关闭不全，在主动脉瓣听诊时闻及舒张期杂音，三尖瓣关闭不全则可在胸骨左缘第4、第5肋间或剑突下闻及收缩期杂音。胸部的X线检查对确定脱落的异物位置有意义，而超声心动图和彩色超声多普勒检查则对残余分流和瓣膜损伤具有确诊意义。

消融标点位于房室结或希氏束附近，射频消融后患者突然出现头晕、恶心、心动过缓甚至抽搐，阿—斯综合征发作时，应高度怀疑此损害的发生。ECG 可出现特征性的心动过缓、房室分离甚至室性逸搏的表现，具有确诊意义。

四、心脏外伤的治疗

（一）穿透性心脏损伤

1881 年，Roberts 首先提出采用手术缝合治疗心脏损伤的建议。1897 年，Rohn 首次报道穿透性心脏损伤修复成功的病例。在我国，张超昧首先修补心脏创伤成功。

既往，对于心脏穿透伤的治疗方法曾一度存在较大分歧：部分学者认为心脏压塞症状在观察过程中或经细胞穿刺引流后趋于稳定或好转者可无须手术，另一部分学者则认为心包穿刺引流仅是为争取手术时间的临时之举。近年来，随着心包引流不净所致的心包炎、化脓症或缩窄性心包炎等严重并发症的出现，学者们趋向以手术治疗为主，及早解除心脏压塞，控制大出血，并预防严重影响患者心功能的晚期并发症的发生。

1. 术前准备

手术前严重影响患者生命安全的因素主要有失血性休克、心脏压塞和心搏骤停，故术前准备期间的抢救环节应主要从以下三方面着手。

（1）解除心脏压塞：首先的方法是心包穿刺引流。发生急性心脏压塞时，即使仅抽出数十毫升积液，也可使某些垂死患者的情况立即好转，甚至使其不能测得的血压或神志不清迅速恢复。心包穿刺以半坐位，在剑突下与左肋弓夹角处进针最为理想，有条件者可置入塑料导管持续引流直至手术减压。

对临床上心脏压塞症状明显而心包穿刺阴性的患者（约占 25%），宜迅速改在局部麻醉下行心包开窗术。与剑突腹中线处做一直切口，切开白线，去除剑突，推开两侧胸膜，稍许切开膈肌，在心包伤开一小窗，纳入手指，探查心包腔后，置入减压引流管。

（2）心搏骤停复苏：患者如在术前准备期间出现心搏骤停，必须当机立断，立即开胸做胸内心脏按压。因心脏压塞所致者应迅速打开心包，解除心脏压塞并以手指暂时控制出血处；伴有心包嵌顿者应迅速打开嵌顿环，将心脏回纳至正常位置。此过程应尽量迅速（＜5分钟），必要时可不必拘泥于严格的无菌术限制。多家报道证实，因心脏外伤发生心跳停搏的患者，如复苏及时，预后满意。值得指出的是，对于此类患者，胸外心脏按压非但无效，还有可能加重心脏压塞。

（3）其他脏器损伤的处理：如患者伴有大量的血胸或气胸，应立即做胸腔插管闭式引流，尽早使肺部膨胀，改善呼吸；如呼吸道欠通畅或甚至不通畅，应立即进行气管插管人工呼吸；腹部或四肢的开放性创口可适当地予以包扎止血；骨折处可适当加以固定。当然，以上这些都应在不影响心脏创伤抢救的基础上进行。

2. 心脏修补术

修补心脏的方法很多，应依据创口的位置、组织的特点以及局部的毗邻关系等具体加以选用。

（1）心房以及腔静脉的破口，可首先采用无创伤侧壁钳予以钳夹止血，用 3-0 或 4-0 的 Prolene 线予以连续缝合修补。

（2）对于心室肌的裂伤，探及破口后，立即用手指按压暂缓出血。对较小的裂口，可采用带垫片的无创线做直接缝合或褥式缝合。

（3）对裂口过大、难以直接缝合或位于心脏后壁的破口，最妥善的办法是建立体外循环，心脏停搏后再行直接缝合或补片修补。

（4）对于毗邻冠状动脉的利口，应采用带垫片的缝线在冠状动脉两侧经由冠状动脉下做间断缝合，切勿伤及冠状动脉。

（5）对于累计冠状动脉的损伤，如仅为远端的细小分支，可直接予以结扎；冠状动脉主干或主要分支裂伤，可先尝试用 6-0 Prolene 线直接缝合修补；如修补失败或冠状动脉已断裂，则应进行冠状动脉旁路移植术。

（6）术中探查合并创伤性室间隔缺损、瓣膜损伤、冠状动脉瘘（包括冠状动—静脉瘘、冠状动脉—心腔瘘）的患者，如血流动力学稳定，可待创伤性炎症消退后择期手术；如创伤对循环影响较大，则需同时行手术处理。

（7）除非能肯定胸膜腔未受损伤，否则应打开双侧胸膜腔探查，注意有无内乳动脉或肺血管的损伤，如有一并予以修补。

3. 术后处理

心脏穿透性损伤的致伤物多带有病原菌，火器伤道周围组织挫灭严重，如有异物存留更易引发感染，故术后应常规应用广谱高效抗生素预防感染。此外，还需要注射破伤风抗毒素。

术后严密监护心肺功能，可根据心电图、血压、中心静脉压、血氧饱和度、尿量等判断心肺功能状态及输血输液量。应特别注意有无心肌供血不足的表现。如伤后几小时内血流动力学及心律不稳定，ECG 显示心肌缺血的表现，应行冠状动脉造影，如有手术指征，应急诊行冠状动脉旁路移植术。

4. 手术治疗

（1）麻醉：常规采用气管插管全身麻醉。由于全身麻醉可使周围血管扩张，正压人工通气则可进一步影响静脉回流，两者均可导致回心血量下降，有效循环血量不足而致心搏骤停。故诱导麻醉时就应做好紧急开胸准备。对于病情危重或神志不清的患者，可在局部麻醉或不用麻醉下开胸，同时行气管插管，人工通气改为全身麻醉，以防止开胸后呼吸循环障碍。

（2）体位和切口：取仰卧位，切口的选择应依据伤口的径路，以显露充分、术者操作熟练为原则。通常选择胸骨正中切口或左前外第 4 肋间切口。前者可充分显露心脏四腔及大血管，便于建立体外循环，且切口可延伸；后者则可在紧急情况下暂时压迫降主动脉以增加冠状动脉及脑部血液供应，如同时横断胸骨也可获得良好的显露效果。

（3）创口的探查：对于大多数心脏穿透伤的患者而言，术前很难有机会进行细致的检查，故术中全面、迅速地创口探查就显得十分重要。通常可依据体表创口的位置，伤道的方向，致伤物的性质、力度及积血的颜色来加以判定。例如，前胸壁的损伤最常伤及右心室，背部的损伤则多见于左心房或左心室；钝糙的弓箭伤可能仅伤及心包或单纯房室壁，而火器伤则可能同时伴有心内结构的损伤；心包内的动脉性积血应注意探查左心的出血点，而静脉性积血则应仔细寻找右心，包裹腔静脉或肺动脉处的出血点。应当指出的是：①对于破损较大、位于心脏后壁的创口或多发性心脏损伤不应一味地探查，应在减少出血的情况下迅速建立体外循环；②对于入院时仍存留于创口的致伤物，修补前不要贸然拔除，否则会造成致命性的大出血；③对于术野积血较多、创口显露不明显的患者，可以手指轻触心脏表面，探查裂口。

5. 疗效判定

心脏穿透伤如到达医院尚存活，经过迅速而有效的抢救，其结果是乐观的。影响抢救结果的主要因素有致伤物的种类，创伤至抢救的间隔长短，是否是多心腔损伤，是否伴有复合伤等等。据 Asfaw 对 323 例心脏穿透伤的治疗结果的统计，总病死率为 19.5%，其中刺入伤病死率为 15%，枪弹伤病死率为 24%；1989 年，Jebara 报道的贝鲁特战争中，可在伤后 15分钟内到达急诊室的 49 例心脏枪弹伤的患者，经抢救，总存活率达 63%；另一项对 228 例累及两个心腔的治疗结果显示，病死率为 79%，其中同时损伤左心房、左心室者高达 93%。1965 年，Ricks 报告心脏枪弹伤 31 例，合并一个脏器损伤者，病死率高达 12%，合并两个或两个以上脏器损伤者，病死率为 69%。

（二）心脏异物

异物摘除是唯一有效的方法。

1. 治疗原则

应根据异物的大小、所在部位、有无症状、摘除难度等予以综合考虑。

（1）异物 < 1 cm 而未引起任何症状者无须手术。

（2）异物 > 1 cm，有心律失常和游走性栓塞者，则应及早手术。

（3）如患者状态允许，手术在伤后 1 周，心肺功能和创伤性反应恢复后进行。

（4）摘除异物时，如出现严重的心律失常或大出血，异物摘除有困难时，不应强求摘除。

（5）插入心腔的异物在未开胸或做好止血措施前，不可盲目拔除，以免造成大出血导致死亡。

（6）异物有游走倾向者，需在手术室摆好体位后，再次做定位检查。

（7）心包内局部粘连和感染灶所在处可作为寻找心脏异物的引导。

2. 手术方法

依据异物的位置，手术摘除的难易可分别采取非体外循环辅助下闭式取物或体外循环辅助下直视取物两类。

（1）非体外循环辅助下闭式取异物：适用于位于心壁或潜入心肌内的异物摘取，房、室腔浅部较易摘取的异物也可采用此法。

切开心包，探查异物，位于房室壁腔内的异物可自同侧心耳预置荷包缝线，插入示指，触及异物后将其顶在心脏游离壁。对准异物所在部位的房壁或室壁周围预置褥式止血牵引线或荷包缝线，在缝线间做一切口，送入异物钳，取出异物同时收紧缝线退回示指，缝合心脏切口。

（2）体外循环辅助下直视取物：适用于心室腔内的深部异物或同时合并心内结构损伤的异物摘取。其具体手术方法与正常体外循环下直视手术方法相同。

（三）闭合性心脏损伤

1. 治疗原则

（1）较轻的心包挫伤或小的裂伤无须手术治疗，大的心包裂伤出现心脏压塞或出血性休克时，应紧急手术；心包破裂伴心脏疝出时应紧急手术。

（2）心脏挫伤主要采用非手术疗法，患者卧床2～4周，严密监护，对症处理，应注意迟发性心脏破裂及缩窄性心包炎的形成。迟发性心脏破裂发生时应紧急手术；形成室壁瘤或缩窄性心包炎时，可择期手术。

（3）心脏破裂一经诊断，立即手术。

（4）冠状动脉破裂者一经诊断，应急诊手术。冠状动脉血栓形成者可急诊行 PTCA + ST，如介入治疗失败或合并心脏破裂者应急诊行冠状动脉旁路移植术；冠状动脉瘘若无明显心功能不全，可于伤后2～3个月手术，否则，应尽早手术。

（5）小的外伤性室间隔破裂，分流量小，血流动力学稳定者，应观察3～6个月，看能否自行闭合；6个月后仍不能闭合者可择期手术。较大的室间隔破裂，若病情允许，应争取在伤后2～3个月手术；若患者出现进行性心力衰竭，因尽早手术。

（6）房室瓣或主动脉瓣破裂后，若分流量较小，病情稳定，待创伤反应消退后手术较安全；若出现急性或进行性心功能不全，应尽早手术。

（7）外伤性室壁瘤患者若无明显的心力衰竭、心律失常或周围动脉栓塞，可于伤后2～3个月手术，否则应尽早手术。

2. 手术方法

（1）对单纯心包裂伤造成心脏压塞者，可先采用心包穿刺引流术或剑突下心包开窗术。发现有活动性出血不易止血者，可开胸控查止血。对心包裂伤合并心脏疝出嵌顿者，应立即开胸，松解造成心脏嵌顿的心包破口，尽早还纳心脏。要注意有无合并的心脏损伤以及嵌顿口处的冠状动脉情况，必要时行冠状动脉旁路移植术。

（2）心脏破裂的手术方法同心脏穿透伤。

（3）冠状动脉破裂可先采用6-0 Prolene 线进行修补，如修补失败或冠状动脉已破裂，需行冠状动脉旁路移植术。冠状动脉瘘可根据病情进行冠状动脉结扎或修补术。

（4）外伤性室间隔破裂需在全身麻醉、体外循环下进行。因其破口多在室间隔肌部，故多采用右心室切口。如破口不大且边缘纤维化良好，可用3-0无创线带垫片直接间断褥式缝合；如破口较大，也可选用合适的涤纶片做间断褥式缝合；需急诊修复的室间隔破裂，因创口边缘处于创作水肿期，因此修补时进针可适当远离创口，并注意术后随访，观察有无残余分流发生。

（5）对主动脉瓣损伤，除少数瓣膜交界撕脱病例可行交界成形术，多数需行瓣膜置换术。二尖瓣的损伤，则需根据操作的严重程度综合考虑是行修补术还是瓣膜置换术。一般说来，三尖瓣更倾向于采用成形术，如自身修复有困难还可采用自体心包片修补。

3. 术后管理

常规应用广谱高效抗生素1周以上。闭合性心脏损伤几乎都合并心肌挫伤，患者术后易发生心律失常及心功能不全，应常规应用正性肌力药、扩血管药以及心肌代谢药，促进心功能的恢复。

4. 疗效判定

闭合性心脏损伤的预后及心脏损伤的严重程度和抢救是否及时关系密切。较轻的心肌挫伤预后较好，恢复后可不留任何后遗症。严重的心肌挫伤则可因心律失常或进行性心力衰竭造成近20%的患者死亡。心脏破裂则多数在入院前已死亡，入院后的病死率也高达35%～50%。因此，加强入院前的救治和转运、改善手术和抢救条件、做好术后管理是提高此类患者成活率的重要手段。此外，因部分病例在伤后数月或数年尚可发生迟发性并发症，故对于所有闭合性心脏伤的病例，都应作长期的随诊观察。

（四）医源性心脏损伤

1. 操作规程

严格遵守操作规程，熟悉局部解剖及病理变化，操作轻柔，一旦疑及器械故障或心脏穿孔，立即停止手术操作。

2. 对症处理

对疑有心脏穿孔、心脏压塞者，可先进行心包穿刺引流，如出血较少，病情稳定者，可采取非手术疗法。有下列情况之一者，应积极开胸手术。

（1）心脏压塞征象明显，而心包穿刺未抽出液体或穿刺抽液后症状虽稍有改善，随即又迅速恶化者。

（2）急性心脏压塞症状危重者。

（3）心包引流量 > 200 mL/h，连续 3 小时以上。

（4）心搏骤停者。

（5）导丝断裂，断端存留于心腔内。

3. 冠状动脉穿孔

冠状动脉穿孔时，可先用球囊扩张封堵住破口或血管近端，阻止血液漏入心包，再以鱼精蛋白中和肝素的抗凝作用，小穿孔往往可自行闭合。如上述方法无效或已出现心脏压塞征象，需开胸探查，心包切开减压，修复血管破口或行冠状动脉旁路移植术。

4. 经皮冠状动脉腔内成形术（PTCA）

对急性心肌梗死、不稳定心绞痛等血栓性病变的 PTCA，应该充分在抗血小板、抗凝的基础上进行；有冠状动脉痉挛病史者，需加用钙通道阻滞剂。

5. 血管闭塞

夹层分离导致的血管闭塞，可重新插入球囊导管，再次扩张狭窄部位，使内膜复位并植入冠状动脉支架支持。

6. 冠状动脉旁路移植术

若主要冠状动脉闭塞导致大面积急性心肌缺血或梗死，或冠状动脉置入支架失败者，应立即行冠状动脉旁路移植术。

7. 小分支或远端的冠状动脉闭塞

介入或手术多无意义，且即使远端的心肌梗死，面积也较小，可用内科药物保守治疗。

8. 对于冠状动脉—心腔瘘

如无明显的血流动力学异常，宜推迟到创伤反应后进行。

9. 残余分流

主要是由于术前诊断有误，封堵器的型号选择不当。故对此类患者，加强术前超声检查十分重要。一般的残余分流量都较小，部分可自行闭合，故一般不需要手术干预。如患者的分流量较大，或合并严重的感染、溶血，可再次介入治疗或择期手术。

10. 封堵器脱落

对封堵器脱落的手术摘除异物所用的器械有环形摘除器、篮状摘除器及活组织钳。介入下无法取出的异物，需开胸取出。

11. 主动脉瓣、三尖瓣关闭不全

发生于室间隔缺损的封堵术中,在干下型室间隔缺损的封堵术中,最容易产生封堵器压迫主动脉瓣瓣叶而产生主动脉瓣关闭不全,三尖瓣隔瓣后室间隔缺损封堵时最容易因压迫三尖瓣瓣叶而产生二尖瓣关闭不全。预防该类损伤发生的关键是严格把握适应证,规范操作在主动脉瓣关闭不全反流明显时,可先采用药物治疗,待病情稳定后,可择期手术治疗;若药物治疗无效,患者病情无缓解或进行性恶化,则需急诊手术,修补室间隔缺损并修复主动脉瓣损伤。创伤性三尖瓣关闭不全一般症状较轻,无须手术干预。

12. 射频消融术

对完全性房室传导阻滞的预防是在房室结改良时,尽量选择改良慢径路,避免在记录有希氏束电位处消融。间隔旁路的消融时,可在心动过速时观察消融导管处是否记录有希氏束电位,避免在有大的希氏束电位处消融。消融左侧旁路时,可加以左前斜位45°观察,明确消融导管位置。一旦发生完全性房室传导阻滞,如逸搏源在希氏束附近,心率在60次/分左右时,无明显症状,可无须手术处理,但需严密观察1周左右。如逸搏位置偏低,室率过慢,患者不能耐受,则需安置永久性人工起搏器。

13. 起搏器安装损伤的治疗

导管打结时,可先试行插入导引钢丝,然后推送导管使结撑开。如缠结过小,上述方法无效,但是能将电极头部定位,也可继续使用该电极,将缠结电极导管顶在心脏任何部位后固定导管尾端。一同埋植于皮下囊袋中,如电极绝缘层已破裂,则必须手术取出该电极。

(刘一帆)

第二节 心脏和大血管异物

心脏和大血管异物存留通常是火器伤所致,也有少数刃器或异物沿周围静脉被血流带到心脏。异物可位于心包腔或心腔内,也可嵌入心肌和大血管壁。心脏和大血管异物存留对患者可能引起心肌和(或)大血管溃破、感染和栓塞,也可造成患者严重的精神负担。

一、诊断步骤

1. 病史采集要点

(1)受伤史。

(2)伤后有内出血、休克、心脏压塞表现。

(3)也可于体检行胸部X线检查时发现。

2. 体格检查要点

有无穿透性心脏伤。也可无阳性体征。

3. 辅助检查要点

(1)胸部X线:确诊和定位。

(2)超声心动图:也有助于确诊和定位。

4. 进一步检查项目

手术探查明确异物性质。

二、诊断对策

1. 诊断要点

受伤史；伤后出现内出血、休克、心脏压塞症状或无症状；胸部 X 线和超声心动图检查发现异物。

2. 临床类型

（1）嵌于心脏和大血管壁或部分进入心腔或大血管的异物。

（2）心腔内异物。

（3）心室内深部异物。

（4）刃器插入心脏或大血管，异物一端尚露于体外。

3. 鉴别诊断要点

心包外的胸内异物，主要靠胸部 X 线和超声心动图检查定位明确。

三、治疗

1. 治疗原则

对心脏异物，多数意见是：大的异物、心腔内异物、心包内异物、部分埋藏于心肌内的异物，应予去除；完全位于心肌内的小异物则无须手术处理。对大血管异物，即使是邻近大血管的异物，均应积极手术摘除。

2. 术前准备

有症状者，应对症处理，如积极抗休克治疗，并做好急诊开胸手术准备；无症状者，按一般择期心脏手术准备。另外，为防止异物游走可能，应准备术中胸部 X 线或超声心动图检查，再次定位。最好在杂交手术室内完成该手术。

3. 治疗方案

（1）非手术治疗。适用于完全位于心肌内的小异物。在外伤早期，可按心脏外伤常规处理；注意监测生命体征，定期进行胸部 X 线和超声心动图检查，了解异物有无移位或影响。

（2）手术治疗。①手术指征：如上所述。②手术时机：一般在急诊处理心脏和（或）大血管伤时，同期摘除异物。单纯心脏异物若对血流动力学无明显影响，或对生命无重大威胁，则可择期手术摘除，多主张伤后 1 周左右（待创伤急性反应期后），以免日后发生严重并发症（如大出血、感染、异物移位和伤及其他组织结构等）。③手术方法：多采用胸骨正中切口。对嵌于心脏和大血管壁或部分进入心腔或大血管的异物，先沿异物旁做好止血的褥式或荷包缝线，摘除异物后即可缝合伤口。心腔内异物位于心房者，可经心耳荷包缝线中切口示指探查位置后，以钳夹取异物；若异物较大或于心室内，则可示指将异物顶至心房或心室壁，再在心房或心室壁上荷包缝合后开口取出。对心室内深部异物，一般需在体外循环下，直视取出异物。对有尚露于体外异物端的，应开胸做好止血措施后摘除异物，切忌轻易拔出。④手术方法评估：根据伤情选择方法，尽量简单、安全。⑤手术方案选择：如上所述。

四、术后观察及处理

1. 一般处理

术后常规放置心包及纵隔引流管，按心脏术后常规监护。常规使用抗生素、破伤风抗毒素。

2. 并发症的观察及处理

术后出血；心脏压塞；心律失常等。

五、出院后随访

出院时带药；定期检查；定期门诊与取药；出院应注意问题。

六、预后评估

心壁或心腔异物摘除后对心功能影响小，预后较好。但异物可能引起感染，应注意常规抗感染、足疗程。

（封　海）

第三节　主要大动脉损伤

一、四肢动脉损伤

1. 概述

四肢动脉损伤在血管损伤中最常见，约90%发生在一侧肢体，战时下肢血管损伤多见，平时上肢多见。"二战"时主要采用血管结扎治疗肢体血管损伤，腘动脉损伤截肢率高达73%，Hughes 和 Spencer 在战争期间采用动脉修复重建术，经多年努力，美国肢体血管损伤截肢率降低到10%～15%，然而，仍有20%～50%的病例由于合并骨折、神经损伤等原因，疗效不尽如人意。

2. 临床表现和诊断

肢体血管损伤主要表现出血（搏动性出血或大量血液涌出）、血肿、远端肢体缺血、外伤性动静脉瘘或动脉瘤、休克或合并神经损伤和骨折等。临床表现结合无损伤血管检查是诊断肢体血管损伤常用手段，短期观察（12～24小时）也是诊断的一方面，当踝肱指数＜1.00，动脉搏动在休克纠正后仍减弱或消失，行动脉造影。

3. 治疗

（1）保守治疗。

1）指征：低速率损伤；小于5 mm的动脉壁破裂，内膜损伤或假性动脉瘤；小的内膜斑片；远端肢体循环完整；无活动性血肿；患者生命体征平稳。

2）治疗原则及方法：密切随访动脉损伤程度，包括节段性测压、彩超或动脉造影，约90%符合指征的保守治疗病例痊愈。

（2）腔内血管治疗。

1）指征：低速的动静脉瘘；假性动脉瘤；非主干动脉的活动性出血。

2）治疗原则及方法：应用钢圈、羊毛卷或涤纶作栓塞剂，穿刺或切开股动脉，导入5~7F导管鞘，置入导管至需要栓塞部位，送入栓塞材料。如果5分钟后仍有血流，再栓塞一次。钢圈应通过动静脉瘘口到达静脉端，栓塞瘘口，而动脉仍保持通畅。如不能成功，可把钢圈放在动脉侧的瘘口，选择钢圈大小应恰当，以免血流冲击造成远端动脉栓塞。同样通过导鞘可把带膜血管支架置入血管内，治疗较大的动静脉瘘、假性动脉瘤。随着技术成熟和经验积累，腔内血管支架治疗肢体血管损伤将更普遍。

（3）手术治疗：单纯结扎肢体主要血管截肢率高，在保证生命体征平稳的前提下，以血管重建为主。

4. 手术关键操作方法

（1）消毒范围。除受伤整条肢体外，包括对侧肢体，以备取自体静脉。

（2）切口。采用沿受伤血管上的纵切口，近远端超过受伤部位达正常组织，超越关节的切口应取S型，以免日后瘢痕收缩影响关节功能。

（3）控制血流。显露受伤部位血管前应显露受伤血管的近心端、远心端，用无损伤血管钳控制血流。特殊部位受伤血管（如腋动脉或锁骨下动脉）近端血流不易控制，从肢体远端正常动脉置入导鞘，在荧屏监视下，把气囊导管放置在受伤血管近端，充起球囊可暂时阻断血流。有时受伤血管近端置气囊止血带也可减少手术出血。

股总动脉显露：腹股沟韧带上纵行切口，切开皮下组织后，剪开股动脉鞘即可显露。沿股动脉鞘向上或向下剪开筋膜和血管鞘即可进一步暴露股动脉；显露上部股动脉时，在阔筋膜表面有股神经前皮支，动脉前方有隐神经，后方有股静脉，注意勿损伤。

腘动脉显露：膝后方入路适用于单纯腘动脉损伤，合并其他部位损伤时可用膝内侧方入路，便于其他部位损伤的处理和呼吸循环的管理。腘动脉在膝后方较表浅，切开皮肤和皮下组织，打开筋膜即可显露腘动脉，膝内侧切口需沿缝匠肌前缘纵行切开，将半膜肌、半腱肌肌腱行Z形切断，拉开腓肠肌内侧头，分离腘窝后的脂肪组织，暴露腘动脉，用电刀切断比目鱼肌附着于胫骨处，拉开肌肉可进一步显露远端腘动脉。

肱动脉显露：沿上臂肱二头肌内侧缘切口，切开皮肤和浅筋膜，显露肱二头肌并把该肌肉拉向外侧，在肱二头肌内侧沟处显露肱动脉，切断肘关节的肱二头肌腱膜，显露远端肱动脉，沿动脉鞘向上剪开腱膜，进一步暴露近端肱动脉。

（4）清创受损血管。动脉损伤可用侧壁缝合、补片移植、端端吻合、间置血管移植或动脉旁路等方法，移植物首选自体静脉，取对侧未受伤肢体大隐静脉通畅率高。当自体静脉不可得、不够长或与损伤血管明显不匹配时，可用人工血管，常用材料为膨体聚四氟乙烯（ePTFE），与其他人工血管相比有一定的抗感染能力。人工血管用于膝上动脉重建时，通畅率可与自体静脉媲美，用于膝下动脉重建通畅率低。

（5）局部受伤或污染严重软组织大量缺如，可行解剖外动脉旁路术，移植物最好用自体大隐静脉，对污染相对较轻且经充分清创后的膝上动脉重建也可用人工血管。

（6）用5-0或6-0无损伤血管缝线缝合血管，人工血管吻合后应无张力、无扭曲、无狭窄，并用有生机的组织覆盖，如软组织大量缺如，可用转移肌皮瓣覆盖。

（7）术中彩超或动脉造影评价远端输出道，及时处理残留血栓、动脉痉挛等问题。

（8）术中应用肝素、超氧化物歧化酶等抗氧化剂能降低肢体再灌注损伤；术中应用扩血管药物减少远端肢体血管痉挛。

5. 手术可能遇到的问题和处理方法

（1）尽量重建肢体血供，避免单纯动脉结扎术，减少截肢率和术后并发症。

（2）术中用 Fogarty 导管取近、远端损伤动脉内的血栓，不能过度充盈导管球囊，以免内膜损伤后血栓形成或引起血管痉挛；用肝素盐水冲洗远端血管腔。

（3）如为复合伤，合并骨折应先骨折固定，再行动脉重建；合并神经损伤，应尽量一期修复。

（4）肢体再灌注损伤临床表现为恢复血供后肌肉水肿、组织坏死和骨筋膜室综合征，早期可使用抗氧化剂（如维生素 C、维生素 E 等）、处理酸中毒和高钾血症，严重骨筋膜室综合征及时切开减压，挽救生命和肢体。

（5）合并骨折、严重神经损伤或其他威胁生命的严重情况时，不能立刻行动脉重建而肢体又面临缺血坏死，可采用临时腔内转流解决肢体缺血，此时可从容清创、骨折固定、神经修复等，然后动脉重建。

6. 术后处理

（1）术后观察肢体血液循环，并注意鉴别动脉痉挛和血栓形成。动脉痉挛导致肢体短暂缺血，如经处理后不缓解并结合彩超，疑有动脉血栓形成致血流障碍，立即行动脉造影和探查术。

（2）抗感染，尤其是应用人工血管进行动脉重建时，可给予广谱抗生素。

（3）维持循环稳定，监测血压、脉搏、呼吸、尿量和中心静脉压。

（4）预防肾功能衰竭，在保持循环稳定、有效循环血量充足的前提下，如尿量减少可用利尿剂。

（5）应用促进回流药如 β-七叶皂苷钠可减轻组织水肿。

（6）肌间隙高压应尽早做筋膜切开。

（7）降低血液黏滞性，应用低分子右旋糖酐、低分子量肝素、肠溶阿司匹林等。

二、颈部动脉损伤

1. 分类

颈部动脉损伤分为锐性损伤和钝性损伤，锐性损伤占颈部血管损伤 22%，常为刀刺伤或弹片伤，颈总动脉损伤较颈内动脉常见。钝性损伤占颈动脉损伤 3%～10%，常见四种损伤机制：过度旋转、过伸/过屈、口内损伤和颅底骨折。钝性损伤导致动脉夹层分离、血栓形成、假性动脉瘤或动脉破裂等。双侧损伤占 20%～50%，颈内动脉损伤多于颈总动脉，且常在远端。

Monson 把颈部分成三区：Ⅰ区自胸骨角到锁骨头上 1 cm，Ⅱ区自锁骨头上 1 cm 到下颌角，Ⅲ区自下颌角到颅底；Ⅰ区和Ⅲ区颈动脉损伤处理较困难。

2. 临床表现和诊断

（1）锐性损伤：临床表现休克、颈部活动性出血伴迅速增大的血肿，常伴颅神经损伤。临床表现结合彩超和（或）血管造影可明确诊断。有学者对穿透颈阔肌的Ⅱ区颈动脉损伤常规手术探查取得满意疗效。疑有Ⅰ区和Ⅲ区血管损伤应及时行血管造影。

（2）钝性损伤：临床表现为颈部挫伤、血肿、青紫等，颅神经损伤如霍纳综合征等，非特异性，早期诊断困难。当患者出现颅脑 CT 不能解释的神经症状时，应行颈动脉造影。

3. 治疗

（1）锐性损伤。

1）手术指征：诊断明确的锐性颈动脉损伤技术允许都应手术修复；颈动脉远端闭塞而无脑缺血并发症者可试用抗凝治疗；神经系统正常的颈动脉小内膜损伤采用保守治疗，临床密切观察并用彩超随访；生命体征不稳定的出血病例，采用球囊暂时阻断血流止血或单纯颈动脉结扎，但可造成颅脑缺血。

2）手术原则：诊断明确的颈动脉锐性损伤，一般均应手术处理。血管修复包括直接修复、补片血管成形术、颈内颈外动脉移植术、间置大隐静脉或人工血管移植术等。

沿胸锁乳突肌前缘切口利于暴露颈动脉、探查颈部非血管组织结构损伤，消毒铺巾应包括整个胸壁，以备必要时胸骨劈开暴露无名动脉或颈总动脉。Ⅰ区颈动脉损伤常需劈开胸骨，Ⅲ区损伤暴露困难，常需分离二腹肌后腹、下颌关节半脱位或下颌支切除，颅底出血可插入 Fogarty 导管控制血流。

（2）钝性损伤：钝性颈动脉损伤常引起动脉夹层、血栓形成，早期采用抗凝治疗，手术治疗后期形成的假性动脉瘤，仅极少数病例需行颅内-颅外动脉旁路术。

既往认为外科处理颈动脉夹层和血栓形成效果好，目前认识到颈动脉夹层和血栓形成常超越颅底血管，神经症状与急性血栓形成、血栓蔓延和远端动脉栓塞有关，外科手术并不能取得良好疗效，保守治疗为早期全身肝素化，随后 3～6 个月口服华法林，抗凝治疗不适用于多处损伤病例。

颈动脉夹层经保守治疗后有约 62% 病例恢复正常，29% 发展成假性动脉瘤，少数病例后期颈动脉严重狭窄，故对颈动脉钝性损伤应采用彩超、螺旋 CT 血管造影（SCTA）、磁共振血管造影（MRA）或动脉造影长期随访。

4. 手术关键操作方法

（1）颈动脉损伤：采用胸锁乳突肌前缘切口，上下尽量超过损伤部位；切开皮肤和皮下组织，牵开胸锁乳突肌，暴露颈动脉鞘，游离损伤颈动脉的近远端并阻断，有时需分别游离颈内动脉和颈外动脉并分别阻断，在阻断近远端颈动脉前不可贸然打开血肿，紧急情况下可压迫出血点并快速游离颈动脉近远端，以阻断血流；颈内动脉损伤严重时，可把颈外动脉近端与颈内动脉远端吻合，结扎颈外动脉远端和颈内动脉近端；有条件时应测颈动脉阻断后的颈内动脉压力，如颈内动脉残端压力大于 4.0 kPa（30 mmHg），说明颅内侧支循环较充分，阻断一侧颈内动脉血流不至于造成脑缺血；如颈内动脉残端压力小于 30 mmHg，阻断一侧颈内动脉血流时，可能造成脑缺血，应考虑术中应用转流。

（2）颈Ⅲ区动脉损伤：颈Ⅲ区颈内动脉接近颅底，远端颈动脉血流不易控制，可在损伤近端的颈总动脉上做小切口，插入 Fogarty 导管至损伤远端的颈内动脉，充起气囊，阻断远端动脉血流。

（3）锁骨下动脉损伤：切口在锁骨上方，从锁骨中点至颈中线，切开皮肤及皮下组织，切断胸锁乳突肌、胸骨舌骨肌和胸骨甲状肌，切开前斜角肌筋膜，上移脂肪垫，暴露前斜角肌；将颈内静脉向内侧牵开，暴露颈总动脉、锁骨下动脉、迷走神经和喉返神经，在锁骨下动脉起始部阻断；在右侧也可阻断头臂干以控制血流。

（4）主动脉弓大血管损伤：主动脉弓、无名动脉、近端锁骨下动脉和颈总动脉损伤行外科暴露。

1）常规的右侧或左侧胸部后外侧切口暴露大血管困难，心脏复苏时采用的左前胸壁切口，横断胸骨到右侧胸壁后，能良好地暴露前纵隔、上纵隔血管。

2）Ⅰ区颈动脉损伤单纯颈部切口不易控制近端血流，需加做胸部切口。

3）胸骨劈开的正中切口适于暴露主动脉弓、无名动脉、右锁骨下动脉起始部和双侧颈总动脉，也可暴露上腔静脉和头臂干静脉，不适于暴露左锁骨下动脉。

4）胸骨正中切口向上延伸至颈部纵切口或沿胸锁乳突肌前缘切口，能良好地暴露右锁骨下动脉和颈总动脉远端；避免损伤膈神经、迷走神经和喉返神经。

5）左锁骨下动脉起始部在主动脉弓后方，常规胸骨正中切口不能充分暴露，近端阻断可通过左前胸第3或第4肋间，胸骨上端劈开并加做锁骨上切口，可进一步暴露左锁骨下动脉。

5. 手术可能遇到的问题和处理方法

（1）神经损伤：迷走神经在颈动脉鞘内；颈交感干在颈动脉鞘内后方；舌下神经横行于颈内、外动脉浅面，在颈内外动脉分叉上方1~2 cm处；膈神经在前斜角肌表面从外上方走向内下方，切断前斜角肌时应仔细辨认并牵开。

（2）颈动脉损伤的操作应轻柔，尤其在颈动脉分叉处，必要时应在颈动脉体内局部注射1%利多卡因。

（3）修复颈动脉损伤时，避免损伤静脉，尤其是颈Ⅲ区的颈内静脉和颈Ⅰ区的颈内静脉和锁骨下静脉。

（4）左侧颈根部解剖时，应避免损伤胸导管，胸导管在左侧颈根部汇入颈静脉角。

（5）术中尽量避免挤压颈动脉，以免血凝块或动脉硬化性斑块（常见于老年患者）脱落引起脑梗死。

（6）颈动脉Fogarty导管取栓时，远端只可插到颅底水平，以免引起严重颅内并发症。

（7）单纯颈总动脉损伤可不用转流，因颈内动脉可通过双侧颈外动脉间侧支循环而得到有效灌注。

6. 术后处理

（1）监测生命体征：血压、脉搏、呼吸等。

（2）维持循环呼吸稳定：监测尿量、中心静脉压、皮温皮色等。

（3）监测神经症状：神志、瞳孔、神经反射等。

（4）降低血液黏滞性：术后应用低分子右旋糖酐、低分子量肝素、肠溶阿司匹林等。

（5）抗感染：尤其当应用人工血管进行动脉重建时，可给予广谱抗生素。

7. 预后

颈动脉锐性损伤与损伤程度、伴发神经损伤和休克持续时间有关，病死率为5%~20%，中风发生率约为28%，伴休克时病死率为50%。钝性损伤因早期诊断困难，患者预后较差，常遗留神经缺陷，颈动脉钝性损伤病死率为5%~43%，强调早期诊断、密切临床观察和定期随访，延迟和遗漏诊断常导致严重后果。

三、胸主动脉损伤

1. 概述

Passaro等1958年首次报道成功救治胸主动脉损伤以来，诊疗技术取得巨大发展。致病原因多为高处坠落或高速损伤，病情急骤，多数病例死于现场，仅 10% ～20% 病例存活。锐性损伤由刀刺、枪弹直接引起，钝性损伤由交通事故或高处坠落致主动脉减速损伤。

2. 临床表现和诊断

胸主动脉损伤临床表现胸痛、呼吸困难、意识丧失、低血压、上肢高血压、休克、胸骨或肋骨骨折、声音嘶哑、颈动脉或锁骨下动脉鞘血肿、收缩期杂音等，伴心脏损伤产生心脏压塞或心搏骤停，损伤肺或支气管致大量咯血，动脉破口与食管相通可大量呕血，常合并脊椎骨折、张力性气胸、颅脑损伤等。急诊疑有胸腔积气、积液时，行胸腔穿刺或胸腔引流，常规摄胸部 X 线片，酌情选用 CT、MRA、食管超声（TEE）和（或）动脉造影；高速螺旋CT 为准确诊断胸主动脉损伤提供可能，TEE 对靠近峡部的降主动脉损伤灵敏度为 100%、特异度为 98%；对病情相对平稳，疑有胸主动脉损伤应行动脉造影，适当左前斜位（15°～20°）利于观察降主动脉，动脉造影可判断主动脉损伤部位和程度。诊治急诊胸部复合伤要想到胸主动脉损伤可能，如病情紧急而又不允许行进一步检查时，及时剖胸探查对挽救患者生命有益。

3. 治疗

（1）手术指征。诊断明确，均应手术。除非患者有多发性严重创伤，极短期内致命，循环稳定的严重颅脑损伤，可稍延迟处理，一般不主张盲目等待观察。

（2）术前准备。

1）建立快速有效的输液通道，备足血源，快速复苏。

2）减速伤可能合并颈髓损伤，避免颈椎过伸。

3）建立气道，恢复通气，气管插管辅助呼吸，选用双腔气管插管以利于胸主动脉暴露；应注意胸壁损伤合并肋骨骨折时，正压通气可能引起张力性气胸。

4）避免在胸壁损伤的同侧上肢建立静脉通道，可选用下肢静脉。

5）预防空气栓塞：正压通气后任何心律失常或突然的血压下降，应考虑体循环空气栓塞；紧急取头低位，并紧急开胸，消除空气栓子来源，小于 1 mL 的空气可引起体循环空气栓塞并引起严重后果，而静脉需 100～200 mL 空气才可引起右心空气栓塞。右心空气栓塞时，患者取左侧卧位，下肢抬高，使空气进入心尖并保持流出道通畅，同时尽快消除静脉空气栓子来源。

（3）手术策略。

1）器械准备：手术室应具备开胸器械、血管缝线、主动脉阻断钳、转流管、体外循环机、各种型号的人工血管等。

2）保持患者体温：温暖垫子，盖毯子，输事先加温的血或液体，麻醉通气采用加热器等。

3）消毒铺巾：范围应包括颈前、胸、腹和下肢，怀疑锁骨下动脉损伤时，消毒应包括同侧肢体。

4. 手术关键操作方法

（1）切口选择：胸骨正中切口适用于头臂干、升主动脉、主动脉弓、肺动脉等，切口向上延伸至胸锁乳突肌前缘可暴露右锁骨下动脉、颈总动脉和椎动脉，向左上延伸暴露左锁骨下动脉有一定困难，如把左肩关节后转，肩胛骨前抬，则可通过此前路暴露左锁骨下动脉起始部；第 4～7 肋间后外侧切口适用暴露一侧胸腔；胸骨横断左右腋前线经第 3 或第 4 肋开胸适用于升主动脉等；经左第 4 肋前外侧开胸，暴露心脏和胸主动脉等；开胸时过度撑开肋骨可引起后肋骨折、肋间动脉出血。

（2）主动脉峡部胸主动脉显露：峡部主动脉损伤多见，手术关键在于暴露胸主动脉，采用左胸第 4 或第 5 肋间后外侧切口，注意勿损伤迷走神经和奇静脉，该处迷走神经在左颈总动脉左侧沿胸主动脉前方下行，分出喉返神经后在食管前方、肺动脉后方下行，胸主动脉外侧有半奇静脉上行，在胸主动脉后方相当于第 8 肋间高度与奇静脉汇合。

（3）阻断血流：主动脉峡部的钝性损伤，覆盖在主动脉上的胸膜如未破裂，则不可贸然打开胸膜下血肿，应分离左锁骨下动脉和左颈总动脉间的主动脉，并放置阻断带，阻断损伤动脉的近远端后才可考虑打开血肿。

应考虑脊髓缺血引起下肢截瘫的危险，并无明确的阻断安全时间，尽量缩短主动脉阻断时间，采用降低脑脊液压力、低温和术中监测躯体运动或感觉诱发电位等措施，降低脊髓缺血发生率。尽快完成手术是降低截瘫发生率的重要措施。

（4）术中转流：全身肝素化加体外循环、肝素处理的转流管行升主动脉到降主动脉或股静动脉转流和直接阻断修复。

其中转流无须全身抗凝，降低体外循环空气栓塞危险，并可根据远端动脉压力自行调节流量，当远端动脉压力足够高则血流自动停止，一般维持下半身血压在 8 kPa（60 mmHg）以上；而直接阻断修复操作简单，适用于手术时间在 30 分钟以内者。

（5）修复：根据血管损伤情况，采用单纯动脉缝合、补片成形、端端吻合，动脉缺损大于 2 cm 时，应间置人工血管吻合，移植血管材料可用 ePTFE 或 Dacron。

（6）腔内血管带膜支架修复胸主动脉损伤：适用于慢性胸主动脉损伤、胸主动脉夹层分离等，有支架移位、感染等并发症，不能重建肋间动脉，长段病变患者有截瘫的危险；近期疗效好，手术并发症相对较少，手术创伤小，但长期疗效尚有待进一步随访。

5. 手术可能遇到的问题和处理方法

（1）体外循环预防空气栓塞：见于左房插管结扎不紧，空气吸入左房进入体循环，引起空气栓塞。

（2）熟悉局部解剖，避免损伤左迷走神经和喉返神经。

（3）直接阻断胸主动脉时，应尽量保持肋间动脉供血，预防术后截瘫。

6. 术后处理

（1）包括保持呼吸、循环稳定，呼吸机支持。

（2）全面处理复合伤。

（3）防治多器官功能衰竭。

（4）改善呼吸功能，预防肺部并发症。

（5）注意发现是否有脊髓缺血，及早进行神经功能检查。

（6）抗感染，应用抗生素。

（7）维持水电解质和酸碱平衡。

四、腹主动脉损伤

1. 概述

锐性损伤多为腹部穿透伤，病情急，Michael 报道转送到医院存活率仅 15%；交通事故和腹部外力打击引起钝性损伤，后腹膜血肿、腹主动脉及分支内膜撕裂，血栓形成，影响内脏血供。由于腹部钝性损伤、刀刺伤和枪弹伤而剖腹探查病例，有血管损伤者分别为3%、10%和25%。腹部锐性损伤可导致动静脉瘘，肠系膜动脉、肾动脉、脾动脉和髂动脉都可能累及，肝动脉和门静脉间以及主动脉和腔静脉间动静脉瘘均有报道。

2. 临床表现和诊断

腹主动脉损伤分膈下、肾上和肾下三区。膈下区指腹腔干以上的腹主动脉，肾上区自腹腔干到肾动脉，此处损伤常累及腹腔干、肠系膜上动脉和肾动脉，病死率高达80%～90%，肾下区指肾动脉以下至腹主动脉分叉。腹主动脉损伤主要表现为休克、血腹和腹膜刺激症状，有时腹部可闻及血管杂音及双侧动脉搏动不对称。急救时血压纠正不能过高，避免血肿增大和加剧出血；心搏骤停可开胸心脏按压并阻断胸主动脉，提高冠脉和脑血供。

3. 治疗

肾上区腹主动脉损伤应将小肠、结肠、脾胰翻向右侧，暴露腹主动脉，控制血流后行动脉修补或吻合，并注意腹腔干、肠系膜上动脉和肾动脉血供，如损伤应尽量重建。如损伤范围广，应行口径匹配人工血管移植，然后再将腹腔干、肠系膜上动脉、肾动脉补片状移植到人工血管上。肾下区腹主动脉损伤无法重建时，可结扎肾下区腹主动脉，行腋—股动脉旁路术。

4. 手术关键操作方法

（1）消毒铺巾：患者取仰卧位，消毒范围自双乳连线至膝，麻醉诱导前即应消毒铺巾，以防麻醉引起血压突然下降，进一步加重休克。

（2）切口选择：腹部正中切口，自剑突到耻骨联合上缘较常用；胸腹联合切口为腹正中切口加左侧第6肋间开胸，用于腹腔干附近的腹主动脉损伤，阻断膈上降主动脉比较方便；腹部正中切口加左胸切口，迅速控制降主动脉，用于腹主动脉损伤位置高，膈下腹主动脉不易控制时。

（3）暴露及控制出血：如分离暴露时出血严重，宜暂停手术，通知麻醉医师补足血容量，纠正酸中毒，必要时补充血小板及凝血因子，待患者血流动力学稳定后再手术；紧急止血可采用器械、手指或纱布压迫止血，腔内球囊导管阻断等。

1）主动脉膈肌裂孔处的暴露：腹部正中切口加左侧第6肋间开胸，向食管裂孔方向切开膈肌，将食管胃底贲门连同胰腺向右侧游离，切开膈脚，暴露腹主动脉。

2）腹腔干处腹主动脉显露：腹部正中切口切开小网膜，把胃牵向左方，切断左右膈脚即可；也可打开脾脏外侧腹膜，把脾脏、胰体尾和胃翻向右侧即可显露。

3）腹主动脉后壁：腹部正中切口将小肠推向右侧，打开脾上缘后腹膜，将脾脏、胃、胰腺、左肾和结肠脾曲翻向右侧即可显露膈下到腹主动脉分叉处的腹主动脉后壁。

（4）探查：出血控制后，探查腹内是否有多发性损伤，肠损伤应暂时阻断肠管，把损伤肠段外置，待血管损伤修复完成并覆盖软组织后，再修复肠损伤。

（5）膈下区及肾上区腹主动脉损伤：打开腹腔后可见后腹膜巨大血肿，血肿向上延伸，位置较高，有巨大血肿并伴活动性出血、局部损伤严重，应经胸阻断降主动脉，或经腹主动脉远端或股动脉插入球囊导管阻断近端血流；暴露采用侧腹膜途径，自结肠脾区以下打开结肠与后腹膜交界处，钝性分离腹膜后结缔组织，把左半结肠、左肾、脾脏、胰尾翻向右侧即可，加做左胸第6或第7肋间胸部切口，放射状打开膈肌，可暴露降主动脉下段。此处损伤一般采用3-0缝线侧壁缝合，如胰头及十二指肠软组织损伤严重，侧支循环损害严重，不能单纯结扎腹腔干。腹主动脉补片成形术应尽量采用自体动静脉，也可用髂内动脉，避免切取大隐静脉。修复困难，采用旷置主动脉损伤的血管旁路术，即移植物与近端主动脉端端吻合，远端与髂总动脉或远端主动脉端侧吻合，内脏动脉重建，损伤远端的主动脉仔细缝合。

（6）肾下区腹主动脉损伤：进腹首先分离横结肠系膜，将小肠推向右侧，分辨左肾静脉（左肾动脉的标志），打开后腹膜，多数病例可在此处阻断；左肾静脉活动度大，稍加分离即可暴露左肾动脉，如不能分离则可在左肾静脉根部结扎左肾静脉；如事先腹腔干上或胸主动脉临时阻断，此时可把阻断钳调整在肾动脉以下水平；远端阻断时应注意勿损伤右髂动脉下方的左髂静脉；3-0 无损伤缝线修复小于1 cm 的动脉损伤，长段腹主动脉损伤采用原位人工血管植入或解剖外血管旁路，应用人工血管应充分清创后，把人工血管覆盖在软组织和后腹膜下，充分清创后移植物感染仅占3% ~5% 。

5. 手术可能遇到的问题和处理方法

（1）后腹膜血肿，在未控制损伤主动脉近远端前不可贸然打开。

（2）术中尽可能保持肾脏灌注，从术中即开始保护肾功能，预防肾功能衰竭。

（3）注意内脏动脉重建，预防术后发生肝功能衰竭、内脏动脉缺血等严重并发症。

（4）术中注意复合伤的处理，合并胃肠道损伤，腹腔严重感染者，不宜同时行人工血管移植，以免人工血管感染引起吻合口破裂出血，必要时可行腋双股动脉旁路术。

（5）如受伤或手术时间长，腹内张力大无法行伤口一期缝合，可应用腹膜透析袋等材料临时关闭切口，此方法降低腹内压力，减少腹腔内挤压综合征发生，并能及时观察小肠血供，待腹部筋膜无张力时（通常1周内）再缝合伤口。

（6）无胆汁、粪便等污染时可采用自体血回输。

（7）人工血管吻合完成后，应缓慢松开阻断钳，并及时通知麻醉医生，避免松钳性低血压。

6. 术后处理

（1）监测生命体征：呼吸、血压、脉搏等。

（2）维持循环稳定：监测中心静脉压、尿量等。

（3）维持水电解质和酸碱平衡。

（陈从涛）

第四节 心包创伤

一、病因

心包破裂很少孤立存在，一般都合并心肌挫伤。心包是一个闭合的纤维浆膜囊，分脏壁两层，紧贴于胸骨后，此部没有壁层胸膜覆盖称为心包裸区，即两侧胸膜反折前界下段之间，为一个尖向上的三角形未覆胸膜的部分。心包创伤可分为胸膜心包撕裂伤和膈心包撕裂伤两大类。前者可因钝器从前后方撞击引起心包和左侧或右侧胸膜一起撕裂，同时造成心肌挫伤；膈心包撕裂伤则常与膈肌破裂共存。心包破裂巨大或者合并膈肌破裂时可能造成心脏疝出和嵌顿。

二、临床表现

单纯的心包挫伤及小型心包裂伤可有少量出血,大多无明显症状,也不致引起急性心脏压塞,有时有一过性心包摩擦音,为脏层与壁层心包由于生物性或理化因素致纤维蛋白沉积而粗糙,以致在心脏搏动时产生摩擦而出现的声音,当心包腔有一定积液量后,摩擦音可消失。心包小裂口可引起心脏局部疝,但一般无明显症状常能自愈。心包撕裂或破裂时,可听见喀喇音或特殊的收缩期杂音,即开始粗糙,突然中断,后转为柔和,也呈现向空瓶内吹气的声音。

巨大心包破裂合并膈肌破裂时,心脏可能部分嵌入狭小破口内,引起机械性压迫或有急性心肌梗死的现象。

巨大心包破裂合并膈肌破裂,有可能造成部分或全部的心脏脱位(图5-1)。心脏脱位并非一定在伤后立即出现,有时可在数日后发生。心脏脱位有时症状严重,甚至危及生命。

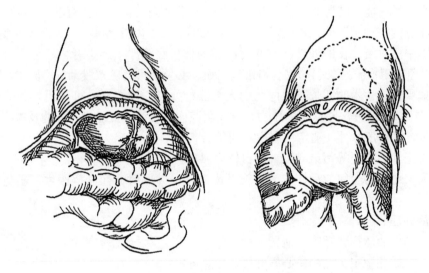

图5-1 心包膈肌破裂与结肠疝入造成心脏压塞

三、诊断与治疗

心脏移位疝出或嵌顿常表现为心动过速、回心血量减少、血压下降、心音减弱,需与急性心脏压塞相鉴别。在合并其他胸腔损伤时,诊断更为困难,心电图可表现为电轴移位、ST段或T波改变,X线胸片可见心影移位。电视胸腔镜探查可以明确诊断,且对选择开胸切口部位及大小有一定帮助。治疗原则为没有并发症的心包损伤不予处理,有并发症特别是心脏移位疝出时需行抗休克治疗、紧急开胸探查,将嵌顿或移位的心脏复位,并修补心包裂口。

(陈从涛)

第五节 心脏破裂

一、病因

心脏破裂是胸部钝性损伤导致死亡最常见的原因。按 Parmley 尸检统计，闭合性心脏损伤中约 64% 是死于心脏破裂。Calhoon 等报道在美国高速公路上死亡的 5 万人中闭合性心脏破裂伤约占 5%，另有报道在交通事故死者尸检中，发现高达 30% 的死者有心脏破裂。心脏破裂的机制是：①由于直接暴力对心脏的挤压使之急性撕裂；②心脏挫伤和出血导致心肌坏死、软化，在受伤后数日发生破裂，即所谓的延迟性破裂。心脏游离壁是心脏破裂的好发部位，患者往往死于急性心脏压塞；如果心包和纵隔胸膜同时破裂，则死于出血。左心室破裂，将在数分钟内死亡，右心室破裂可能在 30 分钟内死亡，而心房破裂则可能生存较长时间。

二、临床表现

钝性心脏破裂多见于严重的胸腹部闭合性损伤，外表有时无明显伤痕，患者可出现严重的循环功能障碍，其临床表现最常见的是急性心脏压塞：周身湿冷、面唇发绀、呼吸急促、颈静脉怒张、血压下降、脉搏细弱、听诊时心音遥远，外伤后立即或数天后发生充血性心力衰竭（图 5-2）。需与二尖瓣结构损伤相鉴别，因其具有同样的临床表现。当二尖瓣有损伤时如果破口小，反流量少，症状可以较轻，仅表现为呼吸困难，若破口大，反流量多，会引起心脏功能进行性代偿失调。早期以急性左心衰为主，出现呼吸困难、端坐呼吸、大量泡沫样痰、胸痛，甚至休克，晚期呈全心衰，病情常迅速恶化而死亡。

三、诊断与治疗

钝性心脏破裂因暴力大，常合并多发伤，伤情一般比较复杂，变化快，诊断有时比较困难，如遇以下情况，提示可能心脏破裂：①严重低血压和低血容量的临床表现和创伤程度不成比例；②对输血输液无反应，血压不回升，伤情不改善；③尽管安置有引流管，胸腔引流出大量积血，仍不能减轻血胸征象；④尽管充分补液，代谢性酸中毒仍得不到纠正；⑤低血压伴中心静脉压升高或颈静脉饱满。当高度怀疑心脏破裂时不宜做更多的检查，而应毫不犹豫进行手术探查，术中进行最后诊断和鉴别诊断。心脏游离壁外伤破裂，应行紧急手术探查。可通过左前外侧第 5 或第 6 肋间切口进胸。必要时横断胸骨，延长切口，以增加暴露，对术前无法肯定心脏破裂部位的病例，采用前胸正中纵切口更为理想。紧急剑突下心包穿刺行心包减压可赢得开胸探查时间，大大提高抢救存活率。

术中一般根据破裂的部位可选用以下 4 种操作技巧。

1. 缝线止血修补法

术中寻找到心脏破口后先用手指压住破口止血，再在裂口两侧各做 1 针褥式缝合，然后将此二褥式缝合线交叉至对侧牵引，使破口封闭止血，然后用缝线缝合止血，缝毕可抽去牵引线。

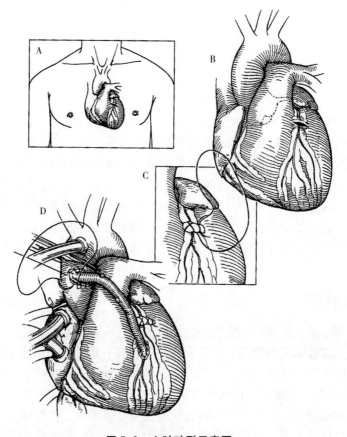

图 5-2 心脏破裂示意图

A. 寻找心脏破口；B. 褥式缝合；C. 缝合线交叉至对侧牵引；D. 缝合止血

2. 指压止血缝合法

用手指按压破口，自破口上端开始缝合，缝合 1 针手指即向下移动 1 针距离，在空出来的室壁上继续缝合 1 针，如此以至全部缝完（图 5-3）。缝线交由助手打结。

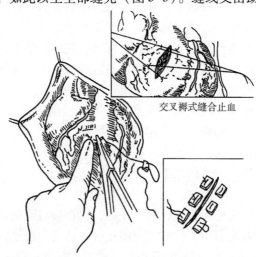

交叉褥式缝合止血

图 5-3 交叉褥式缝合牵引止血及指压止血缝合法

3. 冠状动脉下缝合止血法

适用于裂伤位于冠状动脉附近时，应小心避开冠状动脉而将缝线在动脉下面通过做间断褥式缝合，以防误伤冠状动脉导致心肌梗死等严重后果（图5-4）。

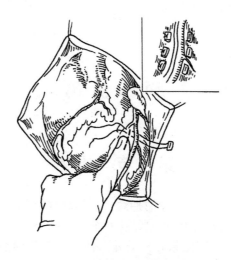

图5-4　冠状动脉下缝合止血法

4. 应用无创侧壁钳钳闭伤口缝合止血法

适用于心房损伤时，应用侧壁钳钳闭心房破口进行缝合，具有操作简洁、快速的优点。以上均要使用3-0～5-0的无损伤带小垫片缝线进行缝合。

（李志钰）

第六章

胸部创伤

第一节 概述

　　胸部创伤是常见的外伤之一，战争时期约占外伤总数的10%，非战争时期可高达40%。

　　由于具有与身体其他部位不同的解剖结构特征，不同外力作用下可使胸部从胸壁到胸腔内脏器产生不同反应、导致不同结果。根据外力性质，胸部创伤可分为钝性伤和穿透伤两类。目前临床上多根据创伤后胸膜腔的完整与否，将胸部创伤分为闭合性和开放性两大类。战争时期以开放性、穿透性的枪弹火器伤为主，爆震引起的闭合性、钝性伤也多见；和平时期交通、工伤事故所致胸部创伤最多见。

　　由于心、肺等重要脏器位于胸腔内，涉及胸膜腔和胸内脏器的胸部创伤可导致呼吸和循环系统功能障碍，如处理不及时或不恰当，患者可在短时间内死亡。胸部创伤可单独出现，也可伴有身体其他部位创伤。对胸部创伤应迅速做出初步估计和判断，及时处理紧急情况。即使伤情轻，有时处理不及时也可能产生严重后果；例如，老年人肋骨骨折，如果处理不善，可因骨折引起的疼痛影响呼吸和咳嗽排痰，产生肺不张、肺炎等并发症甚至最后导致死亡。另一方面，伤情虽重，如处理及时，则可立即改善患者情况，为进一步检查和治疗赢得时间；例如，对开放性或张力性气胸的患者，首先应快速封闭并包扎胸壁创口或做胸膜腔穿刺和闭式引流，排气减压，有效地稳定住呼吸、循环系统功能，然后进一步检查处理身体其他部位的伤情。

一、诊断

　　结合外伤病史和临床表现，对一般胸外伤即可做出初步诊断。在较轻的胸外伤患者中，常见的症状有局部胸痛、胸闷及痰中带血等，结合局部体征及胸部X线检查即可确诊。在较重的患者中，除上述症状外，还可伴有咯血、严重呼吸困难甚至休克，除相应体征外，如情况需要和条件允许，还可行CT、超声、内镜、生化等检查以助诊断。情况危急或需鉴别时，还可进行诊断性穿刺，包括胸膜腔穿刺和心包穿刺。

　　外伤史询问中应尽量搞清外力性质、作用力方向、力量大小等因素，因为这些对快速做出初步诊断至关重要。

二、治疗

　　对较轻的胸外伤，一般对症处理即可，如镇痛，相对限制活动（如包扎固定）等。对伤情较重者应遵循急救"ABC"法则（A：呼吸道清理；B：呼吸支持；C：循环支持），然后在此基础上视具体情况进行针对性处理。如有胸壁创口者，应予清创缝合；有血胸、气胸者，如量较少则密切观察，量多则应予胸膜腔闭式引流，同时应预防感染。如有连枷胸，应在软化区加压包扎固定，纠正反常呼吸活动。

即使在较严重的胸外伤中，大多数患者只需经胸腔闭式引流及其他保守治疗即可治愈。

一旦出现下列情况，应及时行剖胸探查术。

（1）胸膜腔内进行性出血，经保守处理效果不佳，可能存在胸腔内较大血管、肋间血管损伤或较严重的肺组织损伤。

（2）经引流后，仍存在较大的持续漏气现象，提示有较广泛的肺组织或支气管损伤。

（3）心脏、大血管损伤。

（4）膈肌损伤或胸腹联合伤。

（5）食管破裂。

（6）大范围胸壁创伤导致胸壁软化等。

对其他一些情况如胸腔内存在较大异物、凝固性血胸、陈旧性支气管破裂也应尽早行手术治疗。

三、胸腔镜在胸外伤中的应用

胸腔镜在其他胸部疾病的诊治中逐步得到广泛应用已有近20年的历史，相比之下，胸腔镜在胸外伤中的应用起步略晚。目前已使用胸腔镜进行评估和治疗的胸外伤有血气胸、外伤性乳糜胸和脓胸、膈肌损伤、外伤性连枷胸、异物残留以及心脏大血管损伤等。胸腔镜在胸外伤诊治中应用的优缺点如下。

1. 优点

（1）胸腔镜手术切口小，正确处理时术中出血少，术后切口并发症少、恢复快，住院时间短，对创伤康复有利。

（2）可减少手术前观察时间，争取手术时机，为患者手术探查提供确切依据，改变了传统的经闭式引流观察漏气、出血量再决定手术与否的模式。

（3）术后切口影响小，提高了患者术后生活质量，对年老体弱、估计心肺功能差的患者尤为适用。

2. 缺点

（1）对单肺通气耐受性差的患者不宜采用。

（2）创伤范围广或胸腔内有广泛粘连时，胸腔镜处理受限。

（3）配套使用的器械、设备等的费用较贵。

（4）如遇较严重的心脏大血管损伤、胸腹联合伤等，开放性手术比腔镜手术更能争取时间，抢救成功的可能性更高。

（王义民）

第二节　肋骨骨折

肋骨骨折是最常见的胸外伤之一，无论在开放性损伤还是在闭合性损伤中均多见。

胸壁每侧各有12根肋骨。肋骨骨折多见为单根单处，也可为多根单处骨折。在较严重的外伤中可见多根多处肋骨骨折，产生胸壁局部软化区，导致患者出现反常呼吸活动，即软化区胸壁在吸气时内陷、呼气时外突的现象，又称为连枷胸，可引起呼吸、循环系统功能的严重紊乱。

幼童时期肋骨富有弹性，不易折断。成年期后，肋骨渐失弹性，遭遇暴力时容易折断。老年人由于骨质疏松，遇外力作用时肋骨最易折断，有时即便轻微作用如咳嗽、打喷嚏也可引起肋骨骨折。

一、病因和病理

肋骨骨折主要由钝性暴力直接作用所致。暴力作用可使骨折发生在肋骨的任何部位；胸廓受挤压时，使肋骨中段过度向外弯曲而产生的骨折称为间接暴力引起的肋骨骨折（图6-1）。

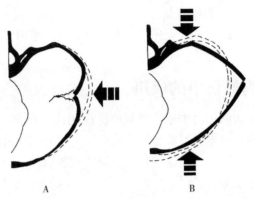

图6-1　引致肋骨骨折的暴力
A. 直接暴力，常伴有肺组织创伤；B. 间接暴力

第1~4肋骨较短，又受到锁骨和肩胛骨的保护；第11、第12肋骨前端游离，活动度较好，因而在创伤中很少发生骨折。一旦第1肋骨发生骨折则说明承受的暴力较强，必须注意是否伴有锁骨骨折、锁骨下动静脉及臂丛神经等的损伤，并应警惕胸内脏器是否也受到损伤，应详细检查明确创伤造成的伤害范围。当第11、第12肋骨骨折时，应注意肝脾是否损伤。肋骨骨折最常发生在第5~10肋骨。按肋骨折断的根数和折断的处数，可将肋骨骨折分为单根单处骨折或多处骨折、多根肋骨每根仅单处骨折或多根多处骨折。肋骨骨折断端可刺破胸膜和肺组织引起气胸、血胸、皮下气肿、咯血等，损伤肋间血管引起血胸。肋骨骨折引起的局部疼痛，可使呼吸活动受限、呼吸道分泌物潴留，引起肺不张和肺部感染等并发症。

单根或多根肋骨单处骨折后，由于肋间肌的固定作用，骨折处一般很少移位，骨折本身对呼吸活动影响不大。多根肋骨多处骨折常由强大暴力所致，如挤压、碾压、高处坠落等，常伴有其他脏器的严重创伤。两根以上肋骨多处骨折时，骨折区的肋骨前后端失去骨性连接和支撑，产生胸壁局部软化区，引起反常呼吸活动（连枷胸）。如果软化区范围较广，产生呼吸运动时两侧胸膜腔内的压力严重失衡，无效通气量增加（图6-2），同时影响排痰，引起二氧化碳潴留和缺氧；产生纵隔左右摆动，影响静脉回流和血压稳定。连枷胸面积越大，对呼吸、循环造成的影响越大，甚至可引起呼吸、循环功能衰竭。

　　肋骨骨折由于断端常无明显移位，骨折后2～3周即可通过骨痂形成而逐渐愈合，即使断端对位不良，愈合后也不影响胸廓的正常呼吸活动。

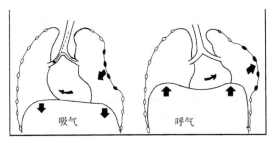

图6-2　胸壁软化引起的反常呼吸运动

吸气时软化区下陷，纵隔推向健侧，部分气体从伤侧肺进入健侧肺；呼气时软化区外凸，

纵隔向伤侧移位，部分气体从健侧肺进入伤侧肺

二、临床表现

　　肋骨骨折者均有局部疼痛，活动或深呼吸、咳嗽时加剧。如骨折断端刺破胸膜和肺组织致痰中带血或咯血。并发气胸者如胸膜腔内积气量较多，可引起呼吸困难。如多根多处肋骨骨折（连枷胸）时，上述症状可更明显，甚至出现休克。体格检查在骨折区或承受暴力的部位可见有软组织挫伤。触诊时在骨折部位有明显压痛，可有骨擦感，双手挤压前后胸廓时，可引起骨折处疼痛。并发气胸者患侧胸部叩诊呈鼓音，呼吸音减弱。有时胸壁可出现皮下气肿，触诊时可查到捻发感。范围较大的连枷胸，可见到骨折区胸壁塌陷和反常呼吸活动现象。

三、诊断

　　肋骨骨折的诊断一般比较容易，结合胸部创伤史和临床表现，X线检查可显示肋骨骨折的部位和范围，并可看到有无气胸、血胸，是否并发肺部挫伤等，但X线检查不能显示肋骨与肋软骨连接处的骨折和肋软骨骨折。因此，X线检查未见肋骨异常者并不能完全排除肋骨骨折存在的可能。

　　临床上可见有些肋骨骨折并发血胸的患者，初诊时X线检查显示积血量很少，但数日后复查会发现胸膜腔较多积液，因此随访很有必要。

四、治疗

　　肋骨骨折一般均能自行愈合，即使断端对位不良，愈合后也不影响胸廓的呼吸功能。因此对单根或数根肋骨单处骨折，治疗的目的是减轻疼痛症状，使患者能进行正常呼吸活动和有效排痰，防止呼吸道分泌物潴留所致的肺不张、肺炎等并发症，这对老年患者尤为重要。根据疼痛的程度可选用不同的镇痛剂，一般以口服或局部用药为主，辅以胸带包扎、相对限制局部活动等。较严重的可予肌内注射镇痛剂或肋间神经封闭。肋间神经封闭的范围应包括骨折区所有的肋间神经和骨折区上下各两根肋间神经，每根肋间神经在脊椎旁注入1%～2%普鲁卡因或2%利多卡因3～5 mL。必要时数小时后重复，可连续封闭数天以维持疗效。鼓励患者咳嗽、咳痰、起床活动，是防止肺部并发症的重要措施。

多根多处肋骨骨折者应做详细检查以排除胸腔内其他脏器是否也受到损伤，并按伤情及早给予相应处理。产生明显或范围较大的反常呼吸运动，影响呼吸功能者，需采取下列方法治疗。

1. 敷料固定包扎

用厚敷料或沙袋压迫覆盖胸壁软化区并固定包扎，可限制软化区胸壁的反常活动。

2. 胸壁外固定术

在麻醉下用手术巾钳夹住游离段肋骨或用不锈钢丝绕过肋骨将软化区胸壁提起，固定于胸壁支架上，可消除胸壁的反常呼吸活动。

3. 胸壁内固定术

切开胸壁软组织显露肋骨骨折断端后，用金属缝线或钛板、可吸收肋骨钉连接固定每一处骨折的肋骨。双侧多根肋骨骨折产生的严重的胸壁软化可用金属板通过胸骨后方将胸骨向前方拉起，再将金属板的两端分别固定于左右两侧胸廓的肋骨前方，以消除反常呼吸活动（图6-3）。

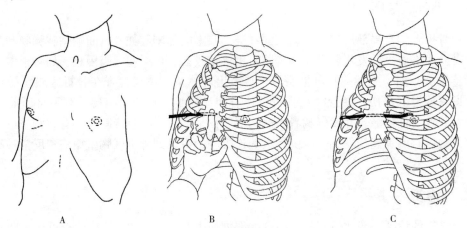

图6-3 用金属板固定双侧前胸壁软化

A. 切口；B. 置放金属板；C. 金属板固定后

4. 呼吸机辅助法

重症患者经口、鼻气管插管或气管切开于气管内置管连接呼吸机后做持续或间断正压通气，这种强制方法可减轻反常呼吸活动，便于呼吸道分泌物清除，并能保证通气，利于抢救。待患者病情稳定、胸壁相对固定后，可逐渐停止呼吸机治疗。

开放性肋骨骨折：无论单根或多根肋骨开放性骨折，均应尽早施行清创术，摘除游离的断骨碎片，剪去尖锐的骨折断端，以免刺伤周围组织；肋间血管损伤者，应予缝扎止血。肋骨骨折根数不多者不需要固定断端，多根多处骨折则需做内固定术。胸膜破损者宜放置肋间引流管，然后分层缝合创口。术后宜用抗生素。

（魏　争）

第三节　胸骨骨折

一、病因和病理

胸骨骨折很少见，在胸外伤中所占比例不到 5%，但在连枷胸患者中发生率可高达 16%。胸骨骨折大多由强暴力所致，往往伴有多根肋骨骨折，产生胸廓反常呼吸活动，影响呼吸、循环功能，多数患者还伴有胸内脏器损伤或胸椎骨折，应严加注意。

二、临床表现和诊断

骨折后下段胸骨可向前或向后移位，局部剧烈疼痛伴皮下血肿和畸形，触诊常能查到骨折部位明显压痛。侧位或斜位 X 线胸片可明确诊断。

三、治疗

胸骨骨折的治疗重点应放在处理胸内脏器的并发伤上，对位良好的胸骨骨折一般不需要手术。对有明显移位的骨折，鉴于这部分患者往往伴有连枷胸或胸内脏器损伤，故多主张在剖胸探查时予以一并处理，骨折部位予复位后用钢丝或金属板做内固定。

单纯胸骨横断骨折伴有移位者，可行闭式复位。复位的方法是取仰卧位，两臂抬起，持续垫高背部使脊柱过度伸展，并在骨折移位区逐步加压使之复位。闭式复位成功后大多数患者于 1 个月后骨折即可逐步愈合。闭式复位失败者则需行手术复位。

（姜文婧）

第四节　创伤性气胸

正常胸膜腔是不含气体的间隙，其间的压力低于大气压而呈负压。胸部创伤累及胸膜、肺或气管，使空气经胸壁或肺及气管的破口进入胸膜腔，称为创伤性气胸。食管破裂也可为引起气胸的原因。许多医源性的损伤，如锁骨下静脉穿刺、人工呼吸、胸外心脏按压、肺穿刺活检，甚至针刺治疗等均有可能引起气胸。根据创伤开放性或闭合性，以及胸膜腔内压力的改变，气胸分为闭合性、开放性及张力性气胸三大类。

一、闭合性气胸

（一）病因

多见于胸部闭合伤，空气经肺裂伤的破口或胸壁小的创口进入胸膜腔，由于破口迅速闭合，气体不再增多，胸膜腔的压力仍然低于大气压。

（二）病理生理

小量气胸多无呼吸困难，大量气胸可引起肺萎陷，除因呼吸面积减少外，肺萎陷后可导致肺内由右向左分流，也是造成患者缺氧的重要原因，但由于萎陷肺内血管阻力增加，血流也明显减少，如健侧肺功能基本正常，所造成的缺氧仍可代偿。

（三）临床表现及诊断

患者的临床表现主要取决于肺受压萎陷的程度及患者伤前肺功能的情况。小量气胸指肺萎陷在30%以下，患者可无明显的呼吸与循环功能障碍。中量气胸指肺萎陷在30%～50%，超过50%则为大量气胸。中量或大量气胸最常出现的症状是胸痛及气急，检查时气管微向健侧移位，伤侧胸部叩诊呈鼓音，呼吸音明显减弱或消失。少数患者可出现皮下气肿。X线胸部检查是诊断闭合性气胸的重要手段。中量或大量气胸诊断多无困难，但小量气胸容易漏诊，若伤情允许，立位后前位摄片能清楚地显示气胸的程度。

（四）治疗

小量闭合性气胸一般无须特殊治疗，胸腔内气体可逐渐吸收，萎陷肺随之复张，胸膜腔的压力也逐渐恢复正常。中量或大量闭合性气胸应特别注意，警惕张力性气胸的发生，采用胸腔穿刺抽气治疗或放置胸腔闭式引流。但多数主张放置胸腔闭式引流，即可迅速使肺复张，改善患者缺氧症状，避免可能发生张力性气胸的危险。Kirsh等提出胸腔闭式引流的适应证：①中量到大量气胸；②无论气胸多少，只要有呼吸困难者；③非手术治疗中气胸增加者；④胸腔闭式引流拔出后气胸复发者；⑤需用机械辅助通气者；⑥需行全身麻醉者；⑦并发血胸者；⑧双侧气胸；⑨张力性气胸。

肺复张后有可能发生患侧肺的复张性肺水肿。该并发症的发生机制可能为肺的长期萎陷、缺氧等使萎陷肺泡壁的渗透性改变，肺泡表面活性物质丧失，引流时强烈的胸腔内负压可使患侧肺毛细血管压力及血流增加，从而促使发生间质性肺水肿。这种并发症多见于自发性气胸，而创伤性气胸由于得到及时处理，早期肺就得到复张，故甚少见。但仍应注意。

二、开放性气胸

开放性气胸如图6-4所示。

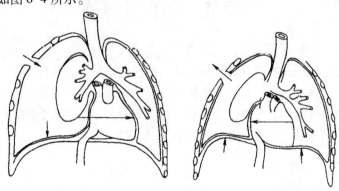

图6-4　开放性气胸

（一）病因

这种气胸主要是火器或锐器暴力致伤，胸壁伤口穿破胸膜，外界空气进入胸膜腔，空气可随呼吸自由出入胸膜腔，引起一系列严重的病理生理变化，使患者的呼吸与循环功能迅速发生严重紊乱。

（二）病理生理

当胸腔有一较大伤口与外界相通时，由于胸膜腔内变为大气压，使肺完全压缩，两侧胸腔压力不平衡，纵隔不稳定并呈摆动状态。当吸气时，由于对侧胸膜腔的负压，使纵隔向健侧移位，健侧肺也受到一定压缩，严重影响通气功能。当呼气时，纵隔则向反方向移位，这种纵隔移动，称为纵隔摆动。纵隔摆动引起心脏大血管时而移位，影响静脉血回流，可导致循环功能紊乱。纵隔摆动刺激纵隔及肺门神经丛，可加重或引起休克。残气的对流（也称为气摆动），加重了缺氧。吸气时将伤侧肺内的残气也吸入健侧肺内，呼气时健肺从气管排出部分残气的同时，也有不少残气被送入伤侧肺内，造成残气在两肺间来回流动。这部分残气二氧化碳含量高，影响气体交换，加重了缺氧。

（三）临床表现及诊断

患者表现为烦躁不安、呼吸严重困难、脉搏细弱而频数、血压下降等。胸部穿透伤在呼吸时有空气进出伤口的响声，伤侧呼吸音消失或减低。

（四）治疗

所有开放性气胸患者，均有可能危及生命，一经发现，必须紧急处理。

（1）立即封闭胸腔伤口，如用纱布填塞伤口，再用胶布固定以使开放性气胸转变为闭合性气胸。但必须防止有张力性气胸的危险。

（2）立即气管插管进行机械呼吸，在严重损伤时这是最好的治疗方法。在呼吸循环功能紊乱尚未得到纠正或稳定之前，如无其他需要紧急手术的适应证，清创手术在气管插管麻醉下施行，能仔细检查伤口，置入胸腔闭式引流，再关闭胸腔。气管插管麻醉能立即消除纵隔摆动，使肺复张。

（3）应用抗生素防治感染。

三、张力性气胸

闭合性或穿透性损伤均可引起张力性气胸（图6-5）。

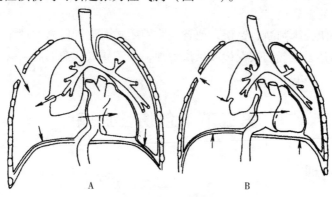

图6-5 张力性气胸
A. 吸气时；B. 呼气时

（一）病理生理

肺或支气管，常因很小的损伤，由于裂伤的创口呈单相活瓣，当吸气时空气推开活瓣进入胸腔。呼气时活瓣闭合，因而随呼吸使空气源源不断地进入胸腔，胸腔内压力不断增加，肺组织被完全压缩，并将纵隔推向健侧，使健侧肺也受挤压，呼吸通气面积减少，但血流仍灌流不张肺泡所产生的分流，可引起严重呼吸功能障碍、低氧血症。这时由于胸内正压使静脉回心血量减少，另外，纵隔移位使心脏大血管扭曲，将迅速导致呼吸与循环功能衰竭。

（二）临床表现及诊断

临床诊断一般较容易，伤侧胸壁饱满，肋间隙变平，患者呼吸活动减弱，气管向对侧移位，使空气吸入受阻。叩诊呈鼓音，呼吸音减低或消失。如患者躁动不安、大汗淋漓、高度呼吸困难、发绀、所有胸颈呼吸肌均参与剧烈动作、脉快而细弱、血压下降并常伴有纵隔及皮下气肿。一旦出现上述症状后应立即处理，不应拖延或拍摄胸部 X 线片，若因张力性气胸已出现血压下降，则数分钟后心跳将停止。

注意在应用机械呼吸时可并发张力性气胸。当潮气量正常，而通气压增加伴有中心静脉压升高时，表示存在张力性气胸。

有以下两种情况可使诊断困难。①在严重肺损伤出现严重肺水肿，或已有纤维化者，肺将无法被压缩，因此，即使出现张力性气胸，仍能闻及呼吸音。②若已有胸膜粘连，仅可产生局限性张力性气胸，这时几乎无法从临床做出诊断。胸部 X 线片见整侧肺压缩，纵隔向对侧移位，横膈平坦、圆顶消失。在这种病例中，纵隔移位是重要的诊断依据。

（三）治疗

正确的治疗是立即减压，可先放置胸腔闭式引流管，使大量气体得以逸出。如一时无胸腔引流管，则可在第 2 或第 3 肋间锁骨中线，用粗针穿入排气减压使张力性气胸转变为单纯性气胸。可于穿刺针尾端拴一橡胶指套，其顶部剪一小口，制成活瓣排气；或可将静脉输液用的乳胶管取下，下端放入 100～200 mL 盐水输液瓶内，并于瓶口用胶布固定，以防滑出。

患者经急救处理，一般情况有所改善。应于局部麻醉下在锁骨中线第 2 或第 3 肋间隙插管，做胸腔闭式引流。漏气停止及肺充分膨胀后 24～48 小时即可拔管。如胸腔闭式引流有重度漏气，呼吸困难改善不显著，肺未能复张，疑有严重的肺裂伤或支气管断裂时，应行开胸探查，修复漏气的破裂口。

有学者指出即使临床判断有错误，或置入胸腔闭式引流管后未发现张力性气胸，也无特殊妨碍。反之，如张力性气胸被误诊或延误治疗，则多导致致命的后果。

（姜文婧）

第五节　创伤性血胸

一、病因病理

肋骨骨折及其他胸壁损伤，常伴有壁层胸膜撕裂，出血多来自肋间动静脉和胸廓内动静脉，其来源于体循环，压力较高，出血常为持续性，不易自然停止，往往需要开胸手术止血。肺组织破裂出血，因肺动脉压明显低于体循环压，而且受压萎陷的肺血管通过的循环血量比正常时明显减少，因而肺实质破裂的出血可在短期内自然停止，需行开胸者不多。胸内血管损伤，心脏或大血管出血，包括主动脉及其分支，上、下腔静脉和肺动、静脉出血，量多而猛，大多数患者死于现场，少数得以救治。以上都可产生血胸。但脊柱骨折，尤其 $T_{4\sim6}$ 骨折也可形成血胸，常在损伤数天后才引起注意。

血胸除局部影响外（如对肺的压迫，使纵隔移位），使健侧肺也受压，并影响腔静脉回流。还有失血问题，应注意到胸膜腔能容纳 6 L 血液，所以，胸膜腔出血本身不会产生填塞止血作用。当胸腔内迅速积聚大量血液，超过肺、心包和膈肌运动所起的去纤维蛋白作用时，胸腔内积血发生凝固，形成凝固性血胸。凝血块机化后形成纤维板，限制肺与胸廓活动，损害呼吸功能。

二、诊断

大量血胸可使呼吸音减弱，叩诊呈浊音，但少量血胸在临床上很难被发现。当积血量少于 200 mL 时，胸部 X 线片很难做出诊断，尤其卧位时更难。在较严重的血胸，如患者取卧位摄片，则不能见到典型的沿胸壁倾斜的胸腔积液现象，仅见损伤侧胸腔呈云雾状增深，甚至完全不透光，严重血胸可使纵隔向对侧移位。大量血胸除产生失血性休克外，积血压迫肺使肺萎陷而引起呼吸、循环功能障碍。

胸部 X 线摄片有助于诊断，超声检查可看到积血的多少，穿刺部位的选择定位（特别是小量血胸时）均有帮助。若胸腔经穿刺抽出积血即可确诊血胸，但在凝固性血胸时则不易抽出，或抽出的量很少。胸部 CT 检查能帮助进一步明确诊断。

对于早期血胸患者，除明确诊断外，还必须判别胸腔内出血是否停止，有以下情况考虑出血仍在继续。①脉搏加快、血压下降，经输血、补液等抗休克措施不见好转，或情况暂时好转不久又恶化。②血红蛋白和红细胞进行性持续下降。③放置胸腔闭式引流，每小时引流血量超过 200 mL，持续 3 小时以上，流出血液色偏红。

三、治疗

血胸治疗包括恢复血容量和对活动性出血进行止血，及早清除胸膜腔内积血，防治感染；对极少量血胸，仅呈肋膈角变钝者并不需进行治疗，但须严密观察。

对少量血胸可做胸腔穿刺，必要时可重复进行；对于较大量的血胸，首先应选择放置胸腔闭式引流。

治疗目的和要求如下。①尽量排净胸腔内的积血，应在损伤后早期血液未凝固或未纤维化前进行。②使被胸腔积血所压缩的肺得到复张。③肺表面或胸壁的中等量出血的治疗目的在于使肺膨胀紧贴壁层胸膜而起到压迫止血的效果。④估计失血量。在腋中线第 7 肋间插入一较大的胸腔闭式引流管，负压吸引。对同时伴有气胸患者须放置两根胸腔闭式引流管。当置入胸腔闭式引流管后，见有大量积血排出，不一定表示在引流时仍在出血，大多数病例当积血排净后，出血多能逐渐停止。如因胸腔内出血造成休克经大量输血后仍无法纠正休克者，或疑有大血管或心脏损伤者，或有持续大量出血者应立即剖胸探查。尚有将初次胸腔穿刺或闭式引流积血超过 1 000 mL，列为紧急开胸的指征之一。但多数学者认为，初次胸腔穿刺或闭式引流积血较多，要提高对胸腔大出血的警惕性，有学者认为，更主要是根据患者的具体情况来判断是否有活动性出血。

如血液已凝固，无法经胸导管排出，而凝固性血胸的病理改变结果是形成纤维胸，因此及早有效的胸腔闭式引流是预防纤维胸的最好措施。

当大量血胸无法引流，即有手术取出凝血块的指征，或施行肺胸膜剥离术，这多应用于一侧胸腔的一半或一半以上已有密度增深阴影的患者。

手术应在损伤后 1 周至多不超 2 周施行。此时在胸腔镜下，可顺利完成凝血块清除术。凝血块与肺组织粘连疏松，很容易分离，若凝血块已有机化，则可用纱布拭子帮助剥离。术后胸腔闭式引流时间应适当延长。

（马文超）

第六节　气管、支气管损伤

气管、支气管损伤可单独发生或并发有其他脏器的损伤，患者常出现严重的呼吸循环功能紊乱，病情重，死亡率高。美国国家安全局 1983 年发布的一份报告显示，钝性损伤死亡患者中 25% 死于胸部损伤，但由于 80% 的气管、支气管损伤患者在送达医院前已死亡，因而有关气管、支气管受损的确切发生率尚无准确报道。Kirsh 等在复习 1 178 例尸检报道发现气管、支气管破裂患者仅 33 例（2.8%），81% 的患者到达医院前已死亡。因此，早期诊断与急救，及时正确地手术治疗常能挽救患者的生命，避免肺功能的丧失及其他并发症的发生。晚期病例也应争取施行气管、支气管吻合重建，不张的肺常能恢复膨胀，肺功能得到恢复。

一、气管、支气管穿透伤

（一）病因

气管、支气管穿透伤一般病因明确，可由来自管腔外和管腔内的锐性暴力引起。

腔外型暴力如锐物刺伤、火器伤、刀剑劈刺伤或切割伤等均可导致开放性气管、支气管破裂。此类创伤大多同时并发颈胸部大血管、神经、心脏、主动脉、食管和其他邻近脏器的损伤，损伤后可发生窒息和大出血死亡等严重后果，也可因病情处理不当，致瘢痕收缩形成呼吸道狭窄等不良后果。

腔内型暴力是由于气管、支气管内锐性异物，如义齿、钉子、扣针、螺丝、动物类骨质等刺破管壁，此外，医源性损伤如气管镜检查、麻醉插管、气管切开时穿破管壁。

（二）临床表现

气管、支气管穿透伤最常见的症状是出现明显的纵隔及皮下气肿，并且迅速向颈、肩、胸腹壁等处扩展。患者有不同程度的呼吸困难、发绀、咳嗽、咯血等表现，吸氧后呼吸困难常无缓解。创伤严重及大出血患者常有休克及昏迷表现。颈部气管损伤还可有吞咽困难、声音嘶哑等表现，检查可发现颈部伤口随呼吸运动有空气进出伤口而发出的吸吮声。

胸内气管损伤与胸膜腔相通者主要表现为严重的张力性气胸，患者呼吸极度困难，剧咳，痰中带血或咯血，严重者有发绀并呈现休克状态，体检可见伤侧胸廓饱满，呼吸运动消失，叩诊音增强，呼吸音消失，气管向对侧移位，纵隔移位，胸腔引流有持续大量的漏气。如气管、支气管损伤与胸膜腔不相通，多见于较小的裂伤，临床可出现无痰性干咳，迟发性皮下气肿，除后期出现肺不张和肺炎外，症状体征较轻。后期患者有肺不张体征，患侧胸廓平坦，呼吸运动减弱或消失，叩诊呈实变，呼吸音消失，气管向伤侧移位。

　　腔外型暴力所致的气管、支气管损伤多伴有其他脏器损伤，如胸段气管或主支气管损伤常伴有主动脉及食管损伤；2～4级支气管损伤常伴有心脏等损伤，此类患者病情常较颈部穿透伤更为严重，除纵隔及皮下气肿、呼吸困难及咯血外，一般均有开放性或张力性气胸以及肋骨骨折、肺脏破裂、血胸等，引起严重呼吸及循环功能障碍，如不及时抢救，死亡率极高。腔内型创伤可出现气道大出血症状。

（三）辅助诊断

1. X 线检查

　　多数病例通过 X 线检查，结合病史及临床表现，可以做出确诊。早期 X 线表现多数为张力性气胸、纵隔积气增宽、皮下及软组织积气。一侧主支气管完全断裂，由于失去支气管的支持，受到气胸的压迫，肺萎陷不张并向心隔区坠落，形成肺下垂征，是气管、支气管断裂的特征性表现。部分患者可见肋骨骨折和血气胸表现。

　　延期患者的 X 线表现除显示一侧肺不张外还可看到支气管的不连续阴影，或支气管断端阴影。支气管断层或高电压拍片可清楚显示支气管狭窄及中断现象。部分患者可做支气管造影，以进一步了解支气管盲端距气管隆嵴的位置和距离，为制定手术方案提供参考。

2. 纤维支气管镜检查

　　对早期诊断和定位、了解损伤程度有重要临床价值。不仅可直视受伤支气管腔内情况，还可做选择性支气管造影。对晚期患者的支气管检查不仅可明确诊断，还可排除其他原因诸如分泌物堵塞、异物、肿瘤等引起的肺不张。

（四）治疗

　　既往由于对气管、支气管损伤认识不足，常延误诊断，致使部分患者失去治疗机会，即使能度过急性期侥幸存活者，后期手术也增加了治疗的复杂性，故应强调早期诊断、早期治疗。首先处理危及生命的症状及伴随伤，积极抢救以恢复与维持基本的生命功能，包括紧急止血、保持呼吸道通畅（必要时行气管插管或气管切开）、吸氧、纠正休克等措施。待病情稳定后，根据情况再进行根治性手术。

1. 颈部穿透伤

　　（1）气道重建：对损伤小于气道周长 1/4～1/3 者可试行非手术治疗。对于大量漏气或通气困难者，即使裂伤小于 1/3 周长仍不应试图非手术治疗。尽管单一气道短的纵行裂伤非手术治疗常很成功但术前区分损伤范围常有困难，并且远期易发生气管狭窄，因此，及时行气管探查，气管断端用 3-0 或 4-0 可吸收缝线，也可用 Prolene 缝线间断全层或连续缝合，尽量不用丝线，以防形成肉芽肿。针距、边距均为 2 mm，对合整齐缝合，并将线结打在气管腔外以防止术后形成瘢痕狭窄。术中注意保护气管两侧血供及喉返神经，气管须缝合严密无漏气。对气管损伤伤口不规则者，断端需要修剪整齐，但不宜切除过多。缝合时黏膜应对合整齐，以防术后瘢痕狭窄。当气管组织有缺损时，可采用带锁骨骨膜移植修复气管。

　　（2）并发伤的处理：由于颈部气管外伤常并发颈部其他器官损伤，严重者可并发出血性休克，因此术中须注意探查有无食管、甲状腺以及血管、喉的损伤。

2. 胸部气管穿透伤

　　（1）紧急行气管切开并放置胸腔闭式引流，同时给予吸氧、输血、输液纠正休克。若损伤严重，经气管切开及闭式引流呼吸困难仍不能缓解，或出现胸内大量进行性出血时，应紧急行剖胸手术进行处理。

（2）气管、支气管小的裂伤而无严重复合伤存在对，经气管切开、胸腔闭式引流、大剂量抗生素防治感染等措施，常可自行愈合。

（3）大的裂伤或完全断裂均应早期行手术修补或对端吻合，若伤侧肺严重受损应行肺切除术。并发其他器官损伤应同时予以治疗。

（4）术后行气管切开，以减低呼吸道阻力，及时吸出分泌物，保持气道通畅。继续抗休克，纠正器官功能紊乱及改善患者全身状况。早期行雾化吸入以利排痰，全身应用大剂量抗生素控制感染。

（五）预后

气管、支气管腔外型穿透伤大多有严重复合伤存在，病情极为严重复杂，预后凶险，死亡率高。腔内型创伤多无伴随伤发生，如能及时确诊治疗，效果较好。

二、气管、支气管钝性伤

（一）病因

胸部遭受强力挤压或撞击是造成气管、支气管钝性损伤而破裂的主要原因，如交通事故中车辆的碰撞、碾压伤，厂矿施工中机械及塌方造成的砸伤、挤压伤、摔伤、爆炸伤等。国内外报道显示，气管、支气管钝性损伤在临床上远较穿透伤多见，是胸部闭合性外伤早期死亡的原因之一。近年来，随着高速交通的发展及交通事故的增多，本病的发生也不断增多，瑞士意外事故预防办公室1999年报告显示，90%的胸部钝性损伤出自交通事故，7%由工伤引起，其他外伤占3%，欧洲国家因交通意外事故造成的死伤比例为1：40。同时，国内外文献报道气管、支气管损伤患者占胸部钝性外伤患者的0.7%，尸检的2.8%。

（二）发病机制

气管、支气管裂伤发生的概率，Kiser统计显示以右侧主支气管损伤最为常见，左主支气管、气管相对较低。部分患者可涉及左、右主支气管，甚至气管。具体损伤部位以气管隆嵴为中点，距气管隆嵴1 cm以内的损伤约占全部损伤的58%，2 cm以内的占76%。同时，右侧支气管损伤部位距气管隆嵴的平均距离为1.1 cm，明显短于左侧的1.8 cm。

右侧主支气管损伤最为常见的原因可能在于右侧支气管较左侧短，同时，气管、左侧支气管有主动脉及纵隔其他组织保护。另有学者认为，由于右侧支气管相对较短，因而在遭受减速伤时所受的牵拉力较左侧大。而正是由于气管、左侧支气管有主动脉及纵隔其他组织保护，其自受伤到确诊的时间相对较右侧支气管长。

（三）损伤机制

有关器官、支气管损伤的机制目前尚无明确的解释，Chow援引各家学说显示目前主要有3种解释。

1. 压力学说

胸部受伤时，患者屏气，声门紧闭，膈肌固定，气管、支气管内固定于胸骨和脊柱之间，压力突然升高，当压力超过管壁的耐受能力时，则发生气道破裂。Estridge应用猪的动物模型实验证实了这一理论。

2. 牵拉学说

胸部受突然的强力挤压时，胸廓前后径变小，横径增大，此时肺仍与胸壁紧贴，向左右分离移位，牵拉气管隆嵴，这种向外分离的牵拉力超过一定的限度时，主支气管可发生破裂。

3. 减速学说

这一学说似乎更适于解释交通意外事故。主支气管固定于气管隆嵴，而两侧肺侧有更多的移动空间，当胸部快速减速时，产生撕裂力导致气管、支气管破裂。

实际上，气管及主支气管破裂可能是上述诸因素综合作用的结果。不同的患者、暴力的大小、作用部位及方式不同，主要损伤机制有所不同，可能以其中某一种因素为主，其他因素共同作用。

胸部闭合伤可造成气管、支气管各种程度的损伤，从小裂口伤至完全断裂以及范围广泛的复杂性裂伤等，因而出现不同时期的病理变化。

伤后1周以内患者为早期，支气管裂伤处出现不同程度的出血、水肿、组织变性坏死以及浆液、白细胞和纤维素渗出，局部形成血肿、凝血块、纤维素沉着凝集等，堵塞和覆盖伤口。小的裂伤和通道可因此而被封闭。

由于气管、支气管损伤患者有25% ~68%不能及时得到诊断，随着时间的推移，损伤部位及相应肺组织可出现不同的病理变化。Taskinen等报道一组气管、支气管断裂后仍可由疏松的周围袖式组织保持其连续性并在伤后维持充分通气，尤其是左侧支气管损伤的患者，2~6周后因肉芽组织增生出现狭窄，肺通气受限，出现肺炎、支气管炎，经反复发作，可形成支气管扩张，肺纤维化、实变等，肺功能永久性丧失，即使再次修复狭窄病变，狭窄远端仍形成无功能肺组织。但如气道突然完全堵塞，远端肺组织内由黏液充填并可防止肺组织感染。Webb、Benfield等应用猪动物模型完全阻断支气管达5~7个月，支气管再通后肺组织的功能仍可恢复。

（四）临床表现

气管、支气管钝性损伤的临床表现与损伤的部位、程度、纵隔胸膜有无破裂和气体外逸、失血量等因素相关，综合国外Chow，国内王树成、王化生等的文献，一般可分为早期表现和延期表现。

1. 早期表现

（1）呼吸困难及发绀：呼吸困难是气管、支气管闭合性损伤最突出的症状之一。引起呼吸困难的原因主要是裂伤引起的单侧或双侧气胸，呼吸道被血液、分泌物阻塞，肺不张以及肺实质的挫伤等因素造成，若不及时处理可因气胸或气道梗阻的发展而进行性加重。严重的呼吸困难导致机体缺氧，引起发绀。

（2）气胸：大多数气管及支气管损伤与胸膜腔相通，伤后立即出现气胸症状并且迅速发展为张力性气胸，若不及时排气减压，可很快引起患者死亡。少数患者双侧纵隔胸膜同时破裂出现双侧气胸，也有报道一侧主支气管破裂只出现对侧气胸的情况应引起注意。有些病例因纵隔胸膜尚完整，仅出现皮下气肿而无气胸表现。

（3）纵隔及皮下气肿：单纯纵隔气肿需行X线检查方能发现，但多能迅速发展至颈部皮下而被触及，仔细检查可发现心浊音界缩小及心音低钝；有的病例出现Hamman征，为心脏搏动时引起剑突及胸骨后软组织内气体流动发出的嘎叭样杂音。皮下气肿往往开始出现于颈前胸骨切迹上方，呈进行性发展，可迅速扩展到颈、肩、胸腹壁，甚至到达上下肢及会阴部。

（4）咯血：不少患者于伤后早期出现轻度至中度咯血，有时为血痰或痰中带血。咯血的原因多为气管、支气管断端出血引起，很少有大量咯血表现。咯血症状一般在伤后 3 天左右逐渐停止，少数患者由于局部继发感染以及肉芽组织增生等原因，咯血症状可持续较长时间。

（5）其他症状：支气管及肺部损伤后分泌物增多，继发感染可引起咳嗽、咳痰、发热等。胸壁并发伤、肋骨骨折等可引起胸痛、反常呼吸、损伤性窒息等。严重缺氧、颅脑损伤、大量失血可造成昏迷、休克等严重情况。

2. 延期表现

气管、支气管损伤后，若早期未能确诊，或由于其他原因未能早期手术治疗，病程超过 1 周甚至 1 个月以上，则进入延期或晚期。其临床表现以呼吸功能低下及感染症状为主，表现为胸闷憋气、活动后气短、发绀、咳嗽、咳痰、发热等症状。延期患者尚可遗留部分急性期表现，如气胸、皮下气肿、咯血等症状。引起呼吸功能低下的原因主要有：①肺不张使呼吸面积减少；②肺内存在右向左的分流；③支气管及肺内感染，炎症感染可进一步影响气体交换，加重分流，并且使机体耗氧量增加。

支气管部分性断裂及支气管狭窄者，气道仍有交通，但排痰受阻，远端分泌物积蓄，容易并发感染；如果不能及时处理将并发支气管扩张、肺化脓性炎症以及纤维化等，导致不可逆性损害，肺功能丧失。

支气管完全断裂者，通气中断，形成完全性肺不张，远端与外界隔绝，很少并发感染。

闭合性支气管断裂后，很少引起支气管胸膜瘘。其原因是：①原来支气管并无病理改变；②经胸腔闭式引流后，断端常很快被周围袖式组织、纤维素所填塞；③断端封闭较早，胸腔与远侧肺不易感染。

（五）诊断

气管、支气管损伤的早期病例，根据病史及临床表现，及时进行 X 线检查、CT 扫描及支气管镜检查即可确诊。晚期病例，除病史外，主要依靠支气管断层摄影、碘油造影及支气管镜检查明确诊断。

1. 急性期气管、支气管损伤的诊断依据

胸部创伤后短时间内极度呼吸困难、发绀、咯血痰。有重度的纵隔和皮下气肿，伤侧呼吸音减弱或消失。特别是纵隔气肿伴颈静脉怒张更要高度警惕气管、支气管损伤的可能。胸腔闭式引流后持续大量的气体逸出，肺不能复张，呼吸困难无明显改善。

胸部 X 线检查：①气胸征象，多数为张力性气胸，纵隔明显移位，少数为单纯性气胸或血气胸；②气肿征象，表现为纵隔积气增宽，皮下及软组织积气，早期颈胸椎侧位像可见脊柱前缘有透亮带，Eijgelaar 等认为此征象是早期诊断的可靠指征；③肺下垂征，一侧主支气管完全断裂，由于失去支气管的支持，受到气胸的压迫，肺萎陷不张并向心隔区坠落，称为肺下垂征，平卧时不能显示此特征；④气管、支气管断裂并发骨折，常并发上胸部，尤其是第 1～3 肋骨骨折以及锁骨骨折。

CT 检查：CT 扫描可显示气管、主支气管的狭窄及不连续，发现气胸、肺不张、纵隔及皮下气肿等表现。Mouton 报道螺旋 CT 有助于支气管断裂的诊断和定位。Chen 报道 CT 扫描确定气管断裂的灵敏度为85%。

有条件时可进行纤维支气管镜检查以确定损伤的部位。

2. 延期气管、支气管损伤的诊断依据

患者有胸部遭受突然而剧烈的撞击或挤压伤病史。胸部外伤急性期过后，肺仍持续萎陷不张，患者有胸闷、气短、发绀等表现。外伤后患者逐渐出现一侧肺内阻塞性炎、脓疡形成或支气管扩张等。

支气管碘油造影、断层拍片或纤维支气管镜检查发现支气管狭窄或阻塞不通，而曾有胸部外伤病史者。

纤维支气管镜检查可以确定气管、支气管断裂以及狭窄的部位、程度等；对于早期或晚期病例都有肯定的价值，而阴性的检查结果则可以排除支气管断裂的存在。凡胸部外伤后出现上述临床表现而怀疑有气管、支气管断裂者，无论病期早晚，均应争取行此项检查。

X线表现如下。①延期病例，完全断裂者表现为持续性肺不张、肺下垂征为主；部分性断裂、支气管狭窄者，可见肺化脓性炎症、脓气胸、纵隔炎等表现。部分病例尚可见少量气胸、纵隔气肿或胸腔积液等表现。②晚期病例，支气管断端已闭合，气胸已经引流及吸收，可见纵隔移向患侧，肋间变窄，患侧胸廓塌陷、胸膜增厚等。萎陷的肺垂落于心膈角处但不如早期清晰可见。支气管狭窄并发感染则出现阻塞性炎症、支气管扩张、纤维化实变等表现。

3. 误诊原因分析

本病发病率低，临床较少遇到，若医师经验不足，对本病缺乏认识，常误诊为气胸、肺不张、凝固性血胸等而拖延治疗，或因外伤后并发复合伤而掩盖病情。同时，急性期胸腔闭式引流由于支气管断端收缩移位，断裂口被软组织、血块或分泌物填塞导致病情趋于稳定或缓解；支气管未完全断裂者，肺尚有部分通气未萎陷下垂，经保守治疗症状可好转。晚期患者由于裂伤处肉芽及瘢痕增生，引起管腔狭窄，远侧肺继发感染，易误诊为肺炎、肺不张等。支气管镜检查若忽视病史，有时可将晚期支气管腔内肉芽、瘢痕组织误诊为是肺癌。

（六）治疗

1. 一般急救处理

支气管断裂早期病死率为30%。一经确诊，在病情允许时应积极行气管、支气管修补或断端吻合术，在伤后48小时内手术，纵隔气肿使组织间隙疏松，不但容易解剖，支气管断端水肿轻，而且肺组织内无感染，分泌物少，术后可获满意效果。严重创伤病例，应首先判断身体各处损伤情况，确定有无严重并发伤以及呼吸循环障碍、昏迷、休克等危及生命的病情，决定治疗顺序。急救治疗及其顺序：①保持呼吸道通畅和给氧，若有急性呼吸障碍，必须紧急行气管切开或气管插管；②对于张力性气胸，应及早行胸腔闭式引流；③输血、输液纠正失血及创伤性休克；④同时处理其他严重并发伤，如颅脑伤、骨折、胸壁软化引起的反常呼吸，腹腔脏器损伤等；⑤严重的纵隔气肿可于胸骨上窝处切开排气。

2. 气管、支气管损伤的早期治疗

（1）保守治疗：①气管支气管裂口伤仅为口径的1/4~1/3（小于1 cm），经闭式引流、气管切开、控制感染等措施，能自行愈合；1周左右拔管观察；②伤情复杂，病情危重，经积极治疗后病情仍很重，不能负担开胸手术者，应待病情稳定，至延期或晚期再行手术治疗。

（2）手术适应证：气管、支气管损伤一经确诊，除少数适合保守治疗的情况外，都应立即手术修补及吻合；病情较重者，经胸腔闭式引流、气管切开、抗休克等治疗，在全身情况好转后立即施行手术治疗。由于支气管断端粘连轻，易解剖及吻合，手术成功率高，术后不易发生吻合口狭窄。对于部分性断裂的病例，早期手术可防止肺部继发感染及肺功能丧失。

（3）手术要点与术中注意事项：手术切口的选择须根据受伤部位而定。颈部气管损伤可采用颈部横切口，若远侧断端缩入胸内则须劈开部分胸骨以暴露上纵隔。胸段气管及主支气管损伤，采用患侧后外侧剖胸切口，经第5肋床或肋间进胸。应仔细探查，结扎肺门部与胸内活动性出血点，发现并处理其他并发伤情。

1）剪开纵隔胸膜，右侧切断奇静脉，显露气管、气管隆嵴与主支气管，寻找破裂口及退缩的支气管断端，缝以牵引线并适当游离、修整。吸除气管、支气管内以及局部的积血和分泌物。对于支气管部分性断裂，给予间断缝合修补，若为完全断裂，应做对端吻合。根据术者的习惯不同，采用逐针间断缝合，多针缝好后一次结扎或连续缝合等吻合方法。要求对合准确整齐，严密可靠，针距与边距合适，血运良好，线结扎于腔外。吻合完毕用邻近组织或带蒂胸膜片覆盖于吻合口上，以促进愈合。充分游离胸膜粘连及肺下韧带以减轻吻合口张力。

2）有广泛的肺挫裂伤，肺动、静脉损伤，或一侧主支气管复杂撕裂伤无法缝合修复时，应行全肺切除术。肺叶及支气管裂伤，而肺组织及血管无严重损伤时可予以修补吻合；否则应做肺叶切除术。

3）颈段气管创伤，解剖时宜紧贴气管壁进行。注意保护喉返神经和气管两侧纵行的血管链。部分性撕裂，清创后间断缝合，完全性断裂时，远侧断端常缩入纵隔内，需将其拉出行断端吻合。

（4）术后护理。

1）体位：患者术毕取平卧位。全身麻醉清醒，生命体征平稳后改半卧位，保持头颈胸前倾位，以减小支气管吻合口张力，有利于伤口愈合。

2）呼吸道监护：维持呼吸道通畅，确保有效通气量，术后常规保留气管导管，继续人工呼吸支持，正压不宜过大。充分镇静，避免咳嗽和胸膜腔内压增高，以免吻合口漏气及影响气管吻合口的愈合。做好呼吸机的监护，保证气道温湿化。持续监测脉搏、氧饱和度（SpO_2）。术后7~8天可在纤维支气管镜下吸出气管腔内分泌物的同时剪除吻合口的肉芽组织，预防吻合口狭窄。

3）胸腔闭式引流：术后摆放胸腔闭式引流管可排出胸腔内残留的气体、液体，并观察胸腔内有无活动性出血，恢复、保持胸内负压，促进肺膨胀，预防感染拔管不宜过早，根据病情在5~7天拔管。

3. 气管、支气管损伤的延期及晚期治疗

延期或晚期气管、支气管损伤病例，一般均需采用手术治疗，目的是争取切除狭窄，重建气道，使肺复张；或切除严重感染、受损的肺组织，以消除症状。术前除应明确诊断外，尚须判明狭窄的部位、程度以及与周围器官的关系，了解肺部有无感染，决定手术方案。

对于支气管狭窄者，若无明显感染，应争取在伤后1个月内行手术治疗，彻底清除肉芽及瘢痕组织，做支气管缝合或切除狭窄段，行对端吻合术，以防止继发感染，造成肺功能丧失。若已出现明显感染症状，远侧肺有不可逆损害时，应做肺切除术。

支气管完全断裂晚期，远侧肺多无感染，无论伤后多久，均应尽可能做重建手术，甚至在受伤数年以后，肺仍可能复张，功能得到恢复，有伤后 9～15 年再行手术重建获得成功的报道。晚期手术常由于瘢痕粘连、解剖结构的改变和肺内陈旧性感染等问题而较为复杂和困难。手术成功的关键在于残端的显露与游离，伤侧肺组织功能的判断和吻合技术。

支气管两断端间常有一硬性瘢痕带相连，可以此作为寻找上下残端的线索，若远侧断端被瘢痕组织掩盖于肺内而寻找困难时，应先解剖肺动脉直达肺叶分支处，即可触及较硬的支气管残端，防止盲目解剖误伤支气管或血管。

支气管吻合前，应充分吸尽痰液，先切开远端支气管，吸尽潴留的黏冻样分泌物，按摩肺叶以帮助吸引。以消毒的导管插入远侧支气管腔，充分使肺复张，但不宜过度加压充气，以免造成肺损伤。因长期肺不张，支气管内潴留的分泌物难以一次清除，加之肺水肿、顺应性减低等原因，不可能在术中将肺膨胀到满意程度。肺表面有纤维板形成者，须予以剥脱，以利于术后肺复张。

吻合前应充分切除两残端瘢痕组织，修剪残面达软骨环处，尽量使两断端管径相近，避免将残端游离过多，以防术后因瘢痕切除不彻底，血运不良，组织坏死而造成吻合口狭窄。

术中对萎陷肺能否保留的判断甚为重要，若肺组织失去弹性，远端支气管分泌物呈脓性，支气管内加压充气肺叶不能膨胀，应放弃支气管吻合而行肺切除术。

术后处理与早期气管、支气管裂伤一期吻合术相同。保持胸腔闭式引流管通畅对术后肺复张非常重要，有学者认为在第 2、第 8 肋间放置两个胸腔闭式引流管效果更好。术后无须行气管切开，以减少感染的机会，早期雾化吸入有利于咳痰、胀肺。对于咳痰无力者可应用纤维支气管镜吸痰。

晚期支气管重建后肺功能恢复问题，经过长期大量的观察发现，术后 X 线改变多在 3 个月左右恢复正常，肺功能的恢复常落后于 X 线改变。术后复张的肺，氧吸收功能较低，该肺血供较少，仍存在右向左的分流等。但总的肺功能会逐步好转，经过数月以至数年后，复张肺的功能可达到或接近正常的水平。

（七）预后

根据 Kiser 等总结的胸部气管、支气管损伤病例，气管、支气管损伤的预后与创伤的部位、损伤报道的年代、自损伤至诊断的时间、损伤机制、治疗方法及损伤的严重程度等因素有密切相关性。左支气管损伤的病死率约为 8%，右侧为 16%，气管为 26%。损伤后 24 小时确诊并治疗的患者病死率为 25%，2～7 天确诊患者病死率最高，达 40%，可能与损伤严重、多器官损伤、感染、失血性休克等因素相关。7 天后病死率明显下降，为 3%。

（马文超）

第七节　肺挫裂伤

一、流行病学

胸部受伤严重的患者中 30%～75% 并发肺挫伤，使其成为最常见的并发症。在损伤严重程度评分超过 15 分的多发复合伤中，肺挫伤在约 17% 的患者中存在。因为单独的肺挫伤本身很少发生，因此其病死率难以确定。肺挫伤病死率为 14%～40%，取决于本身和并发伤的严重程度。当挫伤较小时，通常不会增加病死率。然而，另一项研究发现，约 35% 的严重胸外伤患者伴肺挫伤并最终导致死亡。在另一项研究中，有11%的患者仅因单独的肺挫伤死亡，而如果并发其他胸部损伤，其病死率则上升至了22%。肺挫伤伴连枷胸的患者，其病死率是单独肺挫伤患者的2倍以上。肺挫裂伤被认为是增加胸外伤患者病死率的一个直接原因。我国统计的1 173例胸部外伤患者中，肺挫裂伤（包括肺挫伤、肺裂伤、肺爆震伤）共计91例，占总患者的7.8%。

二、病因

严重创伤，如车祸、钝器伤、高空坠落、爆炸气浪伤、烟雾烧伤或骨折脂肪颗粒肺栓塞等均可造成肺挫裂伤，钝性伤最常见。肺挫伤既可以是局部性的，也可以是弥漫性的（一叶或一侧全肺），既可以单侧挫伤，也可以发生在双侧。

三、发病机制和病理改变

肺挫伤的发病机制是因胸部剧烈损伤造成肺部微血管内膜伤害，致血管壁的通透性增加，水分和液体成分渗出到血管外，造成肺间质水肿和肺泡内水肿，继发肺泡萎缩，肺内动静脉分流增加，通气血流比例失调。

1. 出血和水肿

在挫伤部位，肺泡和毛细血管膜被撕裂，损坏毛细血管和肺泡膜小血管，导致血液和液体泄漏到肺泡和肺间质的空间处。随着创伤的程度加重，还有更严重的水肿、出血及肺泡撕裂。因此，毛细血管出血、肺水肿是两个连续的过程。

2. 肺实变和肺萎缩

肺挫伤可引起肺部分实变、肺泡塌陷、肺不张（部分或全部肺塌陷）的发生。最常见肺实变的原因是肺损伤后毛细血管结构破坏，肺泡内皮细胞间隙增大，原来正常的肺泡间隙被毛细血管渗出的水分和胶体成分填塞。受伤后1小时内，在受伤部位就可以见到肺泡增厚，并可能实变；另外，肺挫伤导致肺泡表面活性物质减少，也加速了肺泡的萎缩和实变，这属于继发性损伤。

肺部损伤继发的炎性过程是指血液中的巨噬细胞、中性粒细胞等炎症细胞和血液成分可以进入肺组织，释放的炎性介质导致炎症，增大了呼吸衰竭发生的可能性。在炎性反应中，产生过量的黏液，可能堵塞肺的小气道，导致小气道的萎缩。即使只是局部的损伤，炎症也可能影响到其他肺部，因此，未受伤的肺组织也可能发生水肿、肺泡间隔增厚以及其他变化。如果这种炎症致使肺交换气体严重不足，可导致类似急性呼吸窘迫综合征一样的肺功能衰竭。

3. 通气血流比例失调

一般情况下，通气血流比例约为1：1，进入肺泡内的通气量约等于在他们周围的毛细血管（灌注）血液量。肺挫裂伤时这个比例是减少的，原因是充满液体的肺泡无法与空气充分交换，氧气无法进入血液，血液没有被充分氧合就离开了肺。另一种情况是受伤后，肺通气功能也明显下降，从而导致机械通气不足，如并发连枷胸时，没有足够的通气膨胀也导致了通气血流比例的失调。由于长时间的通气和血流不匹配，将会导致血氧饱和度的降低。

肺挫裂伤的主要病理改变是肺泡破裂和肺泡内出血，其次是肺水肿和肺气肿，有时伴肺破裂。肺出血可由斑点状至弥漫性不等，肺实质内血管破裂可形成血肿，甚至可出现血凝块堵塞气管导致窒息死亡。肺水肿轻者为间质性或肺泡腔内含有少量积液，重者可见大量的水肿液外溢至支气管以至气管内，因常混有血液，故呈血性泡沫痰。肺出血和肺水肿可致肺不张。肺气肿可为间质性或肺泡性，重者在胸膜下出现含有血和气的肺大疱，发生肺破裂时可引起血胸或血气胸。

以上病理生理改变引起肺的顺应性下降，潮气量降低，最终导致低氧血症。严重的肺挫伤可以造成急性呼吸衰竭，继而导致多器官功能衰竭而死亡。

四、临床表现

肺挫裂伤的临床表现因伤情轻重不同而有所差异。轻者仅有短暂的胸痛、胸闷或憋气感，其症状还往往被其他并发伤所掩盖，只是在做胸部 X 线片或胸部 CT 时被发现。稍重者伤后 1 ~ 3 天出现咳嗽、咯血或血丝痰，少数有呼吸困难，体格检查听诊可闻及变化不定的散在性湿啰音或捻发音。严重者可发生 ARDS，出现明显的呼吸困难、发绀、血性泡沫痰等，常伴休克。查体除肺内啰音外可有肺实变体征和血气胸体征。此外，常伴有其他脏器损伤的表现。

五、辅助检查

肺挫裂伤的辅助检查主要包括影像学检查和实验室检查。

1. 影像学检查

（1）X 线检查：胸部 X 线是最常用的诊断方法，可用来帮助已经有明确临床病史、症状体征患者的肺挫裂伤的诊断。肺内可见肺纹理增粗、斑片状阴影、透光度减低以致大片状密度影，也可有肺不张和血气胸的表现。

肺挫裂伤导致的肺实变区域在胸部 X 线片上呈白色，由于挫伤通常不限制于肺叶或肺段的解剖界限，因此，它可以表现为局限性或弥漫性的斑片状或团块状影，血胸或气胸的存在可能掩盖了 X 线片上的这种肺挫伤表现。

虽然胸部 X 线片是诊断的重要组成部分，但因为它敏感度较低的缺点，尤其是在损伤的早期，肺部病变不明显，往往容易漏诊。胸部 X 线片上出现肺部渗出性病变的特征，一般在肺挫裂伤后 6 小时开始，并且此特征出现的时间与创伤的严重程度并无直接联系，48 小时后再出现的肺部类似损伤往往与肺挫裂伤不直接相关，需要考虑肺炎及其他肺疾病。

（2）胸部 CT 检查：若表现为密度增高的云絮状阴影，提示肺泡及肺间质出血（图 6-6）。

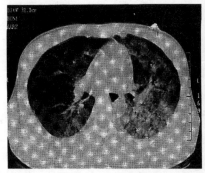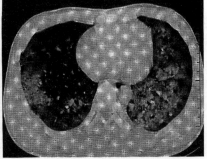

图 6-6 肺挫伤的胸部 CT 表现

计算机断层扫描（CT 扫描）是肺挫伤较为敏感的检查方法，它可以在识别腹部、胸部损害或其他伤害的同时判断是否伴有肺挫伤。一项研究表明，X 线片检测胸部损伤的患者中，检出伴随肺挫裂伤的发生率约为 16.3%，而 CT 则发现其中 31.2% 的患者伴有肺挫裂伤。不同于 X 线，CT 扫描可以检测几乎立即受伤后的肺挫伤。当然，肺组织损伤后 24~48 小时的出血及水肿表现在 X 线片和 CT 上均可见。另外，CT 扫描还可以帮助确定挫伤程度，帮助评估患者是否需要机械通气，CT 扫描肺挫伤范围较大的患者，增加通气是必要的；CT 扫描也有助于区分肺挫伤和肺出血，这可能是其他检查难以实现的。

2. 实验室检查

动脉血气检查：此项检查早于 X 线发现异常之前，可出现轻重不等的异常结果，一般呈持续性低氧血症。若通气功能受损严重，可出现低氧血症、高碳酸血症，表现为动脉血氧分压 < 60 mmHg，动脉血二氧化碳分压 > 50 mmHg。

六、诊断及鉴别诊断

要诊断肺挫裂伤，需要通过了解造成肺部损伤的病史、体格检查及相关影像学资料和实验室检查综合判断。根据创伤史、临床表现和影像学检查，肺挫裂伤容易确诊，因此一般不需要进行鉴别诊断，但应注意其外轻内重、始轻末重、迅速发展和常有并发伤的特点。临床上肺挫裂伤的症状表现最容易被其他外部损伤所掩盖，如烧伤、骨折等更易诊断的损伤。故对本病诊断最重要的是要分析临床资料，且对这一类患者要充分考虑到肺爆震伤的存在，及时预防处理。

七、治疗

没有已知的治疗方法可以加速肺挫裂伤愈合，主要治疗方法是维护呼吸和循环功能，包括保持呼吸道通畅、给氧，必要时行气管切开和人工呼吸器辅助呼吸以及输血、补液及抗休克。有血、气胸者尽早做胸腔闭式引流，注意给予止血药物，合理应用抗生素预防感染。对并发其他器官损伤进行相应的处理。支持治疗也非常重要。一定注意受伤部位和可能同期受到损伤的部位，防止更多的继发伤害，并提供支持性护理，同时等待肺部的挫伤愈合。

肺挫裂伤患者的各种监测非常重要，包括保持体液平衡、维护呼吸功能、血氧饱和度和脉搏血氧仪的监测使用。为预防患者病情恶化，及时建立静脉通道和通畅呼吸道非常必要，特别是对并发肺炎和急性呼吸窘迫综合征（ARDS）患者的监测至关重要。治疗的目的是保证氧合，防止呼吸衰竭。

1. 单纯肺挫伤

无须特殊治疗，只需吸氧、镇痛、鼓励咳痰、预防并发症。但在早期需密切观察，复查胸部 X 线片及血气分析，监测是否会转变为呼吸功能不全的肺挫伤。

2. 通气

当创伤引起肺通气异常或肺换气功能无法维持正常血氧浓度时，机械通气是行之有效的治疗手段。持续正压通气（CPAP）是最常见的选择模式。

BiPAP 的无创正压通气模式在较轻的患者中应该推荐使用，可以更好地促进患者康复，避免机械通气带来的各种问题。需要注意的是，由于肺挫裂伤患者肺部损伤在不同阶段的主要矛盾不同，必须注意调整呼吸机压力、氧气浓度及湿度，在保证足够通气的情况下尽量降低呼吸条件，创造有利于肺组织愈合的条件。在恢复后期，部分患者由于重度肺水肿、肺部感染会引起肺实变、肺萎缩和肺间质纤维化。

根据伤情轻重分类，个性化治疗，对于呼吸困难不见改善、低氧血症持续存在的患者，即动脉血气分析示 $PaO_2 < 60$ mmHg，$PaCO_2 > 50$ mmHg 时，应行气管内插管、呼吸机辅助呼吸，以高频通气或呼吸末正压通气模式辅助呼吸，尽量使 $PaO_2 > 80$ mmHg，$SaO_2 > 90\%$；给予超声雾化吸入湿化气道，促进痰液排出，去除异物刺激，减少各种炎性介质的作用。对于痰液不能有效清除且预计需长期呼吸机辅助的患者，可考虑行气管切开，建立人工气道，保持呼吸道通畅。疑有痰痂阻塞气道时应立即进行纤维支气管镜检查，去除痰痂并做冲洗，对呼吸道内的出血点给予电凝止血。呼吸机的使用应遵循"早上机、早撤机、个性化"的原则。当患者自主呼吸恢复好，咳嗽有力，监测血气分析正常且稳定，即可考虑脱机，应争取早日脱机，避免呼吸机依赖。

当挫伤严重到各种常规支持治疗无效时，体外膜肺氧合（ECMO）可以使用，在体外完成肺换气，为患者争取挫裂伤所致肺部炎症水肿消退的时间，增加存活希望。

3. 液体治疗

肺挫伤补液治疗的管理策略目前是有争议的。体循环系统存在过多的液体会加重缺氧，因为它可能会导致体液从受伤的毛细血管渗漏至肺间质引起肺水肿。然而，低血容量对患者有更直接及更危险的影响，可能造成低血容量性休克，因此，对体液丢失严重的患者，液体复苏是必要的。目前的推荐是，在需要扩容治疗低血容量休克的患者，给予静脉补液的同时，需要监测中心静脉压，限制过多晶体液入量，必要时适当应用利尿剂。

4. 支持治疗

呼吸道分泌物会加重缺氧，导致感染。因此，胸部物理治疗，如促进呼吸运动、咳嗽刺激、吸痰、敲击、移动、振动来清除分泌物，增加氧合，使得肺萎缩实变部分复张非常重要。中度至重度患者应该预防性给予抗生素治疗，虽然目前没有研究显示使用抗生素作为预防性措施预防感染发生的明确获益，但部分医生建议即使没有科学证据，也应该预防性使用抗生素。然而，持反对观点的医生认为这可能会导致细菌耐药菌株的产生，所以，除非临床已经出现明确的肺部感染情况，否则通常不鼓励预防使用抗生素。

5. 糖皮质醇激素的应用

激素本身有抗感染、减轻水肿、降低毛细血管通透性和血管阻力的作用，使肺组织内分泌减少，可抑制血小板凝聚、防止微血栓形成、减少白细胞聚集、减轻肺纤维化。应用激素要求早期、足量、短疗程。

6. 疼痛控制

疼痛控制是另一种非常重要的改善患者病情的手段。胸壁损伤导致的痛苦可使患者咳嗽无力、分泌物增加，痰液将积存在呼吸道，引起肺部感染、肺不张、肺实变。胸部扩张不足可能导致肺不张，从而进一步降低血液氧合。合理使用镇痛药物可使患者减轻疼痛，同时要防止患者产生呼吸抑制，促进患者排痰和功能锻炼有利于患者恢复。因此，不能简单地认为镇痛就是缓解患者疼痛，而是综合治疗的重要一环。

八、并发症的诊断、治疗和预防

本病最常见且最严重的并发症包括肺部感染、急性呼吸窘迫综合征（ARDS）和多器官功能不全综合征（MODS）。

1. 肺炎

肺爆震伤致肺部感染常见，这与肺爆震伤后弥散性肺泡膜受损、肺泡通透性升高、肺泡表面活性物质减少或失活有关，从而易导致肺部感染。

2. 急性呼吸窘迫综合征（ARDS）

ARDS 的肺部病变源于广泛性的肺泡微血管受损，使得内皮细胞间通透性增加，引发肺泡出血及水肿等现象，最后导致肺内无效腔及分流增大，肺顺应性与氧合状况变差，从而造成临床上的呼吸窘迫。病理变化大致包含 3 期：渗出期、增生期和纤维期。目前急性呼吸窘迫综合征患者死于呼吸衰竭的概率不高（<5%），而大多死于败血症或多重器官衰竭，病死率约为 50%。对患者而言肺纤维化的程度也决定了日后的肺功能。

3. 多器官功能障碍综合征（MODS）

MODS 是严重创伤、烧伤、腹腔大手术、休克和感染等过程中，同时或相继出现 2 个以上的器官损害以至衰竭，多在上述病因作用后经复苏病情平稳后发生。MODS 包括器官损害由轻到重的过程，轻者发生器官的生理功能异常，重者达到多个器官、系统衰竭的程度，称为多器官衰竭。在肺挫裂伤的患者中，常常是创伤、烧伤、肺部伤并存，休克和感染也很常见，故存在着非常大的并发 MODS 的风险性。

九、预后

肺挫伤通常可以自愈好转而不会造成永久性损伤，但它本身及其并发症也可能对呼吸功能产生长期不良影响。大多数轻微肺挫伤 5 ~ 7 天可以明显缓解，胸部 X 线片上 7 ~ 10 天可以看到肺损伤明显好转。最常见的并发症是肺炎，大多数肺炎将会随着抗生素的应用和各种支持治疗在 2 ~ 4 周好转。但如果肺挫伤或挫裂伤的面积较大，就会引起肺炎、肺实变、肺萎缩等比较严重的并发症，需要长时间治疗才能好转，很多会引起慢性肺功能不全，在受伤后 4 年仍然可以检测到。部分患者由于病情较重和各种并发症的影响，可能形成肺间质纤维化，将影响患者终身。但这种肺间质病变一般不会进行性加重，因此症状不会迅速进展。

（杨　强）

第八节　膈肌破裂

一、病因

膈肌破裂多见于胸部钝性损伤，单纯膈肌破裂诊断的病例并不多见，且很少能被早期发现，这是因为多伴有其他并发伤或由于胸部 X 线片误诊所致。因此，对每个有严重的钝性胸部或腹部损伤的病例，均应考虑有横膈损伤的可能。

一般来说，大面积的冲击力（如从高处跌下）和交通事故是导致膈肌破裂的主要原因。多数病例需要同时冲击两个体腔（胸、腹腔）才能引起膈肌破裂，单独冲击胸腔则较少造成破裂，而伤及腹腔引起膈肌破裂的机会更少。子弹穿透伤或刀刺伤可致膈肌破裂，并同时损伤了膈肌邻近的器官。膈肌很少在同侧造成多处裂伤，而双侧性膈肌破裂也甚为少见，仅占 3%。多数膈肌裂伤是从中央腱向外呈放射状撕裂，即中央腱向肌层方向裂开，并多半发生在左半膈肌中央腱部位。在膈肌与肋骨附着处的膈肌撕裂较为少见，但若单独严重胸腔挤压时，该处则是典型撕裂部位。在膈脚处断裂不多见。

心包部位的膈肌破裂更为罕见，但有其特殊症状，该处破裂常导致内脏嵌入心包腔内。

二、病理生理

由于胸腔负压及腹腔正压两者间的压力阶差，腹腔脏器可经膈肌破裂口进入胸腔，在用力吸气时其压力阶差更为增大，当应用机械呼吸时胸腔负压消失，因此，在严重胸部损伤时，应用机械呼吸可防止内脏脱入胸腔，因而可掩盖膈肌破裂的存在，直到患者脱离呼吸器开始自主呼吸后，在 X 线摄片时才被发现。

左侧膈肌破裂后，腹腔脏器脱入胸腔的次序是：胃、左侧结肠、脾、大网膜、小肠及左叶肝。而在右侧膈肌破裂时肝脏则容易移位至胸腔内。

膈肌破裂对呼吸及循环的病理生理改变，在很大程度上取决于下列 3 个机制。

（1）横膈的功能出现障碍，出现该侧的反常呼吸。

（2）腹腔脏器脱入胸腔，压迫该侧肺脏使气体交换面积减少。

（3）严重病例有明显的纵隔移位，结果使静脉回心血量减少。

三、临床表现

膈肌破裂的患者临床症状无特异性，尤其对严重损伤病例，常被伴有的严重并发伤及休克症状所掩盖。

左侧胸痛并放射至左肩部是横膈损伤的一个典型症状，在胸壁往往能见到挫伤的伤痕。有不同程度的呼吸短促。若脏器脱入胸腔造成纵隔移位，则呼吸困难更为明显，可类同张力性气胸表现，患者可出现发绀。这些病例的中心静脉压常可升高。

对膈肌裂口大的病例，早期一般无消化道梗阻或绞窄症状，后期有些病例可见消化道梗阻症状出现。对左侧膈肌裂口小的病例，一旦腹腔脏器嵌入胸腔，可早期出现消化道梗阻或绞窄症状。

四、诊断

1. 物理诊断

膈肌破裂的伤侧胸部叩诊可呈浊音，听诊呼吸音减低，可闻及肠鸣音。在损伤早期上述症状有时很难确定。由于移位脏器（胃、结肠）的胀气及脱入位置不同，造成浊音与鼓音的混合体，可直接影响典型的叩诊发现。此外，因为肠麻痹，胸部听诊的肠鸣音可能很弱甚至消失。

2. 辅助诊断

胸部 X 线摄片是诊断的关键。膈肌破裂常被忽略，并不是 X 线不能正确显示病变，而主要是未能正确认识所显示的病变。若 X 线片上看到胸腔内有含气、液体的胃肠影像或实体脏器影像，则诊断可以确定。另外，若下胃管时遇到困难或下胃管后摄 X 线片，发现胃管全部在胸腔内时，可进一步明确诊断。

X 线特征如下。

（1）X 线摄片可见胸内边界清晰的不透光区，并不像血胸在平卧位摄片呈弥漫性模糊阴影，而且膈肌破裂的不透光区往往较均匀，密度并不太高。如为胃泡脱入，可见液平。

（2）在一片模糊阴影中可见到大小不等的圆形透亮区。

（3）横膈显著升高，或无法解释的膈面球形膨出。

（4）纵隔及心脏向对侧移位。

当同时伴有血胸时读片常会遇到困难，若疑有膈肌破裂，则在引流血胸时应注意胸腔引流管入口须较一般为高，可自上胸廓指向横膈插入胸腔，以免损伤脱入的内脏。对可疑的病例，必须做进一步检查，特别注意连续跟踪随访，有部分病例在受伤早期的检查中可完全正常。由于胸腹腔的压力阶差将很快使腹部脏器脱入胸腔，因此，早期很微小或可疑的发现，每随内脏的脱入胸腔逐渐演变为典型症状。

对诊断性穿刺需特别引起注意，以免有造成胃或肠损伤的危险。

膈肌破裂容易误诊，常见的诊断错误如下。

（1）膈肌破裂最常见的误诊为血胸，因而在做胸腔引流过程中易造成脱入胸腔的腹腔脏器损伤。为对右侧血胸与肝脏脱入胸腔做出鉴别，必要时应做肝脏扫描。

（2）也常易被误诊为局限性气胸或张力性气胸，尤其是仅根据一般临床检查作为诊断依据时。

（3）扩张的胃囊致使横膈抬高。

（4）膈神经瘫痪造成高位横膈。如上述因胃囊扩张造成横膈上抬，这与横膈破裂不同，膈神经瘫痪患者能在胃泡上见到一层菲薄清晰的横膈组织。

（5）肺不张：肺不张的纵隔是向病侧移位，而膈肌破裂的纵隔则被推向对侧。

五、主要并发症

膈肌破裂最常并发脾破裂，占 30%，肝破裂占 14%，肾破裂占 9%，其他脏器破裂占 15%。

当有腹腔脏器并发伤时，常因腹部脏器损伤而须剖腹，在剖腹探查时才发现还有膈肌破裂。因而在腹部钝性伤而须剖腹时，必须把探查两侧横膈列为常规。

膈肌损伤可使脱入内脏引起嵌顿或绞窄。如因穿透伤引起的横膈小孔缺损，则上述并发症较横膈较大的裂口更易发生。膈肌破裂的早期诊断和及时手术，是对上述并发症最好的预防措施。

如果外伤后膈肌破裂不重，或为网膜封闭，或疝入胸腔的脏器不多，则诊断常被遗漏，患者进入潜伏期。在此期，患者可以毫无症状。

85%的潜伏期患者在外伤后 3 年内进入第三期或梗阻、绞窄期。患者症状明显，除肠梗阻外，可出现绞窄、穿孔。患者严重呼吸困难，胸腔内大量积液和积气，甚至发生中毒性休克，如诊断、治疗不及时，可很快死亡。

六、治疗

1. 手术指征

一经诊断膈肌破裂，应尽早施行手术治疗，否则，不仅可引起内脏嵌顿，而且主要是破裂逐渐加重对呼吸功能的损害。

膈肌破裂的患者常伴有多处并发伤，凡无明显内脏嵌顿症状及严重心肺功能影响者，膈肌破裂的手术可暂缓，而先处理或手术治疗对患者生命有严重威胁的损伤（如颅脑手术）。无论如何，在这种情况下应先置入鼻胃管。

2. 手术途径

左侧横膈既可经腹腔也可经胸腔修补，经胸途径手术暴露可能较好，但常见的腹部脏器损伤较难被发现，虽然从胸腔可做脾切除，但要达到详细和完全的探查腹腔是不可能的。即使在 X 线片中证实同时存在胸部脏器损伤，但事实上却很少须做手术治疗。因此，在损伤早期左侧膈肌破裂，应常规经腹腔途径手术，这对呼吸功能影响最小，对有严重胸内损伤者则属例外。右侧急性膈肌破裂的缝合，经腹途径是很困难的，在无腹部体征情况下，应从右侧第 6 肋间行进胸手术。

对所有慢性破裂病例，一律经胸途径手术，因已有胸膜粘连，经腹途径将无法处理。

不论以何种途径手术，铺巾消毒都须考虑有进入另一体腔的可能。胸腹联合切口暴露虽好，但较单纯经腹或经胸对患者的损害更大，一般较少采用。

3. 手术方法

在急诊手术时，将脱入胸腔的腹腔脏器复位并无困难，若遇多脏器脱入胸腔，则最先复位小肠，最后是胃。

破裂横膈缝合可用不吸收缝线间断缝合，在急性破裂时常可直接缝合，而膈神经分支应予避开。若缺损太大，则用自体或人工材料修复。若膈肌是沿膈肌与胸壁附着处撕裂，要在原处缝合常有困难，应将膈肌上移固定至胸壁处。

术毕置入胸腔引流管，术前应置鼻胃管。

膈肌破裂在及时和恰当的外科处理后，大多能治愈，但仍有较高的病死率。国内文献报道 129 例，死亡 18 例，病死率 13.9％。主要原因是膈肌裂伤常伴有严重的并发伤和休克，并由于疝入胸腔的脏器对心肺的过度压迫造成呼吸循环严重的功能障碍。因此，严密观察和及时、正确地处理是降低死亡率的重要措施。

（杨　强）

第七章

胃、十二指肠疾病

第一节　胃扭转

一、概述

各种原因引起的胃沿其纵轴（贲门与幽门的连线）或横轴（胃大弯和小弯中点的连线）扭转，称为胃扭转。胃扭转不常见，其急性型发展迅速，诊断不易，常延误治疗，而其慢性型的症状不典型，也不易及时发现。

（一）病因

新生儿胃扭转是一种先天性畸形，可能与小肠旋转不良有关，使胃脾韧带或胃结肠韧带松弛而致胃固定不良。多数可随婴儿生长发育而自行矫正。

成人胃扭转多数存在解剖学因素，在不同的诱因激发下而致病。胃的正常位置主要依靠食管下端和幽门部的固定，肝胃韧带、胃结肠韧带和胃脾韧带也对胃大、小弯起了一定的固定作用。较大的食管裂孔疝、膈疝、膈膨出以及十二指肠降段外侧腹膜过度松弛，使食管裂孔处的食管下端和幽门部不易固定。此外，胃下垂和胃大、小弯侧的韧带松弛或过长等，均是胃扭转发病的解剖学因素。

急性胃扩张、急性结肠胀气、暴饮暴食、剧烈呕吐和胃的逆蠕动等可以成为胃的位置突然改变的动力，故常是促发急性型胃扭转的诱因。胃周围的炎症和粘连可牵扯胃壁而使其固定于不正常位置而出现扭转，这些病变常是促发慢性型胃扭转的诱因。

（二）分类

1. 按起病的缓慢及其临床表现分类

可分为急性和慢性两型。急性胃扭转具有急腹症的临床表现，而慢性胃扭转的病程较长，症状反复发作。

2. 根据扭转的范围分类

可分为胃全部扭转和部分扭转。前者是指除与横膈相贴的胃底部分外整个胃向前向上的扭转。由于胃贲门部具有相对的固定性，胃全部扭转很少超过180°。部分胃扭转是指胃的一个部分发生扭转，通常是胃幽门部，偶可扭转360°。

3. 按扭转的轴心分类

（1）系膜轴扭转型：是最常见的类型，胃随着胃大、小弯中点连线的轴心（横轴）发生旋转。多数是幽门沿顺时针方向向上、向前、向左旋转，有时幽门可达贲门水平。胃的前壁自行折起而后壁则被扭向前。幽门管可因此发生阻塞，贲门也可以有梗阻。右侧结肠常被拉起扭转到左上腹，形成一个急性扭曲而发生梗阻。在少数情况下，胃底部沿逆时钟方向向下、向右旋转。但较多的胃系膜轴扭转是慢性和部分型的。

（2）器官轴扭转：是少见的类型。胃体沿着贲门幽门连线的轴心（纵轴）发生旋转。多数是向前扭转，即胃大弯向上、向前扭转，使胃的后壁由下向上翻转到前面，但偶也有相反方向的向后扭转。贲门和胃底部的位置基本上无变化。

二、诊断

（一）临床表现

急性胃扭转起病较突然，发展迅速，其临床表现与溃疡病急性穿孔、急性胰腺炎、急性肠梗阻等急腹症颇为相似，与急性胃扩张有时不易鉴别。起病时均有骤发的上腹部疼痛，程度剧烈，并牵涉至背部。常伴频繁呕吐和嗳气，呕吐物中不含胆汁。如为胃近端梗阻，则为干呕。此时拟放置胃肠减压管，常不能插入胃内。体检见上腹膨胀而下腹平坦，腹壁柔软，肠鸣音正常。如扭转程度完全，梗阻部位在胃近端，则有上述上腹局限性膨胀、干呕和胃管不能插入的典型表现。如扭转程度较轻，临床表现很不典型。腹部X线平片常可见扩大的胃泡阴影，内充满气体和液体。由于钡剂不能服下，胃肠X线检查在急性期一般帮助不大，急性胃扭转常在手术探查时才能明确诊断。

慢性胃扭转多为部分性质，若无梗阻，可无明显症状，或其症状较为轻微，类似溃疡病或慢性胆囊炎等慢性病变。腹胀、恶心、呕吐，进食后加重，服制酸药物疼痛不能缓解，以间断发作为特征。部分因贲门扭转而狭窄，患者可出现吞咽困难，或因扭转部位黏膜损伤而出现呕血及黑便等。部分患者可无任何症状，偶尔行胃镜、胃肠钡餐检查或腹部手术而发现。

（二）辅助检查

1. 放置胃管受阻

完全性胃扭转时，放置胃管受阻或无法置入胃内。

2. 上消化道内镜检查

纤维或电子胃镜进镜受阻，胃内解剖关系异常，胃体进镜途径扭曲，有时胃镜下充气可使胃扭转复位。

3. 腹部 X 线检查

完全性胃扭转时，腹部透视或X线平片可见左上腹有充满气体和液体的胃泡影，左侧膈肌抬高。胃肠钡餐检查是重要的诊断方法。系膜轴扭转型的X线表现为双峰形胃腔，即胃腔有两个液平面，幽门和贲门处在相近平面。器官轴扭转型的X线表现有胃大小弯倒置、胃底液平面不与胃体相连、胃体扭曲变形、大小弯方向倒置、大弯在小弯之上、幽门和十二指肠球部向下、胃黏膜纹理呈扭曲走行等。

（三）诊断依据

急性胃扭转依据 Brochardt 三联症（早期呕吐，随后干呕；上腹膨隆，下腹平坦；不能置入胃管）和 X 线钡剂造影可确诊。慢性胃扭转可依据临床表现、胃镜和 X 线钡剂造影确诊。

三、治疗

急性胃扭转必须施行手术治疗，否则胃壁血液循环可受到障碍而发生坏死。急性胃扭转患者一般病情重，多伴有休克、电解质紊乱或酸碱平衡失调，应及时进行全身支持治疗，纠正上述病理生理改变，待全身症状改善后，尽早手术；如能成功地插入胃管，吸出胃内气体和液体，待急性症状缓解和进一步检查后再考虑手术治疗。在剖开腹腔时，首先看到的大多是横结肠系膜及后面绷紧的胃后壁。由于解剖关系的紊乱以及膨胀的胃壁，外科医师常不易认清其病变情况。此时宜通过胃壁的穿刺将胃内积气和积液抽尽，缝合穿刺处，再进行探查。在胃体复位以后，根据所发现的病理变化，如膈疝、食管裂孔疝、肿瘤、粘连带等，予以切除或修补等处理。如未能找到有关的病因和病理机制者，可行胃固定术，即将脾下极至胃幽门处的胃结肠韧带和胃脾韧带致密地缝到前腹壁腹膜上，以防扭转再度复发。

部分胃扭转伴有溃疡或葫芦形胃等病变者，可行胃部分切除术，病因处理极为重要。

（温剑峰）

第二节　胃下垂

一、概述

胃下垂是指直立位时胃的大弯抵达盆腔，而小弯弧线的最低点降至髂嵴连线以下的位置，常为内脏下垂的一部分。

胃下垂可有先天性或后天性之分。先天性胃下垂常是内脏全部下垂的一个组成部分。腹腔脏器维持其正常位置主要依靠以下3个因素：①横膈的位置以及膈肌的正常活动力；②腹内压的维持，特别是腹肌力量和腹壁脂肪层厚度的作用；③连接脏器有关韧带的固定作用。胃的两端，即贲门和幽门是相对固定的，胃大、小弯侧的胃结肠韧带、胃脾韧带、肝胃韧带对胃体也起一定的固定作用。正常胃体可在一定的范围内向上下、左右或前后方向移动，如膈肌悬吊力不足，支持腹内脏器的韧带松弛，腹内压降低，则胃的移动度增大而发生下垂。

胃壁具有张力和蠕动两种运动性能，胃壁本身的弛缓也是一个重要的因素。按照胃壁的张力情况可将胃分为4个类型，即高张力型、正常张力型、低张力型和无张力型。在正常胃张力型，幽门位于剑突和脐连线的中点，胃张力低下和无张力的极易发生胃下垂。

胃下垂常见于瘦长体型的女性、经产妇、多次腹部手术而伴腹肌张力消失者，尤多见于消耗性疾病和进行性消瘦者，这些都是继发胃下垂的先天性因素。

二、诊断

轻度胃下垂者可无症状。明显下垂者可伴有胃肠动力低下和分泌功能紊乱的表现，如上腹部不适、易饱胀、厌食、恶心、嗳气及便秘等。上腹部不适多于餐后、长期站立和劳累后加重，有时感深部隐痛，可能和肠系膜受牵拉有关。下垂的胃排空常较缓慢，故会出现胃潴留和继发性胃炎的症状。可出现眩晕、心悸、直立性低血压和昏厥等症状。

体检可见肋下角小于90°，多为瘦长体形。站立时上腹部可扪及明显的腹主动脉搏动。

胃排空延缓时还可测得振水声。上腹部压痛点可因不同体位而变动。常可同时发现肾、肝和结肠等其他内脏下垂。

胃下垂的诊断主要依靠 X 线检查。进钡餐后可见胃呈鱼钩形，张力减退，其上端细长，而下端则显著膨大，胃小弯弧线的最低点在髂嵴连线以下。胃排空缓慢，可伴有钡剂滞留现象。

三、治疗

胃固定术的效果不佳，如折叠缝合以缩短胃的小网膜，或将肝圆韧带穿过胃肌层而悬吊固定在前腹壁上，现多已废弃不用。主要采用内科对症治疗。少食多餐，食后平卧片刻，保证每日摄入足够的热量和营养品。加强腹部肌肉的锻炼，以增强腹肌张力。也可试用太极拳等疗法。症状明显者，可放置胃托。

（温剑峰）

第三节　胃、十二指肠良性肿瘤

胃良性肿瘤少见，占胃肿瘤的 1% ~ 5%，而十二指肠良性肿瘤更为少见，占所有小肠肿瘤的 9.9% ~ 29.8%。胃、十二指肠良性肿瘤按其发生组织的不同可分为两类：来自黏膜的上皮组织，包括息肉或腺瘤；来自胃、十二指肠壁的间叶组织，包括平滑肌瘤、脂肪瘤、纤维瘤以及神经、血管源性肿瘤等，以息肉和平滑肌瘤比较多见，约占全部胃、十二指肠肿瘤的 40%。

一、息肉

（一）概述

胃、十二指肠息肉是一种来源于胃、十二指肠黏膜上皮组织的良性肿瘤，发病率占所有良性病变的 5% 以上。

根据息肉的组织发生、病理组织形态、恶性趋势可分为腺瘤性息肉、增生性息肉和炎性纤维样息肉等。

1. 腺瘤性息肉

为真性肿瘤，发病率占息肉的 3% ~ 13%，多见于 40 岁以上男性，60% 为单发性，外形常呈球形，部分有蒂或亚蒂，广基无蒂者可占 63%，胃腺瘤直径通常在 1.0 ~ 1.5 cm，部分可增大到 4 cm 以上。胃窦部多见，腺瘤表面光滑或呈颗粒状，甚至分叶状、桑葚状，色泽可充血变红，位于贲门、幽门区者经常形成糜烂或浅溃疡，息肉之间的黏膜呈现正常。若整个黏膜的腺体普遍肥大，使黏膜皱襞消失而呈现一片肥厚粗糙状，并伴多发性息肉者，称为胃息肉病。

腺瘤虽属良性，但腺上皮有不同程度的异常增生，重度者和早期癌不易鉴别，故称为交界性病变。依据病理形态可分为管状腺瘤和乳头状腺瘤（或绒毛状腺瘤），前者是由被固有层包绕分支的腺管形成，腺管排列一般较规则，偶见腺体扩张成囊状，腺体被覆单层柱状上皮，细胞排列紧密；后者是由带刷状缘的高柱状上皮细胞被覆分支状含血管的结缔组织索芯组成，构成手指样突起的绒毛，有根与固有层相连。该两型结构可存在于同一息肉内（绒毛管状或乳头管状腺瘤），伴有不同程度异形增生是癌变的先兆。同一腺瘤内也可发生原位癌乃至浸润癌的变化。息肉性腺瘤的癌变率不一，管状腺瘤的癌变率约为 10%，乳头状腺瘤癌变率则可高达 50% ~ 70%。息肉直径大于 2 cm，息肉表面出现结节、溃疡甚或呈菜花状，息肉较周围黏膜苍白，息肉蒂部宽广，周围黏膜增厚，则常是恶性的征象。

2. 增生性息肉

较常见，约占胃良性息肉的 90%。多为单发，无蒂或有蒂，表面光滑，色泽正常或稍红，突出于黏膜表面，其表面是分泌黏液的柱状细胞，基质丰富。息肉直径通常 <1 cm。常见于胃窦部，是慢性炎症引起黏膜过度增生的结果，该息肉是由增生的胃小凹上皮及固有腺组成，偶可观察到有丝分裂象和细胞的异形增生。间质以慢性炎症性改变为其特点，并含有起源于黏膜肌层的纤维肌肉组织条带，常见于萎缩性胃炎、恶性贫血以及胃黏膜上皮化生患者，其中 90% 的患者胃酸缺乏。增生性息肉的癌变率很低（<5%），极少部分癌变通过腺瘤样增生或继发性肠化生、异形增生发展而来。随访发现部分增生性息肉患者胃内除息肉外同时存在浸润癌，发生率约为 2.3%，值得注意。

3. 炎性纤维样息肉

可能是一种局限形式的嗜酸性胃炎，可为单发或多发，无蒂或蒂很短，也好发于胃窦部。病变突向胃腔，组织学所见为纤维组织、薄壁的血管以及嗜酸细胞、淋巴细胞、组织细胞和浆细胞的黏膜下浸润。其发病机制仍不清楚，可能是一炎性病变的过程。

（二）诊断

大多数胃、十二指肠息肉患者无明显临床症状，往往是在 X 线钡餐检查、胃镜检查或手术尸检标本中偶然发现。息肉生长较大时可出现上腹不适、疼痛、恶心、呕吐，若息肉表面糜烂、出血，可引起呕血和黑便。疼痛多发生于上腹部，为钝痛，无规律性与特征性。位于贲门附近的胃息肉偶可出现咽下困难症状，位于幽门区或十二指肠的较大腺瘤性息肉可有较长的蒂，可滑入幽门口，表现为发作性幽门痉挛或幽门梗阻现象。如滑入后发生充血、水肿、不能自行复位，甚至出现套叠时，部分胃壁可发生绞窄、坏死、甚或穿孔，发生继发性腹膜炎。位于肝胰壶腹部的肿瘤，可压迫胆管，出现梗阻性黄疸。部分腺瘤性息肉患者往往有慢性胃炎或恶性贫血的表现。大多数患者体格检查无阳性体征。

胃息肉因症状隐匿，临床诊断较为困难。约 25% 的患者大便潜血试验阳性。大多数息肉可由 X 线诊断，显示为圆形半透明的充盈缺损，如息肉有蒂时，此充盈缺损的阴影可以移动。无论是腺瘤性息肉还是增生性息肉，胃镜下的活组织检查是判定息肉性质和类型的最常用诊断方法。如息肉表面粗糙，有黏液、渗血或溃疡，提示有继发性炎症或恶变。对于小的息肉，内镜下息肉切除并回收全部息肉送检病理诊断最可靠；对较大的息肉，细胞刷检对判断其良恶性可能也会有些帮助。较大的胃息肉多是肿瘤样病变，钳夹活检可作为最基本的诊断方法，依据组织学结果决定进一步诊疗方法。有些腺瘤性息肉恶变早期病灶小、浅，很少浸润，而胃镜下取材有局限性，不能反映全部息肉状态而易漏诊。所以对胃息肉患者，即使病理活检是增生性息肉或腺瘤性息肉，均需要在内镜下切除治疗。对于大息肉，镜下切除有困难者需手术治疗。胃息肉患者应行全消化道检查，以排除其他部位息肉的存在，因此类息肉患者更常见结直肠腺瘤。

（三）治疗

内镜下切除息肉是治疗胃息肉的首选方法。随着内镜技术的发展和广泛应用，镜下处理胃、十二指肠息肉已普遍开展，且方法较多。开腹手术的适应证：未能明确为良性病变的直径大于 2 cm 的有蒂息肉；直径大于 2 cm 的粗蒂或无蒂息肉；息肉伴周围胃壁增厚；不能用内镜圈套器或烧灼法全部安全切除的息肉；内镜切除的组织学检查持续为侵袭性恶性肿瘤。手术切除包括息肉周围一些正常组织。如果发现浸润癌或息肉数量较多时，可行胃大部切除。

二、平滑肌瘤

（一）概述

胃、十二指肠平滑肌瘤是最常见的起源于中胚层组织的良性肿瘤。胃平滑肌瘤占有临床症状的胃部病变的 0.3%，占全部胃肿瘤的 3%，占全部胃良性肿瘤的 23.6%。本病多见于中年人，男女发病率之比为 1.3 : 1。

对胃平滑肌瘤的组织来源目前仍有争议，随着电镜和免疫组化技术的应用，有些学者提出部分平滑肌瘤来自胃肠道肌间神经丛神经膜细胞或未分化的间叶细胞。平滑肌瘤早期位于胃、十二指肠壁内，随着不断的扩展，肿瘤可突入腔内成为黏膜下肿块（内生型），或向壁外发展成为浆膜下肿块（外生型），前者为常见的形式。偶有呈哑铃状肿瘤而累及黏膜下和浆膜下者。胃平滑肌瘤可发生于胃的任何部位，但以胃体部（40%）多见，其次为胃底、胃窦、贲门。有 2.1% 的胃平滑肌瘤可发生恶变，十二指肠平滑肌瘤 5%~20% 可发生恶变。平滑肌瘤表面光滑，或呈分叶状，没有包膜，在其边缘的肿瘤细胞与周围的胃壁细胞互相混合，易与恶性平滑肌瘤混淆。多形性细胞和有丝分裂象的存在提示为恶性病变，但决定恶性的唯一结论性证据是肿瘤的转移和胃内浸润性生长。所有胃平滑肌瘤应该怀疑恶性可能，直到随时间和行为表现提供了相反的证据。

（二）诊断

胃平滑肌瘤的临床表现差异较大，决定于肿瘤的大小、部位、发展形势。肿瘤小者可无症状，较大的向胃腔内生长的肿瘤可引起上腹部压迫感、饱胀和牵拉性疼痛。肿块伴有黏膜糜烂、溃疡者可导致反复上消化道出血，并可致缺铁性贫血。有的患者以呕血为首发症状，且呕血量较大，也有以消化不良或单纯黑便为症状者。20% 的胃平滑肌瘤位于幽门附近，但位于幽门部的巨大平滑肌瘤，偶可引起梗阻症状。发生于胃大弯向胃外生长的肿瘤，有时可以在上腹部触及肿块。

当胃平滑肌瘤肿块较小时缺乏临床症状，晚期并发溃疡时又易误诊为消化性溃疡或胃癌，文献报道其诊断符合率仅为 21.1%~42.9%。目前主要借助 X 线和胃镜检查进行诊断。胃平滑肌瘤 X 线表现为突入胃腔内的球形或半球形肿物，边缘光滑规整，界限清楚，多形成一个孤立的充盈缺损，胃壁柔软，周围正常黏膜可直接延伸到肿物表面，形成所谓的"桥形皱襞"。并发溃疡者肿物表面可形成典型的龛影，常较深，周围无黏膜聚集现象。腔外型平滑肌瘤由于肿瘤的牵拉和压迫，胃壁可有局限性凹陷，黏膜皱襞展开，或呈外在压迫样缺损。哑铃状平滑肌瘤，肿块向腔内外生长，既可见到胃内光滑块影，又有不同程度的受压及黏膜展平。但 X 线检查不能确定肿瘤的性质。通常胃镜由于取材表浅，对黏膜下肿瘤的确诊率不足 50%。超声内镜检查有助于胃平滑肌瘤的诊断，CT 及 MRI 也有帮助。

（三）治疗

胃平滑肌瘤的治疗以手术为主，切除范围应包括肿瘤周围 2~3 cm 的胃壁，肿瘤摘除手术是不恰当的治疗方法。切除标本必须送冰冻切片检查，如诊断为恶性，宜扩大切除范围或做胃大部切除术。

（龚良金）

第四节　十二指肠憩室

一、概述

（一）病因

憩室形成的基本原因是十二指肠肠壁的局限性薄弱和肠腔内压力升高。肠壁薄弱的原因可能为先天性肌层发育不全或缺乏内在的肌肉紧张力或随年龄增加，肠壁肌层发生退行性变。憩室也与十二指肠的特殊性有关。特别是在肝胰壶腹周围，如胆管、胰管、血管穿过处，肠壁较易有缺陷，憩室也多发生在这些部位。憩室形成与肠腔内压长期增高有关。至于肠内压增高的机制尚不完全清楚。另外，憩室形成还可能与肠外病变形成粘连牵扯、肠脂垂的脂肪积聚过多、局部神经学营养障碍等因素有关。

（二）病理

十二指肠憩室可分为原发性和继发性两种。原发性憩室又称为先天性或真性憩室，憩室壁的结构与肠壁完全相同，含有黏膜、黏膜下层和浆肌层等肠壁的全层结构。憩室在出生时即存在，显然是一种先天性发育异常。

继发性憩室又称为后天性或假性憩室，憩室形成初期，憩室可能含有肌层，随着憩室增大，肌层逐渐消失，使憩室壁仅有黏膜、黏膜下肌层和浆膜层。憩室大多为单个，约占90%，但10%患者同时有两个以上憩室或胃肠道其他部分（如胃、空肠、结肠）也有憩室存在。

60%~70%的憩室发生在十二指肠降部，其中多半集中在乳头附近2.5 cm以内，称为乳头旁憩室；其次为第3及第4段（水平部及上升部），占20%~30%；十二指肠第一段真性憩室很少见。

另有一类十二指肠腔内憩室，是向肠腔内突出的、内外两面均有黏膜覆盖、并开口与十二指肠腔相通。此类憩室少见，实际上是肠管畸形，与前述的憩室性质不同，但也可以引起类似前述憩室的症状和并发症，在外科处理上，原则相同。

二、诊断

（一）并发症

1. 憩室炎

肠内容物潴留在憩室内，可能因排空不畅，经常刺激其内壁而发生急性或慢性炎症，或者引起憩室周围炎、十二指肠炎或胆管炎等。患者常有饱胀感或不适感，或有右上腹疼痛，并向背部放射，可伴有恶心、呕吐甚至呕血，若壶腹区憩室炎也可引起黄疸。查体在右上腹有压痛，其压痛点可低于胆囊压痛点。症状常在饱食后出现或加剧，呕吐后能缓解。

严重的憩室炎可引起坏疽、穿孔或腹膜炎，也可因黏膜溃疡侵蚀小动脉而引起大出血。

2. 梗阻

十二指肠肠腔外或肠腔内憩室膨胀时均可压迫十二指肠，引起部分梗阻。位于十二指肠乳头附近的憩室也可压迫胆总管或胰管，引起继发性的胆管或胰腺病变。有报道称憩室可压迫胰腺导管引起阻塞，导致胰腺坏死；还有报道 81 例胆总管梗阻而施行胆总管十二指肠吻合术中，29 例由十二指肠憩室所致，其中壶腹乳头开口于憩室中有 10 例，憩室口在壶腹乳头开口周围 1 cm 以内者 17 例。

3. 结石

憩室内形成胆石和粪石较为多见，由于十二指肠憩室反复引起逆行性胆总管感染，造成胆总管下段结石。

4. 肿瘤并存

少数憩室壁内可生长腺癌、肌瘤、肉瘤或憩室壁发生癌变，应引起重视。

（二）临床表现与诊断

85%～90%的十二指肠憩室通常无任何症状，所以常在 X 线钡餐检查或手术探查中偶尔发现。十二指肠憩室没有典型的临床表现，所发生的症状多是因并发症而引起，其诊断只有依靠胃肠钡餐检查。一些较小而隐蔽的憩室，尚需在低张十二指肠造影时始能发现。

上腹部饱胀是较常见的症状，为憩室炎所致。伴有嗳气和隐痛。疼痛无规律性，制酸药物也不能使之缓解。恶心和呕吐也常见。当憩室内充满食物而呈膨胀时，可压迫十二指肠而出现部分梗阻症状。呕吐物初为胃内容物，其后为胆汁，甚至可混有血液，呕吐后症状可缓解。憩室内潴留的食物腐败或感染后可引起腹泻。

憩室并发溃疡或出血时，则分别出现类似溃疡病的症状或便血。憩室压迫胆总管或胰腺管开口时，还可引起胆管炎、胰腺炎或梗阻性黄疸。憩室穿孔后，呈现腹膜炎症状或腹膜后严重感染。

（三）鉴别诊断

由于本病常无临床表现，即使出现症状，也缺乏特异性。确诊有赖于胃肠钡餐和内镜检查中发现憩室。常规上消化道钡餐 X 线发现率仅为 2.4%～3.8%，而低张造影可提高 13 倍，十二指肠内镜加胰胆管造影憩室的发现率达 11.6%（60/516），乳头旁憩室大部分是在经内镜逆行胰胆管造影术（ERCP）时发现。发现十二指肠憩室存在，是否是患者症状的原因，仍需全面分析，警惕把检查中无意发现的十二指肠憩室作为"替罪羊"而遗漏引起症状的真正病因，并需与溃疡病、慢性胃炎、慢性胆囊炎和慢性胰腺炎相鉴别。

三、治疗

（一）治疗原则

没有症状的十二指肠憩室无须治疗，更禁忌外科手术。有一定的临床症状而无其他的病变存在时，应先采用内科治疗，包括饮食调节，应用制酸剂、解痉药、抗生素等，并可采取侧卧位或更换各种不同的姿势，以帮助憩室内积食的排空。由于憩室多位于十二指肠第二部内侧壁，或者埋藏在胰腺组织内，手术切除比较困难，故仅在内科治疗无效并屡发憩室炎、出血或压迫邻近脏器时才考虑手术治疗。

（二）手术治疗

1. 手术指征

（1）十二指肠憩室有潴留症状，钡餐进入憩室 6 小时后仍不能排空，且伴有疼痛者或出现十二指肠压迫梗阻症状者。

（2）憩室坏疽或穿孔，出现腹膜炎或腹腔后蜂窝织炎及脓肿形成者。

（3）憩室出现危及生命的大出血者。

（4）经内科系统治疗无效或效果不稳定，仍有疼痛或反复出血或影响工作和生活者。

（5）憩室直径 >2 cm，有压迫附近器官（如胆管、胰管等）的症状者。

（6）憩室伴有肿瘤，性质不能确定者。

2. 手术方法

原则上以单纯憩室切除术最为理想，并治疗憩室的并发症，同时要求十分注意保护和避免误伤胆总管和胰管，以及预防发生术后十二指肠瘘和胰腺炎。

手术时寻找憩室十分重要，憩室多位于胰腺后方或包围在胰腺组织内，术中可能不易发现憩室。手术前服少量钡剂，手术时注射空气至十二指肠内或切开肠壁用手指探查寻找憩室开口，可帮助确定憩室的部位。

十二指肠降部外侧和横部、升部的憩室，手术较为简单。憩室较小者可单做内翻术，颈部缝合结扎，既可避免肠瘘的并发症，也不致造成肠腔梗阻。有炎症、溃疡、结石的憩室以及大的憩室，以切除为宜，憩室切除后，应与肠曲的长轴相垂直的方向内翻缝合肠壁切口，以免发生肠腔狭窄。手术的主要并发症为十二指肠瘘。因此，术中可将鼻胃管放置于十二指肠内，术后持续减压数日；必要时，憩室切除部位可放置引流物。憩室的另一种切除方法是在切开十二指肠后，用纱布填塞憩室腔内，然后将憩室内黏膜层完全剥除，再将肠壁黏膜缝合，此法如能成功可以避免缝合部位肠瘘的形成。

（1）在十二指肠降部外侧切开腹膜，游离十二指肠并向内侧牵开，暴露憩室。

（2）憩室切除后，横行（即与肠曲长轴相垂直的方向）内翻缝合肠壁切口十二指肠乳头旁憩室的切除难度较大，有损伤胆总管和胰管的可能，损伤后并发胆瘘、胰瘘，较为严重。但如有胆管、胰腺疾病并发存在，又必须切除憩室，比较安全的方法是经十二指肠做胆总管括约肌切开成形术，胆总管和胰管内放置支架，再切除憩室，术后保持胆管和胰管的引流通畅。但有时胆管、胰管开口于憩室腔内，切除憩室需要切断和移植胆管和胰管，操作技术上很困难，术后发生胆瘘胰瘘的可能性较大。若同时存在多个憩室并遇有显露、切除憩室困难时，可采用改道手术，即行 Billroth Ⅱ式胃部分切除术。

憩室穿孔必须及早进行手术，术中如发现十二指肠旁腹膜后有炎性水肿、胆汁黄染或积气，即应考虑憩室穿孔的可能。此时须切开十二指肠侧腹膜，将肠管向左侧翻转，可发现穿孔的憩室和脓性渗液，如全身或局部条件许可，可做憩室切除，腹膜后放置引流物，否则可将导管插入十二指肠内做减压性的造口，并做空肠造口以供给营养，或缝合幽门做胃空肠吻合术。憩室溃疡出血，可按单纯性憩室予以切除。

（龚良金）

第五节　先天性肥厚性幽门狭窄

一、概述

先天性肥厚性幽门狭窄是新生儿期常见疾病。

（一）病理

主要病理改变是幽门肌层肥厚，尤以环肌为著，但也同样表现在纵肌和弹力纤维。幽门部呈橄榄形，质硬有弹性。当肌肉痉挛时则更为坚硬。一般长 2～2.5 cm，直径 0.5～1 cm，肌层厚 0.4～0.6 cm，在年长儿肿块还要大些，但大小与症状严重程度和病程长短无关。肿块表面覆有腹膜且甚光滑，但由于血供受压力影响而部分受阻，因此色泽显得苍白。环肌纤维增多且肥厚，肌肉似砂砾般坚硬，肥厚的肌层挤压黏膜呈纵形皱襞，使管腔狭小，加之黏膜水肿，以后出现炎症，使管腔更显细小，在尸检标本上幽门仅能通过 1 mm 的探针。狭细的幽门管向胃窦部移行时腔隙呈锥形逐渐变宽，肥厚的肌层则逐渐变薄，两者之间无精确的分界。但在十二指肠侧界限明显，因胃壁肌层与十二指肠肌层不相连续，肥厚的幽门肿块突然终止且凸向十二指肠腔内，形似宫颈样结构。组织学检查见肌层增生、肥厚，肌纤维排列紊乱，黏膜水肿、充血。

由于幽门梗阻，近侧胃扩张，壁增厚，黏膜皱襞增多且水肿，并因胃内容物滞留，常导致黏膜炎症和糜烂，甚至有溃疡。

肥厚性幽门狭窄病例并发先天畸形相当少见，为 6%～12%，据此有学者认为是"婴儿性"而非"先天性"。食管裂孔疝和胃食管反流是最常见的并发畸形，但未见到有大量的病例报道。

（二）病因

为了阐明幽门狭窄的病因和发病机制，多年来进行大量研究工作，包括病理检查、动物模型的建立、胃肠激素的检测、病毒分离、遗传学研究等，但病因至今尚无定论。

1. 遗传因素

在病因学上起着很重要的作用。发病有明显的家族倾向，甚至一家中母亲和 7 个儿子同病，且在单卵双胎比双卵双胎多见。双亲有幽门狭窄史的子女发病率可高达 6.9%。若母亲有此病史，则其子发病的概率为 19%，其女为 7%；父亲有此病史者，则分别为 5.5% 和2.4%。研究指出，幽门狭窄的遗传机制是多基因性，既非隐性遗传也非伴性遗传，而是由一个显性基因和一个隐性修饰多因子构成的定向遗传基因。这种遗传倾向受一定的环境因素而起作用，如社会阶层、饮食种类、各种季节等，发病以春秋季为高，但其相关因素不明。常见于高体重的男婴，但与胎龄的长短无关。

2. 神经因素

从事幽门肠肌层神经丛的研究者发现，神经节细胞直至出生后 2～4 周才发育成熟。因此，许多学者认为神经细胞发育不良是引起幽门肌肉肥厚的机制，而否定过去幽门神经节细胞变性导致病变的学说，运用组织化学分析法测定幽门神经节细胞内酶的活性；但也有持不同意见者，观察到幽门狭窄的神经节细胞与胎儿并无相同之处，如神经节细胞发育不良是原因，则早产儿发病应多于足月儿，然而两者并无差异。近年研究认为肽能神经的结构改变和功能不全可能是主要病因之一，通过免疫荧光技术观察到环肌中含脑啡肽和血管活性肠肽神经纤维数量明显减少，由此推测这些肽类神经的变化与发病有关。

3. 胃肠激素

幽门狭窄患儿术前血清胃泌素升高曾被认为是发病原因之一，经反复实验，目前并不能推断是幽门狭窄的原因还是后果。近年研究发现血清和胃液中前列腺素浓度增高，由此提示发病机制是幽门肌层局部激素浓度增高使肌肉处于持续紧张状态，而致发病。也有学者对血清胆囊收缩素进行研究，结果无异常变化。近年来研究认为一氧化氮合成酶的减少也与其病因相关。

4. 肌肉功能性肥厚

有学者通过细致观察研究发现，有些出生 7～10 天的婴儿有凝乳块强行通过狭窄的幽门管的征象，由此认为这种机械性刺激可造成黏膜水肿增厚。另一方面也导致大脑皮层对内脏的功能失调，使幽门发生痉挛。两种因素促使幽门狭窄形成严重梗阻而出现症状。但也有持否定意见者认为幽门痉挛首先引起幽门肌肉的功能性肥厚是不恰当的，因为肥厚的肌肉主要是环肌，况且痉挛应引起某些先期症状，然而在某些呕吐发作而很早进行手术的病例中，通常发现肿块已经形成，肿块大小与年龄和病程无关。肌肉肥厚到一定的临界值时，才表现幽门梗阻征。

5. 环境因素

发病率有明显的季节性高峰，以春秋季为主，在活检的组织切片中发现神经节细胞周围有白细胞浸润。推测可能与病毒感染有关，但检测患儿及其母亲的血、粪和咽部均未能分离出柯萨奇病毒，检测血清中和抗体也无变化，用柯萨奇病毒感染动物也未见病理改变，研究在继续中。

二、诊断

（一）临床表现

症状出现于生后 3～6 周时，也有更早的，极少数发生在 4 个月之后。呕吐是主要症状，最初仅是回奶，接着为喷射性呕吐。开始时偶有呕吐，随着梗阻加重，几乎每次喂奶后都要呕吐，呕吐物为黏液或乳汁，在胃内滞留时间较长则吐出凝乳，不含胆汁。少数病例由于刺激性胃炎，呕吐物含有新鲜或变性的血液，有报道幽门狭窄病例在新生儿高胃酸期中，发生胃溃疡的大量呕血者，也有报道发生十二指肠溃疡者。在呕吐之后婴儿仍有很强的求食欲，如再喂奶仍能用力吸吮。未成熟儿的症状常不典型，喷射性呕吐并不显著。

随呕吐加剧，由于奶和水摄入不足，体重起初不增，继之迅速下降，尿量明显减少，数日排便 1 次，量少且质硬，偶有排出棕绿色便，称为饥饿性粪便。由于营养不良和脱水，婴儿明显消瘦，皮肤松弛有皱纹，皮下脂肪减少，精神抑郁呈苦恼面容。发病初期呕吐丧失大量胃酸，可引起碱中毒，呼吸变浅而慢，还可有喉痉挛及手足搐弱等症状，以后脱水严重，肾功能低下，酸性代谢产物滞留体内，部分碱性物质被中和，故很少有明显碱中毒者。严重营养不良的晚期病例现已难以见到。

幽门狭窄伴有黄疸，最初被认为是幽门肿块压迫肝外胆管而引起阻塞性黄疸，其发病率约为 2%，有一组报道 29 例中 5 例伴有黄疸，高达 17%。多数以间接胆红素升高为主，经观察常是母乳喂养者伴发，多数报道是出生体重正常的足月儿，仅有一组报道 2 例为未成熟儿。一旦外科手术解除幽门梗阻后，黄疸很快消退。现代研究认为是肝酶不足，高位胃肠梗阻伴黄疸婴儿的肝葡萄糖醛酸转移酶的活性降低，但其不足的确切原因尚不明。有学者认为酶的抑制与碱中毒有关，但失水和碱中毒在幽门梗阻伴黄疸的病例并不很严重。热量的供给不足，可能也是一种原因，与吉尔伯特综合征的黄疸病例相似，在供给足够热量后胆红素能很快降至正常水平。

腹部检查时要将患儿置于舒适的体位，可躺在母亲的膝上，腹部充分暴露，在明亮的光线下，喂糖水时进行观察，可见到胃型及蠕动波，其波形出现于左肋缘下，缓慢地越过上腹部，呈 1~2 个波浪前进，最后消失于脐上的右侧。检查者位于婴儿左侧，手法必须温柔，左手置于右肋缘下腹直肌外缘处，以示指和无名指按压腹直肌，用中指指端轻轻向深部按摸，可触到橄榄形、光滑质硬的幽门肿块，1~2 cm 大小。在呕吐之后胃空虚且腹肌暂时松弛时易于扪及。偶尔肝脏的尾叶或右肾被误为幽门肿块。但在腹肌不松弛或胃扩张时可能扪不到，可在置胃管排空后，喂给糖水边吸吮边检查，要耐心反复检查，根据经验多数病例均可扪到肿块。

实验室检查可发现临床上有失水的婴儿，均有不同程度的低氯性碱中毒，血液 CO_2 升高，pH 升高和血清低氯。必须认识到代谢性碱中毒时常伴有低钾血症的现象，其机制尚不清楚。除小量的钾随胃液丢失外，在碱中毒时钾离子向细胞内移动，引起细胞内高钾，而细胞外低钾，肾远曲小管上皮细胞排钾增多，从而导致血钾降低。

（二）诊断与鉴别诊断

依据典型的临床表现，见到胃蠕动波、扪及幽门肿块和喷射性呕吐等三项主要征象，诊断即可确定。其中最可靠的诊断依据是触及幽门肿块。如未能触及肿块，则可进行实时超声检查或钡餐检查以帮助明确诊断。

1. 超声检查

反映幽门肿块的三项指标的诊断标准是幽门肌层厚度≥4 mm，幽门管长度≥18 mm，幽门管直径≥15 mm。有学者提出的狭窄指数（幽门厚度×2÷幽门管直径×100%）大于50%作为诊断标准。并可注意观察幽门管的开闭和食物通过情况，有学者发现少数病例幽门管开放正常，称为非梗阻性幽门肥厚，随访观察肿块逐渐消失。

2. 钡餐检查

诊断的主要依据是幽门管腔增长（>1 cm）和狭细（<0.2 cm）。另可见胃扩张，胃蠕动增强，幽门口关闭呈"鸟喙状"，胃排空延迟等征象。有学者随访复查幽门肌切开术后的病例，这种征象尚见持续数天，以后幽门管逐渐变短而宽，也许不能回复至正常状态。在检查后须经胃管吸出钡剂，并用温盐水洗胃，以免呕吐而发生吸入性肺炎。

3. 鉴别诊断

婴儿呕吐有各种病因，应与下列各种疾病相鉴别：喂养不当，全身性或局部性感染，肺炎和先天性心脏病，增加颅内压的中枢神经系统疾病，进展性肾脏疾病，感染性胃肠炎，各种肠梗阻，内分泌疾病以及胃食管反流和食管裂孔疝等。

三、治疗

（一）外科治疗

幽门肌切开术是最好的治疗方法，疗程短，效果好。术前必须经过 24～48 小时的准备，纠正水电解质紊乱，补充钾盐。营养不良者给予静脉营养，改善全身情况。手术是在幽门前上方无血管区切开浆膜及部分肌层，切口远端不超过十二指肠端，以免切破黏膜，近端则应超过胃端以确保疗效，然后以钝器向深层划开肌层，暴露黏膜，撑开切口至 5 mm 以上宽度，使黏膜自由膨出，压迫止血即可，目前采用脐内弧形切开法和腹腔镜完成此项手术已被广泛接受和采纳。术后进食应在翌晨开始为妥，先进糖水，由少到多，24 小时渐进奶，2～3 天加至足量。术后呕吐大多是饮食增加太快的结果，应减量后再逐渐增加。

许多长期随访的报道，术后胃肠功能正常，溃疡病的发病率并不增加，然而 X 线复查研究见成功的幽门肌切开术有时显示狭窄幽门存在 7～10 年之久。

（二）内科治疗

内科治疗包括细心喂养的饮食疗法，每隔 2～3 小时 1 次喂食，定时温盐水洗胃，每次进食前 15 分钟服用阿托品类解痉剂三方面结合进行治疗。这种疗法需要长期护理，住院 2～3 个月，很易遭受感染，效果进展甚慢且不可靠。目前仅有少数学者仍主张采用内科治疗。近年提倡硫酸阿托品静注疗法，仅对部分病例有效。

（龚良金）

第八章

小肠疾病

第一节　小肠憩室

一、概述

小肠憩室是指不同原因造成的肠壁局限性向腔外呈囊袋状膨出。根据病因及病理形态可分为先天性和后天性两种。前者与肠壁肌层先天性薄弱、肌层发育不良有关，以 Meckel 憩室最为常见，常为真性憩室，即肠壁全层膨出。后天性憩室为假性憩室，即仅有黏膜和黏膜下层膨出，憩室壁内缺乏固有肌层，其原因可分为原发性（内压性）与继发性（牵引性）。原发性多为肠壁先天性解剖薄弱（环肌缺如、斜行肌薄弱、纵肌分离等），加之肠内病变引起的压力增加所致。继发性多因炎症、溃疡及肿瘤等病理因素，与自身及邻近病变的牵拉等因素有关。按病理检查肠内有无肌层可分为真性憩室和假性憩室，按憩室多少分为单发憩室与多发憩室，按其囊袋膨出方向可分为腔内型憩室和腔外型憩室，后者多见。按憩室的解剖部位可分为十二指肠乳头旁憩室（PAD）和非乳头旁憩室，前者是指发生在十二指肠乳头开口与壶腹周围 2～3 cm 以内的憩室，是十二指肠憩室的主要类型。小肠憩室好发部位依次为十二指肠、回肠、空肠。十二指肠憩室发生于降部的占 60%～70%，尤以壶腹周围为多，临床上与胆胰疾病的关系密切，空回肠憩室在人群中的发病率为 1%～2%，小肠憩室多为先天性，获得性憩室非常少，只有 0.1%～0.4% 的概率，组织学上与先天性憩室主要不同就是因为后者憩室壁不含肌肉层；腔内十二指肠憩室是胚胎期发育不正常导致，憩室底部靠近十二指肠，外形是圆形或椭圆形朝着肠腔内展开，开口一般都是在底部边上，囊内外均有黏膜覆被。这个地方血管流经肠壁肌层导致肠壁变薄，如果出现功能和机械性梗阻，肠内压强变大，让肠黏膜与黏膜以下在这些较薄地区构成盲囊，或因为在母体内发育时卵黄管回肠端没有闭合，形成 Meckel 憩室。

二、诊断

（一）十二指肠憩室

十二指肠憩室（DD）是肠壁局限性向肠壁外凸出的圆形、椭圆形或管形的袋状物。按其病理类型可分为以下两种类型。①原发性憩室，是由于先天性十二指肠局部肠壁肌层缺损，憩室壁由黏膜、黏膜下层与结缔组织组成，肌纤维成分很少。好发于十二指肠乳头附近，因其是血管、胆管、胰管穿透肠壁的部位，缺乏结缔组织且肌层很薄弱，肠腔内压力增高，黏膜可通过薄弱处向外突出形成憩室。②继发性憩室，是由于十二指肠肠壁周围组织炎症造成粘连、瘢痕牵拉十二指肠壁而形成，多见于壶腹部。另外，可根据憩室突出方向与十二指肠的关系，分为腔内型憩室（IDD）和腔外型憩室（EDD）。临床常见的为肠外型憩室，而腔内型憩室较为少见。腔内型憩室的发生与肠壁的先天性发育异常有关，胚胎发育期间十二指肠不完全再通，局部残留中隔或蹼，而后由于肠腔蠕动和食物残渣的作用进一步发展，突向腔内形成憩室。腔内型憩室诱发急性胰腺炎的发生率约为20%，相关机制主要有：①憩室内食物间歇性的填充和排空可导致十二指肠部分梗阻，梗阻导致十二指肠内压升高，内容物反流入胰管；在肝胰壶腹部受憩室压迫变形时，十二指肠内容物在正常肠内压力下也可反流入胰管；②憩室塌陷或因内容物过多扩张，压迫乳头使其狭窄，导致胰液排出不畅。

1. 临床表现

多数十二指肠憩室无明显的临床症状，常在上消化道钡餐造影或经内镜逆行胰胆管造影（ERCP）检查胆胰疾病时偶然发现。是否出现临床症状与憩室的大小、部位及与周围脏器的关系等有关。部分患者可感到腹部不适、腹痛、反酸、呕吐，饱食后加重。并发憩室炎或溃疡时，临床症状较重甚至出现呕血、黑便。十二指肠乳头旁憩室（JDD）压迫胰胆管致胆管炎、梗阻性黄疸或胰腺炎，而不伴胆总管结石的疾病特征，称为Lemmel综合征，表现为胆囊结石、胆囊切除术后综合征、反复形成的胆管结石，并发胆管炎、胰腺炎等，多是由于憩室机械性压迫胆胰管造成引流不畅、憩室炎或奥迪括约肌功能障碍。

2. 影像学检查

（1）X线钡餐检查：憩室的诊断主要依靠上消化道钡剂造影，尤其是气钡造影，表现为圆形或椭圆形凸出腔外的囊袋影，边缘锐利，轮廓完整，与肠壁间有狭颈连接，并可见黏膜伸入其内。有憩室炎时憩室轮廓可不规则，边缘毛糙。憩室的排空取决于憩室颈部狭窄的程度。较大的憩室内立位时可见气、钡分层或气、液、钡分层现象。

（2）CT检查：CT表现为突出于十二指肠轮廓之外的大小不一的圆形或椭圆形囊袋状影，增强时可呈不均匀强化，特异性表现是于肿物内发现气体回声。如憩室内容物存留时间过长，造成憩室炎、糜烂、出血及恶性病变等并发症，表现为憩室轮廓不规整及内有小丘状阴影等。多层螺旋CT扫描还能发现十二指肠乳头旁憩室全貌及其胆胰管解剖关系，可鉴别梗阻性黄疸的病因和明确急慢性胰腺炎的诊断。CT检查还有助于诊断十二指肠憩室穿孔，表现为肠壁增厚，网膜脂肪聚集包裹，肠腔外、后腹膜积液或积气。磁共振胰胆管造影（MRCP）能够发现并诊断十二指肠憩室，特征性表现为肠外囊袋状影，内含气液平面，具有较高的诊断准确性，但完全液性或气性憩室需与胰腺囊性占位鉴别。MRCP还有助于胰胆管疾病的检查，对MRCP及内镜下治疗有指导意义。

3. 内镜检查

内镜对十二指肠憩室的诊断更为直观，可以直接观察病变形态及特点。十二指肠憩室的内镜表现为肠壁的局部凹陷或膨出，憩室口多呈圆形，边缘规则清楚，黏膜皱襞向憩室内伸展，有时可见憩室腔黏膜充血、水肿及溃疡形成，偶有食物残渣潴留。ERCP最有诊断价值，能直接观察憩室的外观、大小、开口，而且可以探明胰胆管开口、乳头及十二指肠憩室的解剖关系，对判断并发症和选择治疗方法有一定帮助。

（二）Meckel 憩室

Meckel 憩室（MD）是最常见的先天性消化道畸形，其形成由卵黄管的退化不完全所致，常发生于回肠末端的对系膜缘，属于真性憩室，其内常含有异位组织，最常见的是胃黏膜，其次为胰腺组织。正常情况下，在胚胎早期，生长中的中肠通过卵黄管相连，在胚胎的第 5～6 周，中肠沿肠系膜上动脉旋转逐渐演化形成空肠和回肠，与此同时，卵黄管闭锁为实心的细胞索，随后变为细小的纤维条索，并逐渐被分解吸收。若卵黄管在退化过程中出现异常，根据卵黄管退化程度不同，可出现不同形式的畸形。卵黄管完全，通常形成脐肠瘘。卵黄管完全闭合但不吸收而呈永久性纤维索，即纤维索卵黄管。卵黄管部分闭锁时，又可分为 3 种情况：卵黄管的脐端不闭合，形成脐窦；卵黄管的两端闭合但中间部分仍开放，形成脐囊肿；卵黄管的肠端不闭合，脐端完全闭锁形成纤维索或被吸收，形成 MD。Meckel 憩室位于距回盲瓣 100 cm 以内回肠末端的对系膜缘，憩室长度可达 5 cm，内有来自肠系膜上动脉分支的血液。MD 属真性憩室，具有与小肠同样的结构，内衬细胞具有分化为多种细胞的功能，所以憩室内层常含有异位组织。有这些组织的憩室易发生出血、穿孔。有的 Meckel 憩室周围形成的小肠瓣或小肠与脐之间有纤维，因此可发生小肠梗阻、肠套叠。

1. 临床表现

MD 本身常无症状，多在发生并发症时才出现相应症状。憩室的形态结构往往是引起并发症而产生临床症状的重要因素。MD 最常见的并发症有消化道出血，其次为肠梗阻，其他并发症如 Meckel 憩室炎、穿孔也时有发生。消化道出血是由憩室内异位胃黏膜分泌胃酸和胃蛋白酶侵蚀憩室所致，临床表现为果酱样或黯红色血便，多不伴明显腹痛。肠梗阻是由憩室索带压迫、肠套叠或肠扭转引起机械性肠梗阻，也可由憩室炎致粘连性肠梗阻，临床表现为腹痛、呕吐、腹胀、便血等。Meckel 憩室炎患者多有发热、呕吐、腹部不适，查体腹膜炎体征明显，与急性阑尾炎相似，但由于个体差异，憩室的位置不固定，因此憩室炎腹痛部位也不固定，通常为脐周或全腹弥漫性疼痛。

2. 辅助检查

当临床怀疑 MD 时，应根据不同的临床表现及病情选择合适的检查方法，以便更准确、快捷地诊断。临床高度怀疑 MD 的患者，可首选核素扫描检查（尤其是合并消化道出血时）；若核素扫描无相关阳性发现，可优先选择双气囊小肠镜（DBE）检查；如内镜检查受到限制，可考虑腹部超声检查，但因该检查受操作医师经验等限制，阳性检出率相对不高。除上述检查外，必要时可选择钡剂造影助诊，血管造影因其有创性，目前应用不多。患者有腹痛、呕吐等肠梗阻表现时，首选腹部 X 线平片检查；当腹痛合并腹膜炎体征考虑 Meckel 憩室炎时，选择腹部超声检查。CT 检查因表现不典型，临床较少应用于 MD 诊断。

（三）空回肠憩室

空回肠憩室临床上少见，获得性空回肠憩室多见于老年人，空肠憩室多发生于十二指肠悬韧带下 80 cm 以内的空肠系膜缘，常为多发，约半数合并结肠憩室或十二指肠憩室。回肠憩室好发于回肠末端。空回肠憩室是由于某种原因使空回肠发生两端痉挛、中间松弛，使局限性肠壁结构异常及肠腔内压力增高，肠黏膜带有厚薄不等的肌层沿肠系膜血管入肠壁处膨出。空回肠憩室可发生在各个年龄段，但以 10 岁以下儿童多见，平常无症状。主要以并发症发作而来就诊。

1. 临床表现

多数患者无明显症状，通常在 CT 检查、小肠造影或手术中偶然发现。由于憩室内容物潴留为细菌繁殖提供良好条件，导致肠腔内菌群失调和消化功能紊乱；憩室与肠腔相通，可以使憩室腔内潴留食物残渣或其他肠内容物，开口越小，憩室排空延迟，越易产生症状，主要表现为不同程度的腹痛、腹胀，常伴有恶心、呕吐、腹泻或便秘、肠鸣音亢进等，有时可见腹部肠型或触及肿块。由于空回肠异位黏膜中胃、胰组织能分泌胃酸、消化酶等化学物质，可引起邻近肠黏膜损伤而形成溃疡、出血、穿孔等并发症，表现为呕血或柏油样便。还有一些因素如憩室血管及肠壁肌层病变、憩室口狭窄、异物堵塞、肠套叠、憩室扭转、炎症粘连等导致憩室腔内容物阻塞等引起肠梗阻或出血、穿孔。回肠憩室好发生于回肠末端，解剖位置与阑尾相近，当憩室发生炎症或穿孔时，其临床表现和体征与急性阑尾炎很难鉴别，当遇到阑尾压痛点较麦氏点高、低位肠梗阻、果酱样血便的患者，应考虑空回肠憩室的可能。

2. 辅助检查

当临床怀疑空回肠憩室时，应根据不同的临床表现及病情选择合适的检查方法，最常用的检查方法有钡餐检查或小肠气钡双重造影、超声、CT、双气囊小肠镜、结肠镜和核素扫描等检查，但最后诊断还是靠剖腹探查手术和术后的病理学检查。

三、治疗

治疗的目的是缓解症状并预防并发症的发生。如果无症状或仅有轻微临床症状可以膳食疗法为主，增加粗纤维素不仅能增加食糜体积，降低肠腔内压，而且能缓解症状。对有症状的患者酌情给予解痉药物、抑酸、体位引流，如果出现憩室炎或盲袢综合征可应用抗生素治疗，利用药物与控制饮食可以缓解憩室导致的消化不良、贫血等情况。十二指肠乳头旁憩室伴胆胰疾病时，应采用 ERCP 清除堵塞在憩室内的食物残渣或异物，还能解除憩室引起的胆道下端狭窄，清理结石，畅通引流，减少胆胰疾病复发。内科综合治疗无效或合并严重并发症，需要手术治疗。手术适应证包括有消化道长期出血的病史；长期中上腹部症状，经内科治疗无效；出现并发症如肠穿孔、肠扭转、肠梗阻等；造影发现憩室内钡剂滞留时间过长；影像学资料；显示憩室巨大，直径 >3 cm。手术方式取决于外科适应证及憩室部位，包括憩室切除术、憩室内翻缝合术、憩室旷置术及憩室成形术等。

（王子瑶）

第二节　小肠梗阻

一、概述

小肠梗阻（SBO）是指多种原因引起肠内容物在肠道中通过受阻，并导致全身性和局部病理生理改变，若不能得到及时诊断及处理，随病情发展，患者可发生肠缺血、肠坏死，病死率较高，而早期明确诊断特别有助于改善患者预后，降低患者的病死率。肠梗阻是临床常见的外科急腹症之一，其中 20% 由肠梗阻引起，而肠梗阻中又有 60%～80% 由小肠梗阻引起。根据梗阻病因可分为肿瘤性和非肿瘤性两大类。

1. 肿瘤性肠梗阻

根据梗阻的部位不同可分为小肠梗阻和结直肠梗阻，虽然小肠的长度约为胃肠道的75%，但原发性小肠肿瘤仅占消化道肿瘤的1%~6%。肿瘤性小肠梗阻非常少见，结直肠肿瘤，特别是结直肠癌的发病率远高于小肠。①肿瘤性小肠梗阻：小肠肿瘤中良性病变占20%，包括平滑肌瘤、腺瘤和腺瘤性息肉、脂肪瘤、纤维瘤、神经鞘瘤等。由于小肠良性肿瘤发展缓慢，发生梗阻后常表现为腹部隐痛，慢性缓进性不全性肠梗阻，病程较长。小肠恶性肿瘤占小肠肿瘤的80%，包括恶性淋巴瘤、恶性腺瘤、平滑肌肉瘤、类癌、恶性神经鞘瘤等。小肠恶性肿瘤的恶性程度较高，多数表现为进展较快的腹部包块和不全性肠梗阻。常伴有不同程度的疼痛。②肿瘤性结直肠梗阻：在结直肠梗阻中，20%~55%由结、直肠肿瘤，特别是结直肠癌引起。结直肠癌多发生于左半结肠，且多见于50岁以上的老年人。常表现为不全或完全肠梗阻，据报道，有15%~20%的结直肠癌患者出现急性肠梗阻症状，20%以上恶性肠梗阻（MBO）同时发生大肠和小肠梗阻。有5%~43%的晚期原发或转移肿瘤并发肠梗阻，常见原发肿瘤为卵巢癌、结直肠癌和胃癌，或肿瘤局部复发，腹腔、盆腔的广泛转移种植等。

2. 非肿瘤性肠梗阻

非肿瘤性因素引起的肠梗阻高于肿瘤性因素引起的肠梗阻。①非肿瘤性小肠梗阻：在非肿瘤性肠梗阻病因中，有60%~70%的小肠梗阻是由手术所致的肠粘连造成的，虽然大部分患者在术后1年内出现，但也有15%~50%的患者可在术后10年后发生小肠梗阻，多数患者有腹部手术病史，或既往有慢性阑尾炎、盆腔炎等腹腔炎症性病变。除肠粘连和恶性肿瘤外，有10%~15%的小肠梗阻由疝导致，其中以腹股沟疝最为常见，其他如股疝、脐疝以及一些少见的先天性疝如闭孔疝、坐骨孔疝也可产生肠梗阻。还有5%~7%的小肠梗阻由炎症性病变所致，其中克罗恩病最常见，其他还有肠结核、放射性肠炎等。其他肠梗阻的病因占5%左右，包括肠套叠、肠扭转、小肠肠腔内堵塞（包括各类吞入异物、胆石、粪石、寄生虫、食物等），较少见。②非肿瘤性结直肠梗阻：临床以粪石、粪块（慢性便秘）堵塞为主，多发生于老年人，其因胃肠功能减弱，蠕动较差，胃肠内容物易形成粪石，而发生粪石嵌塞；肠扭转中以乙状结肠扭转多见，约占90%，其次为盲肠扭转；动力性肠梗阻包括麻痹性肠梗阻和痉挛性肠梗阻，前者较为常见，多限于盲肠、升结肠和横结肠，常继发于腹腔手术后、腹部创伤或急性弥漫性腹膜炎患者，由于严重的神经、体液与代谢异常（如低钾血症、低镁血症）等，痉挛性肠梗阻较少见。其他病因有成人巨结肠、结肠冗长等。肠梗阻的病因分类是为了便于病因诊断与针对性治疗，肿瘤性肠梗阻发病较晚，非手术治疗不能缓解；非肿瘤性肠梗阻发病较早，症状重，非手术治疗多可治愈。由于人口老龄化，心脏疾病及动脉粥样硬化病增多，肠系膜动脉急性缺血引起的血运性肠梗阻的发病率上升趋势；急性肠梗阻以机械性肠梗阻多见，慢性肠梗阻多见于粘连性肠梗阻和肿瘤性梗阻。粘连性肠梗阻的发病率明显上升，而粘连性肠梗阻的发生与腹部手术或损伤关系密切。

二、诊断

判断有无肠梗阻，应详细采集病史（既往有腹部手术史），观察有典型临床表现（腹痛、腹胀、呕吐、肛门停止排气排便）和腹部可见膨胀、肠型、肠蠕动波、肠鸣音亢进或气过水音，且立位腹部 X 线片和（或）腹部 CT 检查可见肠管扩张伴多发气液平面。

（一）明确肠梗阻的性质

1. 机械性肠梗阻与动力性肠梗阻

机械性肠梗阻是常见的肠梗阻类型，是指各种原因引起小肠狭窄、阻塞，肠内容物通过发生障碍，具有典型的腹痛、呕吐、肠鸣音亢进、腹胀等临床表现，与非机械性肠梗阻（包括动力性肠梗阻及血运性肠梗阻）中动力性肠梗阻（包括麻痹性肠梗阻和痉挛性肠梗阻）有明显的区别，后者是腹部持续腹胀，但无腹痛，肠鸣音微弱或消失，且多是与腹腔感染、外伤、腹膜后感染、血肿、腹部手术等有关。虽然机械性肠梗阻的晚期因腹腔炎症而出现与动力性肠梗阻相似的症状，但在发作的早期，其临床症状较为明显。腹部 X 线平片对鉴别这两种肠梗阻甚有价值，动力性肠梗阻出现全腹小肠与结肠均有明显充气（表8-1）。

表8-1 机械性肠梗阻与动力性肠梗阻的鉴别

项目	机械性肠梗阻	动力性肠梗阻
主要病因	肿瘤、腹内疝、肠扭转、肠套叠等	腹腔感染、外伤、腹膜后感染、血肿、腹部手术、低钾血症等
腹胀	较轻，非对称性腹胀	重，全腹均匀膨胀
肠绞痛	重，阵发性	无或痉挛性肠梗阻有剧烈腹痛突然发作和消失，间歇期不规则
肠型	有	无
肠蠕动波	有	无
肠鸣音	亢进，金属音	很弱，或消失
X线检查	可见气液平面，并且肠管扩张内经 >3.0 cm	小肠和结直肠均有明显胀气，有多数在同一高度的液平面
CT检查	小肠梗阻时，扩张肠管内径 >2.5 cm；结肠梗阻时，扩张肠管内经 >6.0~8.0 cm，同时可以发现梗阻部位，即近侧扩张肠管与远侧萎缩的肠管之间的"移行带"	大小肠积气扩张，内含液气平面

2. 单纯性肠梗阻与绞窄性肠梗阻

单纯性肠梗阻只是肠内容物通过受阻，而无肠管血运障碍。绞窄性肠梗阻有血运障碍，可发生肠坏死、穿孔与腹膜炎，应及早确诊、手术，解除血运障碍，防止肠坏死及穿孔。绞窄性肠梗阻发病急骤且迅速加重，早期腹痛剧烈，呕吐频繁发作，可有血液呕吐物，腹部有腹膜炎的体征，可有局部隆起或可触及孤立胀大的肠袢。腹腔穿刺可以有血性液体。腹部 X 线平片可显示有孤立扩张的肠袢（表8-2）。

表8-2 单纯性肠梗阻与绞窄性肠梗阻的鉴别

项目	单纯性肠梗阻	绞窄性肠梗阻
主要病因	以肠粘连为主	以肠扭转、嵌顿疝为主
肠绞痛	较重	严重
呕吐	相对较轻	严重

项目	单纯性肠梗阻	绞窄性肠梗阻
呕血、便血	少见	可有
休克	晚期出现	早期出现
腹水	无	可有，腹腔穿刺有血性液体
腹部彩色多普勒超声	肠管扩张，肠内积液、积气；肠黏膜水肿；肠蠕动增强或逆蠕动等	肠壁非一致性增厚；增厚肠壁内无血流信号；增厚肠壁蠕动差或无蠕动；较多的腹水
腹部 X 线	可显示多个液气平面，并有肠腔内积液的现象	可显示有孤立扩张的肠袢
CT 检查	肠壁广泛增厚，无局部狭窄部位，梗阻近端肠管扩张，远端肠管塌陷，梗阻处见移行带光滑、"鸟嘴征"	主要包括肠壁增厚、肠系膜水肿、肠壁积气、腹水、靶征、漩涡征和肠壁强化异常等，增强 CT 显示肠壁弱强化或者不强化

（二）确定梗阻部位和程度

1. 小肠梗阻与结直肠梗阻

临床上常见的是小肠梗阻，主要表现为腹痛、呕吐及脱水导致的低血容量。结直肠梗阻以腹胀、肛门停止排气排便为主要症状，腹痛、呕吐、肠鸣音亢进均不及小肠梗阻明显（表 8-3）。

表 8-3　小肠梗阻与结直肠梗阻的鉴别

项目	小肠梗阻	结直肠梗阻
病因	粘连、嵌顿疝、良恶性肿瘤、炎症性肠病、肠扭转、结石等	结直肠肿瘤、肠扭转、内疝、便秘、结肠冗长等
肠绞痛	重	轻
呕吐	重（脱水）	轻
腹胀	轻度，对称	明显，不对称
肠蠕动波	在脐附近明显	在结肠部位，不明显
影像学诊断准确率	CT＞彩超＞X 线腹部平片	CT＞彩超＞X 线腹部平片

2. 完全性与不完全性肠梗阻

完全性肠梗阻多为急性梗阻，不完全性多为慢性梗阻。

3. 根据梗阻的部位

可分为高位小肠梗阻（指十二指肠及空肠上段的梗阻），低位小肠梗阻（指回肠末端梗阻）和结直肠梗阻。

4. 闭袢性肠梗阻

闭袢性肠梗阻是一种特殊类型的肠梗阻，它是指肠管两端受压、扭曲，中央肠管扩张，形成闭袢，称为闭袢性肠梗阻，虽属完全性肠梗阻，局部肠袢呈高度膨胀，局部血液循环发生障碍，容易发生肠壁坏死、穿孔。如肠梗阻、内疝、结肠梗阻（病变与回盲瓣之间形成一个闭袢）等。

值得注意的是，肠梗阻的病情变化迅猛，其类型可以转化，大约 30% 的单纯机械性肠梗阻可发展为绞窄性肠梗阻，不完全性肠梗阻可发展为完全性。

（三）肠梗阻的病因诊断

肠梗阻可以有不同的类型，也有不同的病因，在治疗之前，应先明确肠梗阻类型、部位与病因，以便确定治疗策略与方法。病因的诊断可根据以下方面进行判断。①问病查体：详细的病史可有助于病因诊断。心血管疾病如心房颤动、瓣膜置换后应考虑肠系膜血管栓塞。有动脉硬化、口服避孕药者应想到缺血性结肠炎。以往有腹部手术、创伤、感染、结核病者，应考虑到肠粘连。慢性腹痛伴有发热并突发肠梗阻应考虑肠道慢性炎症性疾病。假性肠梗阻发作时症状与机械性肠梗阻类似，缓解期可无症状或仅有轻微腹胀。饱餐后运动或体力劳动出现梗阻应考虑肠扭转可能。研究显示，急性腹痛临床症状与肠梗阻诊断间的敏感度和特异度分别为75%和99%。腹部检查有腹膜炎刺激症状者应考虑为腹腔内炎症或绞窄性肠梗阻。腹部有手术或外伤瘢痕应考虑腹腔内有粘连性肠梗阻。腹部触及包块，在中老年人应考虑是否有肿瘤、肠套叠。幼儿右侧腹部有包块应考虑是否有肠套叠。直肠指检触及肠腔内肿块是否有粪便，直肠膀胱陷凹有无肿块，指套上是否有无血迹。②年龄方面：如新生儿应考虑肠道先天性畸形，2岁以下的幼儿则以肠套叠的可能性最大，儿童肠梗阻有可能为肠蛔虫团堵塞所致。青少年患者常见原因是肠粘连、嵌顿疝，而老年人患者近期有大便习惯改变，应考虑结肠肿瘤、乙状结肠扭转或粪块堵塞的可能。③影像学检查：腹部X线平片除了能诊断是结肠、小肠梗阻，完全性与不完全梗阻外，有时也能提示病因。腹部超声检查方法简便，但因肠襻胀气，影响诊断的效果。CT扫描诊断的准确性虽优于B超，但仅能诊断出明显的实质性肿块或肠腔外有积液。

1. 临床表现

各种类型肠梗阻虽有不同的病因，但有一共同的特点是肠管的通畅性受阻，肠内容物不能正常地通过，因此，有程度不同的腹痛、呕吐、腹胀和停止排气排便等临床症状。①腹痛。单纯性机械性肠梗阻一般为阵发性剧烈绞痛，由梗阻以上部位的肠管强烈蠕动所致。这类疼痛可有以下特点：波浪式地由轻而重，然后可减轻，经过一平静期而再次发作；腹痛发作时可出现肠型或肠蠕动，患者自觉似有移动性包块；腹痛发作时可感气体下降，到某一部位时突然停止，此时腹痛最为剧烈，然后有暂时缓解；痛时可听到肠鸣音亢进，有时患者自己可以听到。绞窄性肠梗阻由于有肠管缺血和肠系膜的嵌闭，腹痛往往为持续性腹痛伴有阵发性加重，疼痛也较剧烈。绞窄性肠梗阻也常伴有休克及腹膜炎症状。麻痹性肠梗阻的腹胀明显，腹痛不明显，阵发性绞痛尤为少见。结肠梗阻除非有绞窄，腹痛不如小肠梗阻明显，一般为胀痛。②腹胀。腹胀一般在梗阻发生一段时间以后开始出现。腹胀程度与梗阻部位有关，高位小肠梗阻时腹胀不明显，低位梗阻则表现为全腹膨胀，常伴有肠型。麻痹性肠梗阻时全腹膨胀显著，但不伴有肠型。闭襻型肠梗阻可以出现局部膨胀，叩诊鼓音。结肠梗阻因回盲瓣关闭可以显示腹部高度膨胀而且往往不对称。③呕吐。依据呕吐的程度及频率可以判断梗阻部位高低，高位梗阻的呕吐出现较早，在梗阻后短期即发生，呕吐较频繁。在早期为反射性，呕吐物为食物或胃液，其后为胃液、十二指肠液和胆汁。低位小肠梗阻的呕吐出现较晚，初为胃内容物，静止期较长，后期的呕吐物为积蓄在肠内并经发酵、腐烂呈粪样带臭味的肠内容物。如肠系膜血管有绞窄，呕吐物为咖啡色、棕色，偶有新鲜血液。④排气排便停止。在完全性肠梗阻，排气便停止是肠梗阻的一个主要临床症状。当有绞窄性肠梗阻时，可较早出现肠型，并伴有肠蠕动波、肠鸣音亢进或气过声音，在局部压痛；后期腹胀逐渐加重，若有腹肌紧张伴有反跳痛，明显压痛，即腹膜刺激征时，表示绞窄性肠梗阻已有肠管坏死。

2. 辅助检查

（1）血常规检查：肠梗阻早期，血常规对诊断无特殊意义。单纯性肠梗阻早期变化不明显。随着肠梗阻时间延长，患者出现脱水或发生肠壁缺血后，白细胞增高，并可伴有核左移，同时因血液浓缩导致红细胞和红细胞比容升高。

（2）血生化检查：血清电解质、尿素氮和动脉血气分析检查等生化指标，可了解水电解质紊乱的情况和酸碱平衡失调。根据这些检查结果指导输液、补充电解质和纠正酸碱失衡。

（3）肠脂肪酸结合蛋白：研究发现，肠上皮细胞在损伤的早期可快速产生肠脂肪酸结合蛋白（1-FABP）和 α-谷胱甘肽巯基转移酶（α-GST）并在尿液和血液中检测；紧连接蛋白和 D-乳酸等也是肠缺血的重要检测指标。但是在临床中该指标仍未普及，需要进一步论证。

3. 影像学检查

（1）腹部 X 线平片：对于疑似小肠梗阻的患者病情稳定期间需行 X 线检查，但对肠梗阻的检出率仅为 50%～65%，对绞窄性肠梗阻的诊断价值不高。

（2）超声检查：据报道，腹部超声检查对肠梗阻诊断的敏感性和特异性均高于 X 线。实践证明，肠袢充满液体的小肠梗阻，X 线难以诊断，而超声则容易观察，可弥补 X 线不足。但当肠袢大量充气、图像不典型、肿块位置特殊及超声医师经验较少时，超声对小肠梗阻的诊断易出现误诊及漏诊。

（3）CT 检查：对于所有疑似小肠梗阻的患者都需行 CT 检查，其敏感度为 56%～96%，准确率为 74%～91%，常与临床表现结合起来诊断。多层螺旋 CT（MSCT）可以清晰显示肠道解剖结构与周围组织结构的相对关系，在诊断肠梗阻的部位及病因方面有较大优势，术前也可较全面评价肠梗阻，对指导临床诊疗有较大帮助。螺旋 CT 血管成像（CTA）不仅能明确小肠梗阻的部位、程度、并发症，还可以明确小肠梗阻的病因。不同病因小肠梗阻的肠系膜血管 CTA 有一定的特征性临床表现，其对小肠扭转的确诊率高，而且对小肠内疝和粘连性小肠梗阻也有一定的诊断价值。

（4）MRI 检查：对小肠梗阻的定位较 CT 检查及腹部 X 线有明显优势。能在冠状位很好地显示梗阻点，更加直观地显示肠管受压，能区分是肠粘连或肠道本身病变引起小肠梗阻。但其检查时间长，价格昂贵，部分患者有幽闭恐惧症，不能行此检查。

（5）胶囊内镜检查：对于小肠梗阻患者中仅适用于不完全性小肠梗阻患者，其具有无创性、可视化检查的优点，但其对不完全性小肠梗阻患者使用仍存在很高滞留并加重梗阻的风险。

三、治疗

急性肠梗阻的治疗包括非手术治疗和手术治疗，治疗方法的选择根据梗阻的原因、性质、部位以及全身情况和病情严重程度而定。

（一）非手术治疗

1. 适应证

单纯性肠梗阻；既往因多次腹部手术而反复发作的粘连型小肠梗阻；小肠部分梗阻，特别是低位梗阻；反复发作性小肠炎并发的肠梗阻；腹部手术后早期（术后 1 ~ 2 周内）肠梗阻；腹内复发癌或转移癌的肠梗阻；放疗后肠梗阻；假性肠梗阻；蛔虫或粪块堵塞性肠梗阻；肠结核等炎症引起的不完全性肠梗阻；动力性肠梗阻、痉挛性肠梗阻等。

2. 治疗内容

非手术治疗包括禁食及胃肠减压；纠正水电解质与酸碱失衡；抗感染；其他对症治疗包括吸氧，灌肠术包括清洗灌肠术、高压灌肠术、药物保留灌肠术等，酌情使用镇静、解痉剂，忌用止痛剂以免掩盖病情。麻痹性肠梗阻可经胃管注入乳果糖 20 ~ 30 mL 或液状石蜡 100 mL，但有腹膜炎或疑有绞窄性肠梗阻者忌用。确诊为假性肠梗阻者可选用促动力药治疗，如西沙必利、莫沙必利等。肠系膜静脉血栓形成以抗凝治疗和介入治疗为主，如在保守治疗过程中，病情加重出现腹膜炎征兆，则应立即手术探查。

（二）手术治疗

1. 手术适应证

已确诊或怀疑绞窄性肠梗阻，特别是闭袢型肠梗阻；肿瘤所致的完全性肠梗阻；肠扭转、肠套叠；巨大异物，如巨大粪石、胃石等引起的肠梗阻；结肠直径≥14 cm，小肠直径≥8 cm；腹内外疝嵌顿所致的急性肠梗阻；先天性肠道畸形引起的肠梗阻；Ⅲ ~ Ⅳ 级（腹内压≥26 mmHg）腹腔间隔室综合征；经24 ~ 48 小时非手术治疗症状不缓解者。

2. 手术方式

单纯解除梗阻的手术，肠切除肠吻合术，肠短路吻合术，肠造口术或肠外置术等。

（三）微创治疗

包括腹腔镜下手术、介入治疗、内镜下治疗。

（王子瑶）

第三节　肠套叠

一、概述

肠套叠是指一段肠管及其相连的肠系膜（套入部）被套入与其相邻肠管内（鞘部）导致肠内容物通过障碍的现象。根据病因不同，分为原发性和继发性肠套叠两种。前者多发生在 2 岁以下儿童，以 4 ~ 10 个月婴幼儿多见。一般认为小儿常有肠蠕动紊乱及肠痉挛发生，严重持续的痉挛段可被近侧的蠕动力量推入相连的远侧肠段，特别是回盲部呈垂直向连续的位置更易套入。后者多见于成年人患者，是由于肠壁或肠腔内器质性病变被蠕动推至远侧而将肿瘤所附着的肠壁折叠带入远侧肠腔。根据套入部的顶部和鞘部的颈部肠段的不同，肠套叠可分为 6 型：小肠型，包括空—空型，回—回型，空—回型；结肠型，即结肠套入结肠，包括结肠型及盲结肠型；回盲型，以回盲瓣为出发点；回结型，以回肠末端为出发点，阑尾不套入鞘部内，此型最多；复杂型或复套型，单纯的肠套叠再套入另一段肠管，常见回—回结型；多发型，在肠管不同区域内有分开的两个、三个或更多的肠套叠。临床上以回结型和回盲型的大肠套叠多见，约占80%以上，而小肠套叠较为少见，占小儿肠套叠的10%以下。小肠套叠在成人及老年患者中更为常见。根据年龄的不同，分为儿童型肠套叠与成人型肠套叠两类。

（一）儿童型肠套叠

为婴幼儿最常见的急腹症，占肠套叠患者的90%~95%，多见于4个月~2岁小儿，以回结型为主，小肠套叠相对少见，占全部肠套叠的10%以下。男孩发病占明显优势。健康肥胖儿多见。发病季节与胃肠道病毒感染流行相一致，以春末夏初最为集中。小儿原发性肠套叠的发病机制目前未完全明确，一般认为与小儿结肠冗长、儿童回盲部解剖的改变（淋巴结肿大，肠壁增厚、憩室、溃疡）及肠功能失调至蠕动异常有关。

（二）成人型肠套叠

成人肠套叠较少见，占成人肠梗阻的1%~5%，且以慢性复发性肠套叠、继发性多见，70%~90%合并原发病变，其中约90%的病因是良恶性肿瘤、肠息肉、炎性损伤、脂肪瘤及Meckel憩室等，8%~20%的成人肠套叠为原因不明特发性。末端回肠是成人肠套叠发生最常见的部位。研究表明，肠套叠可能是多个因素共同作用的结果；病理因素和解剖异常是引起肠套叠的两个重要因素，至于原因不明的肠套叠可能与饮食习惯、精神刺激、肠蠕动增强、药物作用及肠系膜过长等有关；腹部外伤和手术后也可发生不明诱因的肠套叠。

二、诊断

（一）儿童型肠套叠

1. 临床表现

儿童型肠套叠80%发生于2岁以内的儿童，发病突然，主要表现为腹痛、呕吐、便血，腹部有"腊肠样包块"。①阵发性腹痛：腹痛突然发生，疼痛时患儿面色苍白，出汗，下肢屈出，有些患儿并不啼哭，表现烦躁不安，持续数分钟而突然安静，但不久后上述情况又重复出现。②呕吐：腹痛发作以后即出现，初起较频繁，随后可减轻，吐出物多为胃内容物。患儿常拒绝哺乳或拒食。到后期如发展为完全性肠梗阻时，常见呕吐物为粪便样带有臭味。③便血：发病后4~12小时，就可出现紫红色或"猪肝色"大便，并有黏液。④腹部包块：在患儿安静或熟睡时，腹壁松弛的情况下，在腹部可摸到"腊肠样"的肿块，如为回盲型，则肿块多在右上腹部或腹中部，表面光滑，稍可移动，腹痛发作时，肿块明显，肠鸣音亢进，右下腹有"空虚感"。⑤其他表现：小儿患肠套叠早期，除常见到小儿一阵阵地哭闹外，全身情况尚好，不发热，但有食欲不佳或拒绝哺乳现象。如果不能及时发现处理，病情进一步发展，可发生肠坏死或腹膜炎。这时，小儿可出现高热、昏迷，严重的可危及生命。需与肠扭转、肠蛔虫等鉴别。

2. 腹部超声检查

超声检查对肠套叠的诊断不仅具有易被患者接受的优点，而且具有较高的诊断准确率。超声检查可详细观察病灶，并结合临床资料进行综合分析，定性诊断单纯性或坏死性肠套叠，可为临床及时选择治疗方案提供参考依据。可以反复操作，可以动态观察腹部情况。彩色多普勒超声通过观察肠套叠肿块边缘及内部结构、肿块内肠系膜血管彩色血流信号的有无、血流动力学改变、腹水及其透声状态，腹腔是否存在游离气体等，以排除存在出血坏死性肠套叠的可能。但是超声因无法透过气体，因此对肠气明显的患者难以诊断。超声的典型声像是高低回声相间的包块，纵向呈"套筒形""腊肠形"，横向呈"同心圆"或"靶环征"。

3. 腹部 X 线检查

可发现肠套叠征象。稀钡灌肠可发现环形或杯状充盈缺损。

（二）成人型肠套叠

1. 临床表现

慢性反复发作的腹痛，且伴有腹部包块；肠梗阻症状的原因不明；黏液血便，大便潜血阳性。需与肠道的肿瘤、肠息肉、肠结核、克罗恩病等疾病鉴别。

2. 钡剂灌肠造影

可显示杯口状或环形充盈缺损，对结肠套叠和回肠套叠有较高的诊断价值。

3. 腹部超声检查

多能显示成人肠套叠同心圆征、靶环形、假肾征、套筒征、腊肠样等典型图像，但不能判断小肠套叠的具体部位。

4. CT 检查

成人肠套叠 CT 的特征表现主要有"靶形""肾形肿块""彗星尾征"等。

三、治疗

小儿肠套叠多为原发，以非手术治疗为主。成年人肠套叠多为继发，一般都应行手术治疗。

（一）非手术治疗

1. 适应证

发病在 24 小时之内或 24~48 小时，但一般状态较好，无明显腹胀、水电解质紊乱，包括钡剂灌肠、空气灌肠及 B 超监视下水压灌肠。

2. 禁忌证

发病超过 48 小时或一般情况较差，肠梗阻症状严重，甚至疑为肠管血运障碍的应放弃灌肠治疗。

（二）手术治疗

手术治疗适应证：凡不具备灌肠复位条件；灌肠失败；复发达 3 次以上，疑有器质性病变；疑为小肠套叠；病程超过 48 小时，腹胀严重，X 线下可见多个巨大液平面，已有腹膜刺激征或疑有肠坏死。

（王子瑶）

第四节　肠扭转

一、概述

肠扭转是指一段肠袢以系膜为长轴发生扭转，使扭转两端的肠管发生部分或完全性梗阻，对应的肠系膜血管也同时受阻，因而肠扭转属绞窄性肠梗阻。因血液循环受影响，扭转肠袢容易发生坏死、穿孔，导致弥漫性腹膜炎。急性小肠扭转按病因可分为原发性和继发性肠扭转两种。儿童多为先天性畸形所致，成人多继发于术后肠粘连及肠道器质性疾病。肠扭转发生的内在原因包括以下3项。

1. 解剖学因素

从解剖学考虑脏器扭转必须具备两个基本条件，即腹膜内位脏器和"C"型肠袢。这些条件决定肠扭转好发于小肠和乙状结肠，其次是过于游离的盲肠和横结肠等部位。

2. 病理因素

这些因素可能是先天的，如先天性肠旋转不良、乙状结肠冗长或小肠系膜过长等；也可以是后天的，如粘连束带、小肠憩室、内疝、肠壁肿瘤和大网膜或肠系膜裂孔等。

3. 肠管动力学因素

如慢性便秘、腹泻或肠麻痹等造成肠蠕动异常增强或减弱，肠管胀气或积液等使腹内压发生改变。造成肠扭转的诱发因素包括肠管突然容量增加、蠕动增强或突然改变体位、饱餐后剧烈运动等。根据扭转发生的部位不同可分为小肠扭转、乙状结肠扭转和盲肠扭转。急性小肠扭转多见于青壮年，乙状结肠扭转多见于老年男性。肠扭转可见于从新生儿到老年的不同年龄阶段。20～40岁的青壮年农民，盲肠扭转好发于40岁以下的成年人，而乙状结肠扭转则好发于40～70岁的中老年人。男性的发病率高于女性。原发性小肠扭转的比例下降，而继发性小肠扭转特别是继发生于手术后腹腔粘连的小肠扭转比例升高，达51%。临床上结肠扭转好发于乙状结肠、横结肠，其次是盲肠，慢性结肠扭转常见于年轻女性，急性肠扭转多见于中老年患者。

二、诊断

肠扭转的诊断标准：①发病前可有饱餐和（或）剧烈体力活动或体位改变史；②起病急，多见剧烈持续性脐周疼痛，阵发性加剧，伴有频繁的呕吐；③腹部局限性膨隆或腰骶部放射性疼痛或腹部压痛性肿块；④腹部X线平片可见孤立充满气体的小肠袢，有时有液平面，也可见似螺旋纹的肿胀肠袢，钡剂灌肠检查可扭转部位钡剂受阻，钡影尖端呈"鸟嘴"形；⑤肠系膜血管的"漩涡征"是诊断肠扭转的特异性征象，"靶环征"及肠壁强化减弱、腹水是提示绞窄性梗阻的可靠征象，螺旋CT扫描及重组对肠扭转的诊断具有重要价值；⑥本病需与肠系膜血管栓塞、腹内疝、急性胰腺炎、先天性小肠闭锁等疾病鉴别。

1. 小肠扭转

（1）临床表现：多见于青壮年，与饱食后立即剧烈活动有关。绝大多数小肠扭转发生于回肠，多为顺时针方向。脐周持续性剧烈疼痛伴有阵发性加剧，牵涉到腰背部，不敢卧位，呕吐频繁，腹胀不明显或有局部隆起，可无高调肠鸣。病程稍晚，极易发生休克。

（2）腹部X线检查：符合绞窄性肠梗阻的表现。全小肠扭转，胃十二指肠积气膨胀，空回肠换位；部分扭转，不随体位变化的液平面，假肿瘤征或咖啡豆征。

（3）腹部CT检查：显示肠系膜血管的"漩涡征"是诊断小肠扭转最重要的征象。

2. 乙状结肠扭转

（1）临床表现：常见于男性老年人，多有便秘的习惯或以往有多次腹痛发作经排便、排气后消失的病史。腹部绞痛，明显腹胀、腹部不对称或肿块。

（2）腹部 X 线检查：显示马蹄状巨大的双腔充气肠袢，内有两个大的气液平面，钡剂灌肠显示扭转部位钡剂受阻，尖端呈"鸟嘴"形。

（3）腹部 CT 检查：显示乙状结肠扭转患者的"鸟喙征"具有较高特异度和敏感度，而肠壁强化减弱、腹腔积液和"靶环征"则高度提示肠壁坏死可能，宜尽快手术。

3. 盲肠扭转

（1）临床表现：较少见，是移动性盲肠的并发病，多发生青壮年。腹内粘连常为其诱因。临床除腹部绞痛、呕吐、腹胀、便秘等肠梗阻表现外，常可扪到位于中上腹胀气包块。

（2）腹部 X 线检查：显示中上腹胀气空肠，内有大液平面；末端回肠充气位于盲肠右侧。钡剂在结肠肝曲受阻。

（3）腹部 CT 检查：显示除"漩涡征"外，还具有典型的扭转交叉点征及肠壁分离征。

三、治疗

1. 一般治疗

适用于早期肠扭转，包括禁食、有效地胃肠减压、补液、维持水电解质和酸碱平衡、选择使用抗生素。对病情严重者，可输入血浆或鲜血。

2. 内镜复位

对于病情较轻的结肠扭转（主要是乙状结肠扭转），可采用结肠镜复位，有报道复位成功率达 85.7%。

3. 手术治疗

（1）小肠扭转：诊断为小肠扭转的患者应尽早手术，有报道 2 小时内手术者无手术死亡，超过 6 小时手术病死率高达 30% 以上。手术的第一步是探查肠扭转的方向和程度，然后仔细地按反方向将其复位。复位过程中要避免用力牵拉肠管及系膜，以防止损伤肠壁浆膜及系膜血管。已丧失生机的小肠应予切除。

（2）乙状结肠扭转：不能排除肠坏死、肠穿孔、腹膜炎或非手术治疗失败者，应急诊手术探查。如无肠坏死征象，复位后可加乙状结肠固定术或系膜成形术。如扭转肠袢已经坏死，且患者高龄，有腹膜炎或感染性休克等情况，可选择结肠造瘘手术。

（3）盲肠扭转：应争取早期手术治疗，治疗的目的是整复扭转、解除梗阻、处理受累肠管、防止复发。如肠样无坏死，在扭转肠袢复位后应加固定术。如已有肠坏死或肠穿孔，应选择右半结肠切除、回肠—横结肠吻合术。对于高龄、病情危重者，也可在截除坏死肠袢后进行回肠、横结肠双造瘘，待Ⅱ期再行还纳、吻合术。

（王子瑶）

第九章

肝脏疾病

第一节　肝脓肿

肝脏继发感染后，未及时处理而形成的脓肿，称为肝脓肿。临床上常见的有细菌性肝脓肿和阿米巴性肝脓肿，少见的肝脓肿包括棘球蚴病、分枝杆菌、真菌性肝脓肿。总体来讲，肝脓肿的发生与下列因素有关：疫区旅游或长期居住史、腹部感染史、糖尿病、恶性肿瘤、AIDS、移植免疫抑制药物使用史、慢性肉芽肿病、炎性肠病史等。下文主要以临床上常见的肝脓肿类型为例，阐述其发病机制、诊断、治疗及预防措施。

一、细菌性肝脓肿

（一）概述

细菌性肝脓肿指由化脓性细菌引起的肝内化脓性感染，也称为化脓性肝脓肿。由于肝脏接受肝动脉和门静脉双重血液供应，并通过胆管与肠道相通。当人体抵抗力弱时，入侵的化脓性细菌会引起肝脏感染而形成脓肿。最常见的致病菌是大肠埃希菌和金黄色葡萄球菌，其次为链球菌、类杆菌属，偶有放线菌和土壤丝菌感染。胆管源性以及经门静脉播散者以大肠埃希菌最为常见，其次为厌氧性链球菌。经肝动脉播散以及"隐源性"者，以葡萄球菌尤其是金黄色葡萄球菌最为常见。

病原菌可经下列途径侵入肝脏。

1. 胆管系统

是最主要的入侵途径，是细菌性肝脓肿最常见的原因。如胆囊炎、胆管炎、胆管结石（特别是泥沙样结石）、胆管狭窄、肿瘤、蛔虫或华支睾吸虫等所致的胆管梗阻并发急性化脓性胆管炎，细菌可沿胆管上行，感染肝脏形成脓肿。对恶性肿瘤所致的梗阻性黄疸患者行内镜逆行胆管内放置支撑管引流，也易发生急性化脓性胆管炎。细菌性肝脓肿中肝胆管结石并发肝脓肿者最为常见，且多发于左外叶。

2. 门静脉系统

腹腔感染（如坏疽性阑尾炎、憩室炎、化脓性盆腔炎等）、肠道感染（如溃疡性结肠炎、细菌性痢疾）、痔核感染及脐部感染等可引起门静脉属支的化脓性门静脉炎，病原菌随血液回流进入肝脏引起肝脓肿。临床广泛应用抗生素以来，这种途径的感染已少见。

3. 肝动脉

体内任何部位的化脓性感染，如急性上呼吸道感染、亚急性细菌性心内膜炎、化脓性骨髓炎和痈等并发菌血症时，病原菌可由肝动脉入肝。如患者全身抵抗力低下，细菌在肝内繁殖，可形成多发性肝脓肿。

4. 淋巴系统

与肝脏相邻部位的感染，如化脓性胆囊炎，急性胃、十二指肠穿孔，膈下脓肿，肾周围脓肿等，病原菌可经淋巴系统侵入肝脏。

5. 肝外伤后继发感染

开放性肝损伤时，细菌从创口直接侵入肝脏发生肝脓肿。有时闭合性肝损伤形成肝内血肿时，易导致内源性细菌感染，特别是并发肝内小胆管断裂时，更易发生细菌感染而形成肝脓肿。

6. 其他

一些原因不明的肝脓肿，如隐源性肝脓肿，可能与肝内已存在隐匿病变有关。在机体抵抗力减弱时，病原菌在肝内繁殖，发生肝脓肿。

化脓性细菌侵入肝脏后，发生炎症改变，或形成许多小脓肿，在适当的治疗下，散在的小脓肿能吸收机化，但在病灶较密集部位，小脓肿可融合成一个或数个较大的脓肿。细菌性肝脓肿可多发，也可单发。血源性感染者常多发，病灶多见于右肝或全肝；如为胆源性感染，由于炎症反复发作后纤维增生，很少成为巨大脓肿或脓肿穿破。肝胆管蛔虫在化脓早期易发生穿破形成多个脓肿；肝外伤血肿感染和隐源性脓肿，多单发。肝脓肿形成过程中，大量毒素被吸收后呈现较严重的毒血症，患者可发生寒战、高热、精神萎靡，病情重笃。当转为慢性期后，脓腔四周肉芽组织增生、纤维化，此时毒血症状也可减轻或消失。肝脓肿可向膈下、腹腔或胸腔穿破，甚至引起胆管出血等严重并发症。

（二）诊断与鉴别诊断

1. 病史要点

肝脓肿一般起病较急，全身毒性反应明显。临床上常继某种先驱性疾病（如胆管蛔虫病）以后突发寒战、高热和肝区疼痛等，患者在短期内即呈现严重病容。

（1）寒战和高热：最常见，多为最早的症状。往往寒热反复发作，多呈一日数次的弛张热，体温为 38～40 ℃，最高可达 41 ℃。

（2）肝区疼痛：由于肝脏肿大，肝被膜呈急性膨胀，肝区常出现持续性钝痛。因炎症刺激横膈或感染向胸膜、肺扩散，而引起胸痛或右肩牵拉痛及刺激性咳嗽和呼吸困难等。

（3）乏力、食欲不振、恶心和呕吐：由于脓毒性反应及全身消耗，患者短期内即出现严重病容，少数患者还出现腹泻、腹胀以及难以忍受的呃逆等症状。

2. 查体要点

肝区压痛和肝肿大最常见，肝区有叩击痛，有时出现右侧反应性胸膜炎或胸腔积液；如脓肿移行于肝表面，相应部位可有皮肤红肿、凹陷性水肿；若脓肿位于右肝下部，常见到右季肋部或上腹部饱满，甚至见局限性隆起，且能触及肿大的肝脏或波动性肿块，并有明显触痛及腹肌紧张等。左肝脓肿时，上述体征则局限在剑突下。并发胆管梗阻的患者，常见黄疸，其他原因的化脓性肝脓肿，一旦出现黄疸，表示病情严重，预后不良。

细菌性肝脓肿如得不到及时、有效的治疗，脓肿向各个脏器穿破可引起严重的并发症，表现出相应的症状和体征。右肝脓肿可向膈下间隙穿破而形成膈下脓肿；也可再穿破膈肌而形成脓胸；甚至能穿破肺组织至支气管，脓液从气管排出，形成支气管胸膜瘘；如脓肿同时穿破胆管，则形成支气管胆瘘。左肝脓肿可穿入心包，发生心包积脓，严重者可引起心脏压塞。脓肿可向下穿破入腹腔而引起腹膜炎。少数病例脓肿可穿破胃、大肠，甚至门静脉、下腔静脉等；若同时穿破门静脉或胆管，可表现为上消化道大出血。细菌性肝脓肿一旦发生并发症，病死率成倍增加。

3. 辅助检查

（1）常规检查。

1）血常规及肝功能检查：大部分细菌性肝脓肿白细胞计数明显升高，总数为（10～20）$\times 10^{12}$/L，中性粒细胞在90%以上，有核左移现象或中毒颗粒；血清丙氨酸转氨酶、碱性磷酸酶升高、胆红素升高等。

2）血培养：急性期约有1/3的患者血培养阳性。

3）X线检查：可见肝脏阴影增大，右膈肌抬高和活动受限；位于肝脏表面的大脓肿，可见到膈肌局限性隆起，并伴有右下肺受压、肺段不张、胸膜反应或胸腔积液甚至脓胸等。少数产气性细菌感染或与支气管穿透的脓肿内可见到气液平面。

4）B超检查：可测定脓肿部位、大小及距体表深度、液化程度等，阳性率可达96%以上，且操作简单、安全、方便，为目前首选检查方法。

（2）其他检查：CT、磁共振成像（MRI）和肝动脉造影对多发性肝脓肿的定位诊断有帮助。放射性核素肝扫描对较大脓肿的存在与定位有诊断价值。

4. 诊断标准

在急性肠道与胆管感染病例中，突发寒战、高热、肝区疼痛、肝肿大且有触痛和叩击痛等，应想到肝脓肿可能，应做进一步详细检查。本病诊断并不困难，根据病史、临床表现和辅助检查可以做出诊断。

5. 鉴别诊断

（1）阿米巴性肝脓肿：阿米巴性肝脓肿常有阿米巴性肠炎和脓血便病史；发生脓肿后，病程较长，全身状况较轻，但贫血、肝肿大明显，肋间水肿，局部隆起及压痛较明显。如粪便中找到阿米巴包囊或滋养体，可确诊。

（2）胆囊炎、胆石症：常有反复发作病史，全身反应较轻，可有右上腹绞痛且放射至右背或肩胛部，并伴有恶心、呕吐；右上腹肌紧张，胆囊区压痛明显，或触及肿大的胆囊；X线检查示膈肌不升高，运动正常；B超检查无液性暗区。

（3）右膈下脓肿：一般膈下脓肿常有先驱病变，如胃、十二指肠溃疡穿孔后弥漫性或局限性腹膜炎史，或有阑尾炎急性穿孔史以及上腹部手术后感染史等。膈下脓肿全身反应和肝区压痛、叩痛等局部体征都没有肝脓肿显著，主要表现为胸痛和深呼吸时疼痛加重，肝脏多不大，也无压痛；X线检查示膈肌普遍抬高、僵硬，运动受限明显，或膈下出现气液平面。当肝脓肿穿破并发膈下脓肿时，鉴别有时颇难，可结合病史、B超、CT等加以鉴别。

（4）原发性肝癌：巨块型肝癌中心区液化坏死、继发感染，易与孤立性肝脓肿相混淆。炎症型肝癌可有畏寒、发热，有时与多发性化脓性肝脓肿相似，但肝癌患者的病史、体征均与肝脓肿不同，详细询问病史，仔细查体，再结合甲胎蛋白（AFP）检测和B超、CT等影像学检查可明确。

（5）肝囊肿并发感染：肝包虫病和先天性肝囊肿并发感染时，其临床表现与肝脓肿相似，不易鉴别，需详细询问病史和做特异性检查。

（6）右下肺炎：有时也可与肝脓肿混淆。但其寒战、发热、右侧胸痛、呼吸急促、咳嗽，肺部可闻啰音，白细胞计数增高等均不同于细菌性肝脓肿，胸部 X 线检查有助于诊断。

（三）治疗

1. 非手术治疗

（1）对急性期但尚未局限的肝脓肿和多发性小脓肿，宜采用非手术治疗。在治疗原发病灶的同时，使用大剂量有效抗生素和全身支持疗法，以控制炎症，促使脓肿吸收自愈。在应用大剂量抗生素控制感染的同时，应积极补液，纠正水电解质紊乱，给予 B 族维生素、维生素 C、维生素 K，必要时可反复多次输入小剂量新鲜血液和血浆，改善肝功能和增强机体抵抗力。由于病原菌以大肠埃希菌和金黄色葡萄球菌、厌氧性细菌多见，在未确定致病菌以前，可首先选用广谱抗生素，如氨苄西林或头孢类加氨基苷类抗生素（如链霉素、卡那霉素、庆大霉素、妥布霉素等），再根据细菌培养及抗生素敏感试验结果，选用针对性药物。同时可加用中医、中药辅助治疗。

（2）单个较大的脓肿可以在 B 超引导下行长针穿刺吸脓，尽可能吸尽脓液，并注入抗生素，将脓液送细菌培养和抗生素敏感试验，此法既可反复使用，也可穿刺置管引流，冲洗脓腔和注入抗菌药物，而不需手术切开引流。

（3）多发小脓肿全身抗生素治疗不能控制者，可以考虑肝动脉或门静脉内置导管滴注抗生素治疗，但此种方法极少使用。

2. 手术治疗

（1）脓肿切开引流术：对于较大的脓肿，估计有穿破可能，或已有穿破并发腹膜炎、脓胸以及胆源性肝脓肿或慢性肝脓肿，在应用抗生素治疗的同时，应积极进行脓肿切开引流术。常用的手术途径有以下 3 种。

1）经腹切开引流术：这种方法引流充分有效，不仅可明确诊断，还可探查确定原发灶，予以及时处理。如对伴有急性化脓性胆管炎患者，可同时进行胆总管切开引流术。

2）经前侧腹膜外脓肿切开引流术：适用于位于肝右叶前侧和左外叶的脓肿，与前腹膜发生紧密粘连者。方法是：做右肋缘下或右腹直肌切口，不切开前腹膜，用手指在腹膜外推开肌层，直达脓肿部位。穿刺吸到脓液后，切开脓腔，处理方法与经腹切开引流术相同。

3）经后侧腹膜外脓肿切开引流术：适用于肝右叶后侧脓肿。

（2）肝叶切除术：适用于慢性厚壁脓肿、脓肿切开引流后脓壁不塌陷、留有无效腔或窦道长期流脓不愈者以及肝内胆管结石并发左外叶多发性脓肿，且该肝叶已严重破坏、失去正常功能者。急诊肝叶切除术，因有使炎症扩散的危险，一般不宜施行。但对部分肝胆管结石并发左叶脓肿、全身情况较好、中毒症状不严重的患者，在应用大剂量抗生素的同时，可急诊行左外叶肝切除。

（四）预后

细菌性肝脓肿为继发病变，多数病例可找到原发病灶，如能早期诊断、早期治疗，可防止其发生，即使在肝脏感染早期，如能及时合理应用抗生素，加强全身支持，结合中西医结合治疗，也可防止脓肿形成或促进脓肿的吸收消散。一旦形成大的脓腔，应及时引流。合理充分的引流加合理的抗生素治疗，肝脓肿预后较好，多能治愈。

二、阿米巴性肝脓肿

（一）概述

阿米巴性肝脓肿是肠阿米巴病最常见的并发症，多见于温、热带地区。多数在阿米巴痢疾期间形成，部分发生在痢疾愈后数周或数月，甚至个别长达二三十年之久，农村发病率高于城市。

溶组织阿米巴是人体唯一致病型阿米巴。阿米巴包囊随被污染的食物或饮水进入胃，在小肠被碱性肠液消化，虫体脱囊而出，经二次分裂即形成8个小滋养体。机体或肠道局部抵抗力低，则滋养体侵入肠壁，寄生在黏膜或黏膜下层，并分泌溶组织酶，使肠黏膜形成溃疡。常见部位为盲肠、升结肠，其次为乙状结肠和直肠。阿米巴滋养体可经由破损的肠壁小静脉或淋巴管进入肝脏；大多数滋养体到达肝脏后即被消灭。少数存活者在门静脉内迅速繁殖而阻塞门静脉小分支，造成肝组织局部缺血坏死，加之阿米巴滋养体不断分泌溶组织酶，破坏静脉壁、溶解肝组织，致使肝组织呈点状或斑片状坏死，周围充血，以后坏死斑点逐渐融合成团块状病变，此即阿米巴性肝炎或脓肿前期。此时如能及时有效地治疗，坏死灶吸收；如得不到适时治疗，病变继续发展，使变性坏死的肝组织进一步溶解液化形成肝脓肿。

阿米巴性肝脓肿多单发，脓腔多较大，多位于肝右叶，约占94%，右肝顶部常见。脓肿分三层：外层早期为炎性肝细胞，随后有纤维组织增生形成纤维膜；中间层为间质；内层为脓液。脓液内充满溶解和坏死的肝细胞碎片和血细胞。典型的阿米巴肝脓肿呈果酱色（即巧克力色），脓液较黏稠，无臭。滋养体在脓液中很难找到，但在脓肿壁上常能找到。

慢性阿米巴性脓肿常招致葡萄球菌、链球菌、肺炎链球菌、大肠埃希菌等继发感染。如穿破则感染率更高。感染后的脓液呈黄色或绿色，有臭味，临床上有高热，可呈脓毒症表现。

（二）诊断与鉴别诊断

1. 病史及查体要点

本病的发展过程较为缓慢。主要为发热、肝区疼痛及肝肿大。体温多持续在38～39℃，常为弛张热或间歇热，在肝脓肿后期，体温可正常或仅低热。如继发细菌感染，体温可达40℃以上，伴有畏寒、多汗，患者尚有食欲不振、腹胀、恶心、呕吐，甚至腹泻、痢疾等症状。体重减轻、衰弱乏力、消瘦、贫血等也常见，10%～15%出现轻度黄疸。肝区常有持续性钝痛与明显叩痛。如脓肿位于右肝顶部，可有右肩胛部或右腰背放射痛。较大的右肝脓肿可出现右下胸部膨隆、肋间饱满、局部皮肤水肿、压痛、肋间隙增宽。脓肿在右半肝下部时可见右上腹膨隆，有压痛、肌肉紧张，或扪及肿块。肝脏常呈弥漫性肿大，触之边缘钝圆，有充实感，触痛明显，少数患者可出现胸腔积液。

2. 辅助检查

（1）常规检查。

1）反复检查新鲜大便，寻找阿米巴包囊或滋养体。

2）乙状结肠镜检查发现结肠黏膜有特征性凹凸不平的坏死性溃疡或愈合后的瘢痕，自溃疡面刮取材料做镜检，有时能找到阿米巴滋养体。

3）B 超检查：可显示不均质液性暗区，与周围肝组织分界清楚。

4）B 超定位下肝穿刺如抽得典型的果酱色无臭脓液，则诊断确立。脓液中查阿米巴滋养体阳性率很低（仅 3% ~4%），脓液中加入链激酶，孵育后再检查，可提高阳性率。

5）血清学试验：血清阿米巴抗体检测，以间接血凝法较灵敏，阳性率可在 90% 以上，且在感染后多年仍为阳性，故对阿米巴性肝脓肿的诊断有一定价值。

6）血常规及红细胞沉降率检查：急性期白细胞计数可达 $15 \times 10^9/L$ 左右，中性粒细胞在 80% 以上，病程长者可有贫血、红细胞沉降率增快。

（2）其他检查。

1）肝功能检查：多正常，偶见丙氨酸转氨酶、碱性磷酸酶轻度升高，少数患者胆红素可增高。

2）X 线检查：可见到肝脏阴影增大、右膈肌抬高、运动受限或横膈呈半球状隆起等，有时尚能见到胸膜反应或积液。

3）CT、MRI 等有助于做出肝脓肿的诊断，并定位。

3. 诊断标准

有长期不规则发热、出汗、乏力、食欲缺乏、贫血、肝区疼病、肝肿大伴压痛及叩痛者，特别是有痢疾病史时，应疑为阿米巴性肝脓肿。但缺乏痢疾病史，不能排除本病可能，应结合各种检查全面分析。经上述检查，高度怀疑本病者，可试用抗阿米巴药物治疗，如治疗后临床症状、体征迅速改善，可确诊本病，是为治疗性诊断。典型的阿米巴性肝脓肿较易诊断，但不典型病例诊断困难。

阿米巴性肝脓肿诊断治疗流程见图 9-1。

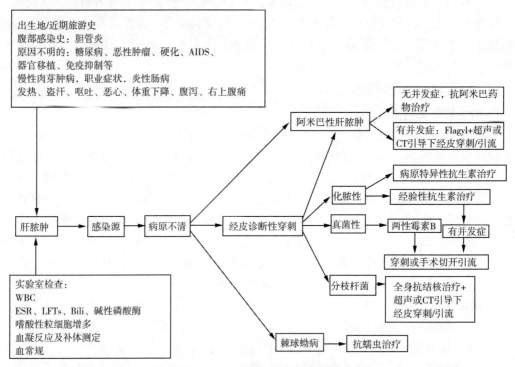

图 9-1　阿米巴性肝脓肿诊断治疗流程

4. 鉴别诊断

（1）细菌性肝脓肿：细菌性肝脓肿病程急骤，脓肿以多发为主，全身毒血症状较明显，一般不难鉴别，其鉴别要点见表9-1。

表 9-1 阿米巴性肝脓肿和细菌性肝脓肿的鉴别

项目	阿米巴性肝脓肿	细菌性肝脓肿
病史	有阿米巴痢疾史	常继发于胆管感染（如化脓性胆管炎、胆管蛔虫等）或其他化脓性疾病
症状	起病较缓慢，病程较长	起病急骤，全身脓毒血症状明显，有寒战、高热等
体征	肝肿大显著，可有局限性隆起	肝肿大不显著，一般多无局限性隆起
脓肿	脓肿较大，多为单发性，位于肝右叶	脓肿较小，常为多发性
脓液	呈巧克力色，无臭味，可找到阿米巴滋养体，若无混合感染，脓液细菌培养阴性	多为黄白色脓液，涂片和培养大都有细菌，肝组织为化脓性病变
血常规	白细胞计数可增加	白细胞计数及中性粒细胞均明显增加
血培养	若无混合感染，细菌培养阴性	细菌培养可阳性
粪便检查	部分患者可找到阿米巴滋养体或包囊	无特殊发现
诊断性治疗	抗阿米巴药物治疗后症状好转	抗阿米巴药物治疗无效

（2）原发性肝癌：原发性肝癌可有发热、右上腹痛和肝肿大等，但原发性肝癌常有肝炎病史，并发肝硬化者占80%以上，且肝质地较硬，常触及癌块，可结合AFP检测、B超、CT或肝动脉造影检查等以鉴别。

（3）膈下脓肿：常继发于胃、十二指肠穿孔，阑尾炎穿孔或腹腔手术之后，X线检查见肝脏向下推移，横膈普遍抬高，活动受限，但无局限性隆起，膈下可发现气液平面。

5. 并发症

（1）继发细菌感染：多见于慢性病例，常见细菌为葡萄球菌、链球菌、大肠埃希菌或肺炎链球菌等。继发细菌感染后即形成混合性肝脓肿，症状明显加重，毒血症症状明显，体温可高达40℃以上，呈弛张热，血液中白细胞计数及中性粒细胞显著增高。吸出脓液为黄色或黄绿色，有臭味，镜检有大量脓细胞。

（2）脓肿破溃：如治疗不及时，脓肿逐渐增大，脓液增多，腔内压不断升高，即有破溃危险，靠近肝表面的脓肿更易破溃，向上可穿入膈下间隙形成膈下脓肿，或再穿破膈肌形成脓胸；也可穿破至肺、支气管，形成肺脓肿或支气管胆管瘘。左肝叶脓肿可穿入心包，引起心包积脓；向下穿破则产生急性腹膜炎。阿米巴性肝脓肿破入门静脉、胆管或胃肠道者罕见。

（三）治疗

1. 非手术治疗

首先考虑非手术治疗，以抗阿米巴药物治疗和反复穿刺吸脓，以及支持疗法为主。由于本病病程较长，全身情况较差，常有贫血和营养不良，应给予高糖、高蛋白、高维生素和低脂肪饮食；有严重贫血或水肿者，需多次输给血浆和全血。

常用抗阿米巴药物为甲硝唑、氯喹和依米丁。甲硝唑对肠道阿米巴病和肠外阿米巴原虫有较强的杀灭作用，对阿米巴性肝炎和肝脓肿均有效；氯喹对阿米巴滋养体有杀灭作用，口服后肝内浓度较高，排泄慢、毒性小、疗效高；依米丁对阿米巴滋养体有较强的杀灭作用，但该药毒性大，目前已少用。

脓肿较大，或病情较重者，应在抗阿米巴药物治疗下行肝穿刺吸脓（图9-2）。穿刺点应视脓肿部位而定。一般以压痛较明显处，或在超声定位引导下，离脓腔最近处刺入。需注意避免穿过胸腔，并应严格无菌操作。在局部麻醉后用14～16号粗穿刺针，进入脓腔内，尽量将脓液吸净。随后根据脓液积聚的快慢，隔日重复抽吸，至脓液转稀薄，B超检查脓腔很小，体温正常。如并发细菌感染，穿刺吸脓后，于腔内置管注入抗生素并引流。

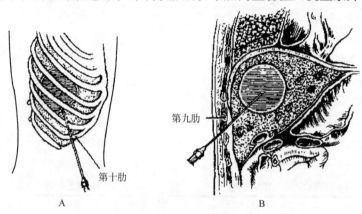

图9-2　阿米巴肝脓肿穿刺抽脓
A. 侧面观；B. 正面观

2. 手术治疗常用的三种方法

（1）闭式引流术：对病情较重、脓腔较大、积脓较多者，或位于右半肝表浅部位的较大脓肿，或多次穿刺吸脓而脓液不减少者，可在抗阿米巴药物治疗的同时行闭式引流术。穿刺选择脓肿距体表最近处，行闭式引流术。

（2）切开引流术：阿米巴性肝脓肿切开引流后，会继发细菌感染、增加病死率。但下列情况下，仍应考虑手术切开引流：①经药物治疗及穿刺排脓后高热不退者；②脓肿伴有继发细菌感染，综合治疗不能控制者；③脓肿穿破入胸腔或腹腔，并发脓胸及腹膜炎者；④左外叶肝脓肿，穿刺易损伤腹腔脏器或污染腹腔者；⑤脓肿位置较深，不易穿刺吸脓者。切开排脓后，应放置多孔乳胶管或双套管持续负压吸引。

（3）肝叶切除术：对慢性厚壁脓肿，药物治疗效果不佳，切开引流腔壁不易塌陷，或脓肿切开引流后形成难以治愈的残留无效腔或窦道者，可考虑行肝叶切除术。

（四）预后

阿米巴性肝脓肿如及时治疗，预后较好。国内报道，抗阿米巴药物治疗加穿刺抽脓者病死率为7.1%，但如并发细菌感染或脓肿穿破则病死率成倍增加。

（五）预防

阿米巴性肝脓肿的预防，主要是防止阿米巴痢疾感染。严格粪便管理，讲究卫生，对阿米巴痢疾进行及时而彻底的治疗，可防止阿米巴性肝脓肿的发生。即使发生阿米巴性肝炎，及时使用抗阿米巴药物治疗，也可以防止肝脓肿的形成。

其他少见肝脓肿类型包括棘球蚴病性肝脓肿、分枝杆菌性肝脓肿、真菌性肝脓肿。诊断除上述方法外，可结合 ESR、LFTs、Bili、碱性磷酸酶、嗜酸性粒细胞、血凝反应及补体测定、ERCP 等检查。治疗上棘球蚴病性脓肿，以抗蠕虫治疗；分枝杆菌性肝脓肿以全身抗结核治疗加 B 超或 CT 引导下穿刺引流；真菌性脓肿以抗真菌治疗辅以穿刺引流或手术切除。

（朱　勇）

第二节　原发性肝癌

原发性肝癌是一种常见的恶性肿瘤，为癌症致死的重要原因之一，全球每年发病人数达 120 万人。在世界范围内居男性常见恶性肿瘤第 7 位，居女性的第 9 位，在我国列为男性恶性肿瘤的第 3 位，仅次于胃癌、食管癌，女性则居第 4 位。原发性肝癌是非洲撒哈拉一带和东南亚地区最常见的恶性肿瘤之一。乙型和丙型病毒性肝炎在全球的流行导致了亚洲和西方国家肝癌发病率正快速升高。我国原发性肝癌的分布特点是：东南沿海高于西北和内陆；东南沿海大河口及近陆岛屿和广西扶绥地区，形成一个狭长明显的肝癌高发带。通常，男性较女性更易罹患原发性肝癌，我国普查资料表明，男女发病比约为 3∶1。原发性肝癌可发生在任何年龄，但以中青年为多见。据我国 3 254 例的统计分析，平均患病年龄为 43.7 岁，而非洲班图族人的平均年龄为 37.6 岁，印度为 47.8 岁，新加坡为 50 岁，日本为 56.6 岁，美国为 57 岁，加拿大为 64.5 岁；而在原发性肝癌高发地区主要发生在较年轻的人中，如莫桑比克 25~34 岁年龄组的男性肝癌发病率约为英、美同龄组白人的 500 倍。但在 65 岁以上年龄组中，前者发病率仅为后者的 15 倍。我国原发性肝癌的比例远较欧美为高，据卫健委统计，我国每年约 13 万人死于肝癌，占全球肝癌死亡总数的 40%。因此，研究原发性肝癌的病因、诊断和治疗是我国肿瘤工作的一项重要任务。

一、病因

原发性肝癌的病因迄今尚不完全清楚，根据临床观察和实验研究，可能与下列因素有关。

1. 乙型肝炎病毒（HBV）

一般说来，相关性研究已证实肝细胞癌的发病率与 HBsAg 携带者的流行率成正相关。因为东南亚和非洲撒哈拉地区 HBsAg 流行率很高（超过 10%），所以这些地区的肝细胞癌发生率也是最高的。但在大部分欧美国家的人群中，肝细胞癌发病率低，其 HBsAg 携带者的流行率也低。用克隆纯化的 HBV-DNA 杂交试验证明，由肝细胞癌建立的肝细胞系，肝细胞癌患者的恶性肝细胞以及长期无症状的 HBsAg 携带者肝细胞的染色体组中都整合进了 HBV-DNA。在非肝细胞癌患者中这种整合现象的存在表明整合不足以发生肝细胞癌。总之，在若干（不同的）人群中 HBV 和肝细胞癌之间的强度、特异性和一致性的关系，HBV 感染先于肝细胞癌发生的明确证据，以及来自实验室研究的生物学可信性，都表明 HBV 感染和肝细胞癌发生之间呈因果关系。

2. 黄曲霉毒素

黄曲霉毒素是由黄曲霉菌产生的真菌毒素。主要有四类：黄曲霉毒素 B_1 和 B_2、G_1 和 G_2。在动物实验中证明黄曲霉毒素有很强的致癌作用。其中黄曲霉毒素 B_1 的作用最显著，但对人的致癌作用证据尚不足。不过，流行病学调查资料表明，随着饮食中黄曲霉毒素水平的增加，肝癌发生率也随之增高。

3. 肝硬化与肝细胞癌

肝硬化与肝细胞癌的关系密切，据 2020 年全国肝癌协作组收集的 500 例病理资料，肝硬化的发生率为 84.4%，而肝硬化也绝大多数属于大结节型的坏死后肝硬化。大结节性肝硬化常见于非洲和东南亚地区，这些地区为肝细胞癌的高发区。而小结节性肝硬化常见于欧洲和美国的肝细胞癌低发区。大结节性肝硬化的产生多半与 HBV 有关，并趋向于亚临床，患病的第一信号通常与肝细胞癌有关。因此，有学者总结肝癌的发病过程为急性肝炎—慢性肝炎—肝硬化—肝细胞癌。这进一步说明了 HBV 可通过启动致癌过程，或既充当启动因子又通过与肝硬化有关的肝细胞再生作为后期致癌剂，从而引起肝细胞癌。

4. 其他

遗传因素是值得进一步探讨的，江苏启东市调查 259 例肝癌患者家族，发现有 2 人以上患肝癌有 40 个家族，占 15.4%。非洲班图族肝细胞癌多见，而居于当地的欧洲人则肝癌少见。另外，还有较多致癌很强的化学物质——亚硝酸盐可以诱发原发性肝细胞癌。肝癌患者中约有 40% 有饮酒史，吸烟致癌的系列研究中某些观察结果表明，肝细胞癌有中等程度增高。有学者提出血吸虫病与肝癌也有关系。众所周知，在口服避孕药的妇女中患肝细胞腺瘤的危险性增加。

综上所述，原发性肝癌的演变过程是多种多样的，因此，对其病因尚无法做出肯定性结论。

二、病理

原发性肝癌依据大体形态可分为三型：结节型、巨块型和弥漫型（图 9-3），其中以结节型为多见。结节型肿瘤大小不一，分布可遍及全肝，多数患者伴有较严重的肝硬化。早期癌结节以单个为多见，多发癌结节的形成可能是门静脉转移或癌组织多中心发生的结果，本型手术切除率低，预后也较差。巨块型呈单发的大块状，直径可达 10 cm 以上，也可由许多密集的结节融合而成，局限于一区，肿块呈圆形，一般比较大，有时可占据整个肝叶。巨块型肝癌由于癌肿生长迅速，中心区容易发生坏死、出血，使肿块变软，容易引起破裂、出血等并发症。此型肝癌也可伴有肝硬化，但一般较轻。弥漫型肝癌较少见，有许多癌结节散布全肝，呈灰白色，有时肉眼不易与肝硬化结节区别，此型发展快，预后差。

中国肝癌病理协作组根据 500 例尸检肝癌大体特征的研究，提出了四大型六亚型的分类法。弥漫型：小癌结节弥漫性地散布于全肝，因而此种类型仅在肝癌尸检病例中可以见到。块状型：癌块直径为 5～10 cm，超过 10 cm 为巨块型。根据癌块的数量与形态又分为单块状型、融合块状型和多块状型 3 个亚型。结节型：癌结节直径为 3～5 cm，又分为单结节型、多结节型和融合结节型 3 个亚型。小癌型：单个或双个癌结节，直径小于或等于 3 cm。血清甲胎蛋白阳性者在肿瘤切除后转为正常。从病理组织来看，原发性肝癌也可分为三类：肝细胞型、胆管细胞型和二者同时出现的混合型。肝细胞癌占绝大多数，为 85% 以上。癌细胞呈圆形或多角形，核大而核仁明显，胞浆丰富呈颗粒状，癌细胞排列成索状或巢状，尤以后者为多见。胆管细胞型肝癌多为单个结节，极少并发肝硬化，血清 AFP 阴性。肿瘤因含有丰富的纤维间质而呈灰白色，质地实而硬。混合型肝癌：肝细胞癌与胆管细胞癌同时存在，称为混合型肝癌。两种癌细胞成分可存在一个结节中的不同区域或混合存在，通常认为源自同一细胞克隆。混合型肝癌多并发肝硬化，在临床上更多地表现出肝细胞癌的特征。

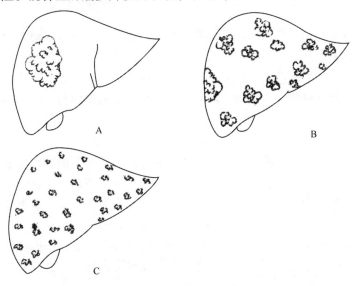

图9-3　原发性肝癌的大体类型
A. 巨块型；B. 结节型；C. 弥漫型

　　Anthony 根据 263 例肝细胞癌的细胞形态、排列以及间质多少的不同，将肝细胞癌分为四型。①肝细胞型（77.7%）：癌细胞的形态及其排列与正常肝细胞极为相似。②多形细胞型（11.4%）：此型癌细胞多种多样，排列不规则，成窦性团块，无肝小梁和肝血窦。③腺样型（7.2%）：癌细胞呈腺管状结构。④透明细胞型（1.5%）：癌细胞似透明细胞，内含有糖原和脂肪。

　　胆管细胞癌较少见，细胞多呈立方形或柱状，排列形成大小不一的腺腔。混合型最少见，癌细胞的形态部分似肝细胞，部分似胆管细胞，有时混杂，界限不清。

　　原发性肝癌极易侵犯门静脉和肝静脉引起血行转移，肝外血行转移至肝门淋巴结最多，其次为胰周、腹膜后、主动脉旁及锁骨上淋巴结。此外，向横膈及附近脏器直接蔓延和种植性转移也不少见。

三、临床表现

　　原发性肝癌的临床表现和体征多种多样，往往在患者首次就诊时多已属晚期。主要原因是除了肝癌生长迅速，在某些病例中肿瘤倍增时间可短至 10 日内，另外，肝脏体积大意味着肿瘤在被感觉到或侵犯邻近的脏器结构前必定已达到相当大的体积；肝脏大的储备量，使大部分肝脏组织被肿瘤替代前不会出现黄疸和肝功能衰竭。因此，肝细胞癌起病隐匿，并在早期处于静止阶段，难以做出早期诊断；加之缺乏特异性症状与体征，肝脏深藏于肋缘内，触诊时手难于触及，况且肝功能生化检查缺乏特异性变化等综合因素，皆延迟了肝癌的进一步诊断。到发展为大肝癌时治疗，已无法改变其不良预后。由于肝细胞癌自发地表现出症状时预后已很差，近年来，人们越来越多地把注意力集中到早期诊断上，采用血清 AFP 检测、B 超检查、CT、MRI 等有助于早期发现。在高危人群的普查中，可以发现几乎无症状的小肝癌，即所谓的"亚临床期肝细胞癌"。肝癌常见的临床表现是肝区疼痛、肝肿大或腹胀、食欲减退、消瘦、乏力和消化道症状等。

1. 肝区疼痛

肝区疼痛是最常见的症状和最常开始的主诉。疼痛多为持续性隐痛、钝痛、胀痛，有时可散发至背部，或牵涉到右肩痛。如疼痛逐渐加重，经休息或治疗仍不见好转，应特别警惕是否患肝癌。疼痛多由癌肿迅速生长使肝包膜紧张所致。如突然发生剧烈的腹痛并伴有腹膜刺激征和休克，多有肝癌破裂的可能。肝硬化患者出现原因不明的上腹部疼痛时，应当怀疑肝细胞癌的可能。

2. 腹胀

患者可因腹胀而自动减食而加速消瘦，体重减轻。当患者腹围增大或全腹胀时，应考虑有中等或大量腹水。在肝硬化患者中出现原因不明的肝肿大或腹水（尤其是血性腹水），应警惕肝细胞癌发生的可能。门静脉或肝静脉癌栓，可出现顽固性腹水或腹胀。

3. 食欲减退、恶心、呕吐等消化道症状

典型的肝细胞癌的症状是上腹部疼痛伴不同程度的虚弱、乏力、厌食、消瘦和腹胀，其消化道症状诸如恶心、呕吐、便秘、腹泻和消化不良也可出现，但这些非特异性表现对诊断帮助甚微。

4. 发热

肝区疼痛或不明显原因的发热应怀疑肝癌的可能，因为巨块型肝癌易发生坏死，释放致热原进入血液循环引起发热。

临床上常见的肝癌体征以肝肿大为主要症状者占94%以上。如患者在短期内肝脏迅速肿大，肋下可触及肿块，质硬有压痛，表面光滑或有结节感，更易诊断。如肿块位于肝的下部则比较容易扪到，如肿块位于膈顶部，可见右膈肌上抬，叩诊时浊音界也抬高，有时膈肌固定或运动受限，甚至出现胸腔积液。晚期肝癌可出现脾肿大，这是因为原有长期肝硬化病史，脾肿大是由门静脉高压引起。脾在短期内肿大应警惕门静脉癌栓阻塞的可能性。

除上述症状和体征外，有临床肝硬化背景的患者可能出现黄疸，初诊时黄疸可能为轻度，随着病程的发展，黄疸逐渐加深。黄疸多见于弥漫型或胆管细胞癌。癌肿结节压迫胆管或因肝门区淋巴结肿大压迫胆管时，均可出现黄疸。肝硬化严重而有肝癌的患者还可出现一系列肝硬化的症状，如鼻出血、牙龈出血，以及门静脉高压所致的呕血或黑便等。

由于肝癌的早期症状和体征不明显，而且部分患者无症状和体征，所以早期普查已越来越受到重视。

四、诊断

1. 诊断标准

2001年9月在广州召开的第八届全国肝癌学术会议上通过的肝癌诊断标准如下。

（1）AFP≥400 μg/L，持续4周，能排除妊娠、生殖腺胚胎源性肿瘤、活动性肝病及转移性肝癌，并能触及肿大、坚硬及有大结节状肿块的肝脏或影像学检查有肝癌特征的占位性病变者。

（2）AFP<400 μg/L，能排除妊娠、生殖腺胚胎源性肿瘤、活动性肝病及转移性肝癌，并有两种影像学检查有肝癌特征的占位性病变或有两种肝癌标志物（DCP、GGTⅡ、AFU及

CA19-9 等）阳性及一种影像学检查有肝癌特征的占位性病变者。

（3）有肝癌的临床表现并有肯定的肝外转移病灶（包括肉眼可见的血性腹水或在其中发现癌细胞）并能排除转移性肝癌者。

肝细胞癌治疗历经令人失望的漫长岁月后，在过去 20 多年间迎来了诊断和治疗方面的重大进展。自从采用 AFP 检测以来，肝癌的诊断水平有了迅速提高，我国临床诊断的正确率已达 90% 以上。尤其是肿瘤影像学技术的显著进步，如血管造影术、CT 和超声显像术再加上 MRI 使肝癌的早期诊断变得更容易。但肝癌早期症状不明显，中晚期症状多样化，AFP 检测虽然对原发性肝癌诊断有特异性，但在临床上有 10%～20% 的假阴性，因此，在肝癌的诊断过程中，医务人员必须根据详细的病史、体格检查和各项化验检查以及某些特殊检查结果加以认真分析，从而做出正确的诊断。

肝癌多见于 30 岁以上的男性，但在肝癌多发地区，发病年龄高峰移向更年轻人群，这与肝炎发生于年轻人群的流行病学特点相吻合。据我国统计 3 254 例，平均为 43.7 岁；非洲班图族人的平均发病年龄为 37.6 岁，在美国则为 57 岁，故在多发地区肝癌的高发率主要是发生在较年轻的患者。

2. 免疫学检查

肝癌诊断上的突破性进展是肿瘤标志物甲胎蛋白（AFP）的发现。1956 年 Abelev 利用新生小鼠血清为抗原，制备成抗血清，首先在带有移植性肝细胞癌的小鼠血清中发现此种胚胎性血清蛋白。1964 年 Tatarinov 首先证实原发性肝癌患者血清中存在 AFP。此后，血清的 AFP 检测试验便广泛用于临床上诊断原发性肝癌。

AFP 是在胚胎时期在肝实质细胞和卵黄囊中合成的，存在于胎儿血清中，在正常成人血清中一般不存在这种蛋白，即使有也是极微量。但当发生肝细胞癌时，在血清中又出现这种蛋白。肝细胞癌具有合成 AFP 的能力，对诊断原发性肝癌提供了有力依据。我国率先使用 AFP 测定进行大规模的肝癌普查，在临床诊断亚临床期肝癌积累了大量资料，阳性率达 72.3%，于是给原发性肝癌的早期诊断及早期手术开辟了道路。

肝细胞癌的分化程度与 AFP 也有一定的关系，高度分化及低度分化的肝细胞癌或大部分肝细胞癌变性坏死时，AFP 的检测结果可呈假阴性。有学者在分析临床病例的基础上，归纳了四点：①AFP 在肝细胞癌患者血清中出现占 60%～90%，但在胆管细胞癌患者不出现；②在肝转移癌的患者中不出现；③肝脏的良性肿瘤和非肿瘤造成的肝病患者中不出现 AFP；④经手术完全切除肝细胞癌后，血清中 AFP 即消失，随访过程中，AFP 又出现阳性时，说明癌肿复发。

目前常用的 AFP 检测方法是抗原抗体结合的免疫反应方法。临床上常用的琼脂扩散和对流免疫法是属于定性的诊断方法，不很灵敏，但比较可靠，特异性高，肝癌时的阳性率大于 80%，若用比较灵敏的放射免疫法测定，可有 90% 的患者显示有不同程度的血清 AFP 升高。各种不同方法能测得的血中 AFP 含量的范围如下。

琼脂扩散法 >2 000 μg/L。

对流免疫法 >300 μg/L。

反向间接血凝法 >50 μg/L。

火箭电泳法 >25 μg/L。

放射免疫法 >10 μg/L。

AFP 假阳性主要见于肝炎、肝硬化，占所有假阳性的 80%。另外，生殖腺胚胎癌因含卵黄囊成分，故可以产生一定量的 AFP。除此之外，胃肠道肿瘤，特别是有肝转移者也可能有 AFP 假阳性出现。

血清 AFP 虽是诊断肝细胞性肝癌的可靠指标，但存在着较高的假阳性或假阴性。随着分子生物学的发展，已经可以采用反转录聚合酶链式反应（RT-PCR）来检测外周血 AFP mRNA，其灵敏度比放射免疫法还高，有助于肝癌早期诊断、肝癌转移或术后复发的监测。

除 AFP 诊断肝癌以外，较有价值的肝癌标志物探索正方兴未艾。

（1）α-L-岩藻糖苷酶（AFU）：AFU 属溶酶体酸性水解酶类，主要生理功能是参与岩糖基的糖蛋白、糖脂等生物活性大分子的分解代谢。1980 年法国学者 Deugnier 等研究发现，原发性肝癌患者血清 AFU 升高。AFU 超过 110 nKat/L（1 nKat = 0.06 IU）时应考虑为肝细胞癌。在 AFP 阴性的病例中，有 70%~85% 出现 AFU 的阳性结果，在小肝癌病例血清 AFU 的阳性率高于 AFP，因此同时测定 AFU 与 AFP，可使 HCC 的阳性检出率从单侧的 70% 提高至 94%。AFP 阴性和 AFP 升高而不足以诊断 HCC 患者，其血清 AFU 的阳性率达 80.8%。肝组织活检证实为肝细胞性肝癌患者，血清 AFU 的阳性率（67%）为 AFP 阳性率（20%）的 3 倍以上。因此，AFU 测定对 AFP 阴性和小细胞肝癌的诊断价值更大。

（2）CA19-9：它是一种分子量为 5 000 kD 的低聚糖类肿瘤相关糖类抗原，其结构为 Lea 血型抗原物质与唾液酸 Lexa 的结合物。CA19-9 为消化道癌相关抗原，是胰腺癌和结、直肠癌的标志物。血清 CA19-9 阳性的临界值为 37 kU/L。肿瘤切除后 CA19-9 浓度会下降；如再上升，则可表示复发。结直肠癌、胆囊癌、胆管癌、肝癌和胃癌的阳性率也会很高。若同时检测 CEA 和 AFP 可进一步提高阳性检出率。

（3）癌胚抗原（CEA）：正常 < 2.5 μg/L。原发性肝癌可有升高，但转移性肝癌尤多。

（4）碱性磷酸酶（AKP）：正常 < 13 金氏单位（1 金氏单位 = 7.14 U/L），肝癌中阳性率为 73.7%，肝外梗阻为 91.2%。同工酶 AKP 为肝癌特异，原发性肝癌 75% 阳性，转移肝癌 90% 阳性。

（5）γ-谷氨酰转肽酶（γ-GT）：正常 < 40 U，肝癌及梗阻性黄疸皆可升高。

（6）5'-核苷酸磷酸二酯同工酶 V（5'-NPD-V）：原发性肝癌 70% 阳性，转移性肝癌 80% 阳性。

（7）铁蛋白：正常值为 10~200 μg/L，肝癌中升高占 76.3%，有报道在 AFP < 400 μg/L 的肝癌病例中，70% 铁蛋白 > 400 μg/L。从以上介绍不难看出，除 AFP 外，目前常用的肝癌肿瘤标志物大多缺乏特异性，但有助于 AFP 阴性肝癌的诊断。

3. 超声检查

自超声显像问世以来，使肝占位性病变诊断取得了很大进展。目前，超声显像在检查小病灶如小肝细胞癌方面已成为不可缺少的手段，并正在继续完善以进一步提高分辨力。超声显像根据肿瘤的形状可分为结节型、巨块型和弥漫型三种。①结节型：肿瘤与肝实质分界明显，因此，肿瘤能清晰识别，该型肿瘤可为单发或多发。②巨块型：肿瘤通常较大，直径多在 5 cm 以上，虽然一般瘤体轮廓可辨，但较模糊。③弥漫型：瘤体不清晰，边界模糊，肝实质内呈弥漫性分布，可看到不均匀、粗糙的异常回声光点。

肝癌的超声回声类型有以下 4 种。①低回声，病灶回声比肝实质为低，常见于无坏死或出血、内质均匀的肿瘤。此型常见于小肝细胞癌、小的转移性肝癌及大的增生结节等。②周围低回声型，肿瘤以低回声环与肝实质清晰地分隔，其瘤体内部回声可较周围实质稍高或等同，或者高低混合。③高回声型，其内部回声一般比周围实质高，从组织学上可见肿瘤广泛坏死或出血，此型见于有脂肪变性的肝细胞癌。④混合回声型，瘤体内部为高低回声混合的不均匀区域，可能因在同一肿瘤中出现各种组织学改变所致，此型常见于大肝癌和大的转移性肝癌。超声可显示直径0.3 cm的癌结节，直径3~5 cm的小肝癌呈圆形或不规则圆形，主要见于结节型肝癌；直径6~7 cm的肝癌呈卵圆形团块，多由数个结节融合，边缘可辨认或模糊不清，大于8 cm的巨块其形态多不规则；弥漫型肝癌多发生于肝硬化的基础上，肝弥漫性回声增强，呈密集或较密的粗颗粒状中小光点与强回声条索，其间散在多个细小的低回声结节；卫星样结节出现在肝癌大块病灶周围，癌灶部分包膜局部连续中断，有子结节突出；较大的低回声肿瘤边缘呈蚕蚀状，形态不整。小肝癌的超声表现为圆形、椭圆形，直径在3 mm以下的结节，分为低回声（77.4%）、强回声（16.2%）和等回声（6.4%）。小肝癌的超声图像特征是癌周围有声晕：①低回声（或相对低、弱回声）型，显示后方回声可增强，低回声中仍有少许强光点；大的低回声结节较少见，生长慢，坏死不明显，有门静脉、小胆管中断现象；②强回声型，显示周围有声晕，边缘不规则，内部回声较肝组织增强；③等回声型，显示肿瘤周围有低回声声晕，厚1~2 mm或有薄的完整的包膜，侧方有声影，无内收表现；或后方回声稍强，内部回声不均匀。

4. CT检查

计算机断层扫描（CT）是借助电子计算机重建不同组织断面的X射线平均衰减密度而形成影像。因CT是逐层次扫描而且图像密度分辨率高，故与常规的X线摄影相比有很大的优越性和特性。在各种影像检查中，CT最能反映肝脏病理形态表现，如病灶大小、形态、部位、数目及有无病灶内出血坏死等。从病灶边缘情况可了解其浸润性，从门静脉血管的癌栓和受侵犯情况可了解其侵犯性，CT被认为是补充超声显像估计病变范围的首选非侵入性诊断方法。肝癌的CT平扫表现：病灶几乎总是表现为低密度块影，部分病灶周围有一层更低密度的环影（晕圈征）。结节型边缘较清楚，巨块型和混合型边缘多模糊或部分清楚。有时也表现为等密度块影，极个别可呈高密度块影，衰减密度值与周围肝脏相似的肿瘤，无论肿瘤大小如何均难以为CT平扫所发现。因此，一般需增强扫描，其目的在于：①能更好地显示肝肿瘤；②发现等密度病灶；③有助于明确肿瘤的特定性质。肝癌的增强CT表现：静脉注射碘造影剂后病灶和肝组织密度得到不同程度的提高，称为增强。CT包括动态增强扫描和非动态扫描。①动态增强扫描，采用团注法动态扫描或螺旋CT快速扫描，早期（肝动脉期）病灶呈高密度增强，高于周围正常肝组织时间10~30秒，随后病灶密度迅速下降，接近正常肝组织为等密度，此期易遗漏；病灶密度继续下降肝组织呈低密度灶，此期可持续数分钟，动态扫描早期增强图易于发现肿块直径小于1 cm或1~2 cm的卫星灶，也有助于小病灶的发现。②非动态扫描，普通扫描每次至少15秒，故病灶所处肝脏层面可能落在上述动态扫描的任何一期而呈不同密度，极大部分病灶落在低密度期，因此病灶较平扫时明显降低。门静脉系统及其他系统受侵犯的表现：原发性肝癌门静脉系统癌栓形成率高，增强扫描显示未强化的癌栓与明显强化的血液间差异大，表现条状充盈缺损致门静脉主干或分支血管不规则或不显影。少数患者有下腔静脉癌栓形成。肝门侵犯可造成肝内胆管扩张，偶见腹膜后淋巴结肿大、腹水等。肺部转移在胸部CT检查时呈现异常，比X线胸片敏感。

近年来新的CT机器不断更新，CT检查技术不断改进，尤其是血管造影与CT结合技术如肝动脉内插管直接注射造影剂做 CT 增强的 CTA、于肠系膜上动脉或脾动脉注射造影剂于门静脉期行 CT 断层扫描（CTAP），以及血管造影时肝动脉内注入碘化油后间隔 2~3 周行 CT 平扫的 lipiodol-CT 等方法，对小肝癌特别是直径 1 cm 以下的微小肝癌的检出率优于 CT 动态扫描。但上述多种方法中仍以 CT 平扫加增强为常规，可疑病灶或微小肝癌选用 CTA 和 CTAP 为确诊的最有效方法。

5. 磁共振成像（MRI）检查

MRI 可以准确地了解腹部正常与病理的解剖情况，由于氢质子密度及组织弛豫时间 T_1 与 T_2 的改变，可通过 MRI 成像探明肝脏的病理状态。虽然肝组织成像信号强度按所受的脉冲序列而变化，但正常肝组织一般呈中等信号强度。由于肝的血管系统血流流速快，在未注射造影剂的情况下就能清楚地显示正常肝内血管呈现的低信号强度的结构。肝细胞癌的信号强度与正常肝组织相比按所使用的以获得成像的 MRI 序列而不同，肝细胞癌的信号强度低于正常肝组织用 MRI 成像可以证实肝细胞癌的内部结构，准确显示病灶边缘轮廓，清晰地描绘出肿瘤与血管的关系。由于正常肝组织与肝细胞癌的组织弛豫时间 T_1 与 T_2 的差别较显著，因此，MRI 成像对单发或多发病灶肝细胞癌的诊断通常十分容易。大部分原发性肝癌在 MRI T_1 加权像上表现为低信号，病灶较大者中央可见更低信号区，称为坏死液。在 T_2 加权像上多数病变显示为不均匀的稍高信号，坏死液化区由于含水增多显示为更高信号，包膜相对显示为等或高信号，原因是病变内含脂增多。含脂越多在 T_1 加权像上病灶信号越高。少部分原发性肝癌在 T_2 加权像上显示为等信号，容易遗漏病变，因而要结合其他序列综合确定诊断。部分小肝癌（小于 3 cm）出血后，病灶内铁质沉积，此种病变无论是在 T_1 加权像还是 T_2 加权像上，均显示为低信号。原发性肝癌病变中央区常因缺血产生液化坏死，MRI T_1 加权像上坏死区信号比肿瘤病变更低，在 T_2 加权像上则比肿瘤病变更高。MRI 对原发性肝癌包膜显示较 CT 好，由于包膜含纤维成分较多，无论在 T_1 加权像还是 T_2 加权像均显示为低信号。尤其是在非加权像上，原发性病变表现为稍高信号，包膜为带状低信号，对比清晰，容易观察。文献报道极少数原发性肝癌病变由于肝动脉和门静脉双重供血，在 CT 双期扫描时相中均显示为等密度不易被检出，MRI 由于其密度分辨率高，则可清楚显示病变。

6. 肝血管造影

尽管近年 CT、超声成像和磁共振成像检查方面有许多进展，但血管造影在肝癌诊断与治疗方面仍为一重要方法。唯有利用肝血管造影才能清晰显示肝动脉、门静脉和肝静脉的解剖图。对 2 cm 以下的小肝癌，造影术往往能更精确迅速地做出诊断。目前国内外仍沿用 Seldinger 经皮穿刺股动脉插管法行肝血管造影，以扭曲型导管超选择法成功率最高，为诊断肝癌，了解肝动脉走向和解剖关系，导管插入肝总动脉或肝固有动脉即可达到目的，如疑血管变异可加选择性肠系膜上动脉造影。如目的在于栓塞治疗，导管应尽可能深入超选择达接近肿瘤的供血动脉，减少对非肿瘤区血供的影响。肝癌的血管造影表现如下。①肿瘤血管和肿瘤染色：是小肝癌的特征性表现，动脉期显示肿瘤血管增生紊乱，毛细血管期显示肿瘤染色，小肝癌有时仅呈现肿瘤染色而无血管增生。治疗后肿瘤血管减少或消失和肿瘤染色变化是判断治疗反应的重要指标。②较大肿瘤可显示以下恶性特征：如动脉位置拉直、扭曲和移位；肿瘤湖，动脉期造影剂积聚在肿瘤内排空延迟；肿瘤包绕动脉征，肿瘤生长浸润使被包绕的动脉受压不规则或僵直；动静脉瘘，即动脉期显示门静脉影；门静脉癌栓形成，静脉期见到门静脉内有与其平行走向的条索状"绒纹征"，提示门静脉已受肿瘤侵犯，有动静脉瘘同时存在时此征可见于动脉期。血管造影对肝癌检测效果取决于病灶新生血管多少，多血管型肝癌即使 20 cm 以下或更小也易显示。近年来发展有数字减影血管造影（DSA），即利用计算机把图像的视频信号转换成数字信号，再将相减后的数据信号放大转移成视频信号，重建模拟图像输出，显示背景清晰、对比度增强的造影图像。肝血管造影检查意义不仅在诊断、鉴别诊断，而且在术前或治疗前用于估计病变范围，特别是了解肝内播散的子结节情况；血管解剖变异和重要血管的解剖关系以及门静脉浸润可提供正确客观的信息。对判断手术切除可能性和彻底性以及决定合理的治疗方案有重要价值。血管造影检查不列入常规检查项目，仅在上述非创伤性检查不能满意时方考虑应用。此外血管造影不仅起诊断作用，有些不宜手术的患者可在造影时立即进行化疗栓塞或导入抗癌药物或其他生物免疫制剂等。

7. 放射性核素显像

肝胆放射性核素显像是采用 γ 照相或单光子发射计算机体层摄影（SPECT）。近年来为提高显像效果致力于寻找特异性高、亲和力强的放射性药物，如放射性核素标记的特异性强的抗肝癌的单克隆抗体或有关的肿瘤标志物的放射免疫显像诊断已始用于临床，可有效地增加放射活性的癌/肝比，^{99m}Tc-吡多醛五甲基色氨酸（^{99m}Tc-PMT）为一理想的肝胆显像剂，肝胆通过时间短，肝癌、肝腺瘤内无胆管系统供胆汁排泄并与 PMT 有一定亲和力，故可在肝癌、肝腺瘤内浓聚停留较长时间，在延迟显像（2~5 小时）时肝癌和肝腺瘤组织中的^{99m}Tc-PMT 仍滞留，而周围肝实质细胞中已排空，使癌或腺瘤内的放射性远高于正常肝组织而出现"热区"，故临床应用于肝癌的定性定位诊断，如用于 AFP 阴性肝癌的定性诊断，鉴别原发性和继发性肝癌，进行肝外转移灶的诊断和肝腺瘤的诊断。由于肝细胞癌阳性率仅60%左右，且受仪器分辨率影响，2 cm 以内的病变尚难显示，故临床应用尚不够理想。

五、治疗

原发性肝癌是我国常见的恶性肿瘤，近年来诊断和治疗水平有了很大的提高。目前对肝癌的治疗和其他恶性肿瘤一样，采用综合疗法，包括手术切除、放疗、化疗、免疫疗法及中医药治疗等。一般对早期肝癌采取手术治疗为主，并辅以其他疗法，对暂时不能切除的肝癌可经肝动脉插管化疗栓塞缩小后再切除，明显增加了手术切除率，减少了手术死亡率。因此，如何及时、正确地选用多种有效的治疗方法，或有计划地组合应用，是目前重视的问题。

1. 手术治疗

目前全球比较一致的意见是：外科手术切除仍是治疗肝细胞性肝癌的首选方法和最有效的措施。现代科技的高速发展，带动了外科技术的迅速进步，也使人们对肝癌切除概念不断更新。当今的肝脏外科已不存在手术禁区。

2. 射频消融术（RFA）

RFA 引入我国只是近些年的事，但早在 20 世纪 80 年代中期，日本学者就已将其应用于临床。只不过当时是单电极，肿瘤毁损体积小，疗效也欠佳。经过改良，RFA 双电极、伞状电极、冷却电极、盐水增强电极等陆续面世，使 RFA 在临床上的应用有了质的飞跃。其治疗原理为：插入瘤体内的射频电极，其裸露的针尖发出射频电流，射频电流是一种正弦交流电磁波，属于高频电流范围。此电流通过人体时，被作用组织局部由于电场的作用，离子、分子间的运动、碰撞、摩擦产生热以及传导电流在通过组织时形成的损耗热，可使肿块内的温度上升到70~110 ℃，细胞线粒体酶和溶酶体酶发生不可逆变化，肿瘤凝固性坏死。同时为了防止电极针尖部周围组织在高温下碳化影响热的传导，通过外套针持续向针尖部灌注冰水，降低其温度，以扩大治疗范围和增强疗效。对于肝癌并发肝硬化者，因为肝纤维组织多，导电性差，热量不易散发，可形成"烤箱效应"，所以 RFA 治疗原发性肝癌的疗效好于继发性肝癌。RFA 的最佳适应证为直径≤3 cm 的病灶，少于 5 个的肝血管瘤患者和原发性、继发性、术后复发性肝癌患者，特别是肿瘤位于肝脏中央区、邻近下腔静脉或肝门的肿瘤，肝功能不低于Ⅱ级，患者一般情况尚可。由于 RFA 有多电极射频针，实际上对肿瘤直径在5 cm左右的患者也可进行治疗。每周治疗一次，每次治疗 1~3 个病灶，每个病灶治疗12~15 分钟。肝癌治疗方面，RFA 治疗后肿瘤的完全凝固坏死率为 60%~95%，肿瘤直径越小完全坏死率越高。目前报道 RFA 治疗的最大肿瘤为 14 cm×13 cm×13 cm。多数临床病例报道 RFA 治疗后1、3、5 年生存率不亚于手术组，且术后复发率显著低于手术组。另外，较 RFA 先应用于临床的经皮激光治疗和经皮微波固化治疗，其治疗原理与 RFA 相似，都是使肿瘤组织产生高温，形成坏死区。但插入瘤体内的光纤和微波电极周围组织，在温度升高后常伴随组织碳化，阻止了能量的输出，无法达到使肿瘤全部坏死的效果。两者治疗的适应证与 RFA 相似。RFA 以其适用范围广、痛苦小、安全、疗效可靠、可反复治疗，甚至可以在门诊进行治疗而成为微创治疗的新兴生力军。而经皮激光治疗和经皮微波固化治疗在肝脏外科中的应用似趋于冷落。但 RFA 治疗费用昂贵，并且难以与手术治疗的彻底性和 PEI 的普及性相比，还有待于进一步发展和完善。

3. 乙醇瘤内注射治疗（PEI）

对无法手术切除的原发性肝癌，可在 B 超引导下用无水乙醇注射治疗，这是一种安全有效的方法。

（1）适应证：无水乙醇适用于肿瘤直径小于 2 cm，结节总数不超过 3 个的小肝癌患者，可以获得满意疗效。

（2）术前准备：①应详细了解肝肿瘤的位置、大小、包膜与血管、胆管的关系，肝外血管侵犯和肝外转移情况；②术前检查肝、肾功能，出凝血功能。

（3）操作方法：设备及步骤如下。

1）操作设备：①超声导向设备，选用有导向穿刺装置的超声探头；②22 号穿刺细针或PTC 细针；③ 99.5% 以上的纯乙醇、局部麻醉药等。

2）操作步骤：主要包括以下四步。①在 B 超引导下反复取不同方向体位比较，选择适宜穿刺部位穿刺进针点。②常规消毒铺巾。③穿刺针刺入皮内后在超声引导下向肿瘤部位穿刺，抵达肿瘤后拔出针芯，接上无水乙醇注射器，注入无水乙醇。较大的肿瘤可采用多方向、多点、多平面穿刺，注射操作者感到注射区内部有一定压力乃停止注射，退出穿刺针。为避免无水乙醇沿针道溢出刺激腹膜产生一过性疼痛，可在退针时注入局部麻醉药 2~3 mL以减轻或防止疼痛。④乙醇注入剂量，直径 2 cm 以内的小肿瘤，一般 2~5 mL；直径 3 cm以上的肝癌，每次 10~20 mL。每隔 4~10 日，一般 7 日一次。如体质较好可以耐受者，可每周 2 次，一疗程 4~6 次。无水乙醇注射后不良反应少，有一过性局部灼痛，半数患者注射当日有低至中等发热。梗阻性黄疸患者穿刺易损伤胆管引起胆汁外漏，或穿刺后出血。

近来随着超声设备不断地更新，技术操作水平的提高，超声介入治疗正向新的高度发展，已不仅限于瘤内乙醇注射方法，改进瘤内应用药物也多样化。经皮醋酸注射（PAI）和经皮热盐水注射（PSI）都是自 PEI 衍生出来的治疗方法。前者杀灭肿瘤的原理也是使细胞蛋白质变性、凝固性坏死，但醋酸在瘤体内的均匀弥散优于无水乙醇；后者的治疗原理是利用煮沸的生理盐水直接杀灭肿瘤细胞，而热盐水冷却后成为体液的一部分，相对于无水乙醇和醋酸无任何不良反应。两者治疗的适应证与 PEI 相似。虽然有资料称 PAI 和 PSI 的疗效好于 PEI，但目前尚缺少它们的大宗临床病例报道，其近、远期疗效有待进一步观察。

（朱　勇）

第三节　转移性肝癌

肝脏是恶性肿瘤转移最常见的靶器官。在欧美发达国家，由于原发性肝癌少见，转移性肝癌可多于原发性肝癌几十倍。而我国转移性肝癌与原发性肝癌的发病率相近。容易转移至肝脏的大肠癌、胰腺癌、肺癌和乳腺癌等，近年在我国均有明显上升的趋势，为此我国转移性肝癌也必将增多。

全身各种组织器官的恶性肿瘤均可通过血液、淋巴或直接浸润而转移至肝，但主要是通过门静脉或肝动脉。根据过去的统计，原上海医科大学 150 例转移性肝癌尸检中，来自消化道肿瘤者占 30.0%，来自造血系统肿瘤者占 29.3%，胸部肿瘤（肺、食管）者占 18.7%，其余依次为泌尿系、女性生殖系、头颈部、乳腺、软组织等。在临床实践中，大肠癌的肝转移最常见，其预后也较好。

一、临床表现

转移性肝癌可在恶性肿瘤，特别是腹腔脏器恶性肿瘤，手术前或手术时发现，但多数在术后随访时发现。术后随访时可因癌转移至肝出现症状而发现，也可在定期随访过程中通过肿瘤标志物（如癌胚抗原 CEA、CA199 等）和（或）影像医学（超声显像、CT 等）的监测而发现。少数以肝转移癌为首发症状就医而发现。也有发现转移性肝癌后至死未能查清原发癌者。

转移性肝癌可出现与原发性肝癌相仿的临床表现。但转移性肝癌多无肝病背景，多不合并肝硬化，故临床表现常较轻而不易早期发现。随着肝转移癌的增大，可出现肝区痛、上腹胀、乏力、消瘦、发热、食欲不振及上腹肿块等。因多无肝病背景，故多无肝硬化相关的表现。扪诊时肝软而癌结节相对较硬，有时可扪到"脐凹"。其中不少患者有不明原因的低热。晚期可出现黄疸、腹水、恶病质。

如没有明确的原发癌史，患者可同时出现原发癌相关的临床表现。如原发癌来自大肠，患者可能同时有黑便、大便带血、腹部游走性痛伴块物、腹部扪及肿块等。如原发癌来自肺，可出现咳嗽、痰中带血等。如原发癌来自胰腺，可能出现背痛、腹块、黄疸等。

二、辅助检查

1. 实验室检查

因多无肝病背景，故乙型和丙型肝炎病毒标志物常阴性。早期肝功能检查大多正常，晚期可出现胆红素增高，γ-谷氨酰转肽酶也常升高。甲胎蛋白（AFP）检查常阴性，但少数消化道癌（如胃癌、胰腺癌）的肝转移 AFP 可出现低浓度升高。大肠癌肝转移者，癌胚抗原（CEA）常异常升高。因转移性肝癌来自大肠癌者最多，故一旦疑为转移性肝癌者，CEA 和 CA199 等应作为常规检查。在大肠癌手术后，CEA 的定期监测是早期发现肝转移的重要手段。

2. 影像学检查

影像学检查是转移性肝癌诊断不能或缺者，最常用者为超声检查。通常可检出直径1 cm 左右的肝转移癌。转移性肝癌在超声显像中常表现为散在多发的类圆形病灶。小的转移癌多为低回声灶，大的肿瘤则多为高回声灶，有时可见中心为低回声，称为"牛眼征"。彩色超声提示多数转移性肝癌的动脉血供较原发性肝癌少。CT 不可缺少，它可提供更为全面的信息。转移性肝癌在 CT 上常表现为多发散在类圆形低密度灶。由于多数转移性肝癌的血管不如原发性肝癌丰富，注射造影剂后，病灶增强远不如原发性肝癌明显，有时仅见病灶周围略增强。MRI 也常用。

3. 原发癌的寻找

临床上一旦怀疑为转移性肝癌，如原先无明确的原发癌史，应在治疗前设法寻找原发癌。除上述 CEA 等外，如怀疑来自大肠癌者，可查大便潜血、纤维肠镜或钡剂灌肠。如怀疑来自胃癌者，可查胃镜或钡餐。如怀疑来自胰腺癌者，可查超声显像和（或）CT。如怀疑来自肺癌者，可查痰脱落细胞、胸部 X 线片或 CT。如怀疑来自乳腺癌者应做相关检查。

三、诊断与鉴别诊断

1. 诊断

①有原发癌史或证据；②有肝肿瘤的临床表现；③CEA 升高，而 AFP、HBsAg 或抗 HCV 常阴性；④影像学检查证实肝内实质性占位性病变，且常为散在分布、多发、大小相仿的类圆形病灶。细针穿刺活检证实为与原发癌病理相同的转移癌。

2. 鉴别诊断

包括以下五方面。

（1）原发性肝癌：多有乙型或丙型病毒性肝炎、肝硬化背景，但无原发癌病史。AFP、乙肝或丙肝标志物常阳性。影像学检查常有肝硬化表现，肝内实质性占位性病灶常为单个，或主瘤旁有卫星灶，瘤内动脉血供常较丰富，有时可见门静脉癌栓。

（2）肝血管瘤：无原发癌病史。女性较多见，发展慢，病程长，临床表现轻。CEA、AFP 均为阴性。乙肝和丙肝标志物常阴性，多无肝硬化背景。超声显像可单个或多个，小者常为高回声光团，大者可呈低回声灶，内有网状结构。CT 静脉相常见自外向中心的水墨样增强。核素肝血池扫描阳性。

（3）局灶性结节样增生：无原发癌病史。CT 动脉相和静脉相均明显增强，有时可见动脉支供应。

（4）炎性假瘤：无原发癌病史。超声显像常呈分叶状低回声灶。CT 动脉相和静脉相均无增强。

（5）肝脓肿：无原发癌病史，常有肝外（尤其胆管）感染病史。常有炎症的临床表现，如寒战、发热、肝区痛、白细胞总数及中性粒细胞增多。超声、CT 检查可见液平面。穿刺有脓液。

四、治疗

转移性肝癌的治疗主要有手术切除、经手术的姑息性外科治疗、不经手术的局部治疗、药物治疗以及对症治疗。

1. 治疗方法的选择

转移性肝癌的治疗选择应考虑以下三方面。①原发癌的情况：如原发癌已经进行根治性切除，对转移性肝癌的治疗应采取较积极的态度。如原发癌未治疗，通常应首先治疗原发癌，然后考虑转移性肝癌的治疗。如原发癌已有广泛播散，通常只进行对症治疗。②转移性肝癌的情况：除原发癌情况需首先考虑外，如转移性肝癌为单个病灶，应争取手术切除。如为2～3个病灶，仍可考虑手术切除。如为3个以上病灶，则考虑切除以外的经手术或不经手术的局部治疗。③全身情况：如全身情况较好，对转移性肝癌应采取积极的态度。如全身情况很差，则只宜进行对症治疗。

2. 手术切除

包括以下四方面。

（1）切除指征：①原发癌已进行根治性切除，或个别原发癌和单个肝转移癌有可能进行一期切除者；②肝转移癌为单个病灶或局限于半肝，或虽累及左右肝而结节数不超过3个，且转移灶的大小和所在部位估计技术上能切除者；③无其他远处转移灶；④全身情况可耐受肝转移癌的手术切除，无心、肺、肾严重功能障碍，无其他严重疾病（如糖尿病等）；⑤肝转移癌切除后较远期的单个复发性肝转移癌而无其他转移灶者。

（2）手术方式：手术切除方式与原发性肝癌者相仿。因转移性肝癌多不伴肝硬化，故可耐受较大范围的肝切除，包括扩大半肝切除，术中肝门阻断的时间也可延长。但通常有足够切缘的局部切除已能达到要求，过分强调规则性切除常弊多利少。

（3）手术时机：如可切除的原发癌尚未切除，对可切除的转移性肝癌的手术可同期或分期进行。凡患者能耐受者，可同期切除。如估计患者不能耐受，或二者的手术均较大，或不能确定肝转移癌为单个或3个以内，宜分期进行，通常在原发癌切除后数周待患者基本恢复后进行。

（4）手术切除的疗效：近年随着诊断技术（尤其是肿瘤标志物和影像医学）的提高，尤其是原发癌术后随访的重视，不少转移性肝癌已能在尚无症状的亚临床期发现，使转移性肝癌的切除率明显提高，手术死亡率明显下降，切除的疗效也逐步提高。过去转移性肝癌手术切除以来自大肠癌者的疗效较好，近年非大肠癌肝转移切除的疗效也有提高。影响转移性肝癌手术切除疗效有诸多因素，如原发癌病期的早晚、转移癌数目的多少、CEA水平的高低、同期出现或原发癌切除后延期出现（无瘤间期的长短）肝转移等。但原发癌的生物学特性可能是十分重要的因素。

3. 手术切除以外的局部治疗

包括以下五方面。

（1）经手术的局部治疗：通常在腹部原发癌手术时发现有转移性肝癌而不宜切除者，可酌情行肝动脉结扎、插管，术后行化疗灌注或化疗栓塞。由于转移性肝癌的血供不少来自门静脉，也可并发门静脉插管，术后行化疗灌注。如转移灶数目不多，肿瘤不太大，也可行术中液氮冷冻治疗。体积较小、数目较少的肝转移灶，也可行术中微波治疗或术中无水乙醇瘤内注射。

（2）经导管动脉内化疗栓塞（TACE）：对多发转移性肝癌或肿瘤巨大而不能切除，或患者不能耐受手术，目前多采用 TACE。TACE 的疗效常取决于肿瘤的动脉血供和对化疗药物的敏感性。如动脉血供较多，碘化油在瘤内的浓聚程度也较好，疗效将好于动脉血供少者。化疗药物的敏感性则取决于原发癌的种类。通常转移性肝癌用 TACE 治疗的疗效常不如原发性肝癌的 TACE 治疗的疗效。TACE 对转移性肝癌在部分患者可延长生存期，但远期疗效多不理想。

（3）经皮瘤内无水乙醇注射：对转移性肝癌数目较少、体积较小者可选用此法，但需施行多次。个别患者疗效不错。

（4）经皮射频治疗：近年出现的射频治疗，其肿瘤坏死的程度常优于无水乙醇注射。对转移性肝癌数目不多、体积不太大者可选用。

（5）放疗：如转移性肝癌病灶比较局限，也可选用外放疗。复旦大学肿瘤医院曾报道 36 例转移性肝癌的放疗，其 3 年生存率为 9.7%。放疗的疗效也取决于肿瘤对放疗的敏感性。

4. 全身化疗、生物治疗和中医治疗

除个别原发癌对化疗敏感（如恶性淋巴瘤）者外，全身化疗对多数转移性肝癌疗效较差。对来自消化道肿瘤的转移性肝癌，也可试用口服 5-氟尿嘧啶类药物，如替加氟、去氧氟尿苷等。生物治疗如 α-干扰素（IFN）也可试用，对肿瘤血管较多的肿瘤，IFN 有抑制血管生成的作用。其他如 IL-2/LAK 细胞治疗等也可试用。近年还有胸腺素等，有助于增强免疫功能。对不能切除的转移性肝癌，有时采用中医健脾理气之品，有助提高免疫功能、改善症状，甚至延长生存期。

五、预后

原发癌已切除的转移性肝癌，除单个或 3 个以下能切除者外，大多预后较差。转移性肝癌的预后取决于原发癌的部位、原发癌的切除与否、原发癌的生物学特性、转移性肝癌的数目和肝脏受侵范围的程度以及治疗的选择等。如来自消化系统肿瘤的转移性肝癌，通常来自大肠癌者预后最好，来自胃癌者较差，来自胰腺癌者更差。

（朱　勇）

第四节　肝囊肿

肝囊肿是一种比较常见的肝脏良性疾病，可分为寄生虫性和非寄生虫性肝囊肿。前者以肝包虫病为多见；后者又可分为先天性、创伤性、炎症性和肿瘤性肝囊肿，其中以先天性肝囊肿最常见，通常指的肝囊肿就是先天性肝囊肿。由于近年来影像学诊断技术的发展和普及，肝囊肿在临床上并不少见。

也有学者将先天性肝囊肿称为真性囊肿；创伤性、炎症性和肿瘤性肝囊肿称为假性囊肿。由于肿瘤性囊肿在临床上罕见，所以在这里主要讨论先天性肝囊肿。

一、病因

先天性肝囊肿的病因尚不清楚。一般认为起源于肝内迷走的胆管，或因肝内胆管和淋巴管在胚胎期的发育障碍所致。也有学者认为可能为胎儿患胆管炎、肝内小胆管闭塞，近端小胆管逐渐呈囊性扩大；或因肝内胆管变性后，局部增生阻塞而成。

二、病理

肝囊肿一般多发，单发者少见。小的直径数毫米，大的可占据整个肝叶，有的囊液可达10 000 mL以上。囊肿呈圆形或卵圆形，多数为单房性，也有呈多房性，有时还有蒂。囊肿有完整的包膜，表面呈乳白色，也有呈灰蓝色，囊壁厚薄不一，厚者可达 0.5 ~ 5 cm，内层为柱状上皮细胞，外层为纤维组织，被覆有较大胆管血管束。囊液清亮透明，或染有胆汁，如囊内出血时，可呈咖啡色。囊液呈中性或碱性，含有少量蛋白、黏液蛋白、胆固醇、红细胞、胆红素、酪氨酸和胆汁等。多发性肝囊肿很少引起门静脉高压和食管静脉曲张，但可并发胆管狭窄、胆管炎和肝炎。

三、临床表现

先天性肝囊肿生长缓慢，小的囊肿可无任何症状，临床上多数是在体检行 B 超检查时发现，当囊肿增大到一定程度时，可因压迫邻近脏器而出现症状，常见有食后饱胀、恶心、呕吐、右上腹不适和隐痛等。少数可因囊肿破裂或囊内出血而出现急腹症。若带蒂囊肿扭转时，可出现突然右上腹绞痛。如囊内发生感染，则患者往往有畏寒、发热，白细胞增高等。体检时右上腹可触及肿块和肝肿大，肿块随呼吸上下移动，表现光滑，有囊性感，无明显压痛。

四、诊断

肝囊肿的诊断并不困难，除上述临床表现外，B 超是首选的检查方法，对诊断肝囊肿，是经济可靠而非介入性的简单方法。放射性核素肝扫描能显示肝区占位性病变，边界光整，对囊肿定位诊断有价值。CT 检查可发现 1 ~ 2 cm 的肝囊肿，可帮助临床医师准确病变定位，尤其是多发性囊肿的分布状态定位，有利于治疗。在发现多发性肝囊肿的同时，还要注意肾、肺以及其他脏器有无囊肿或先天性畸形，如多囊肾。

在诊断巨大孤立性肝囊肿过程中，应注意与卵巢囊肿、肠系膜囊肿、肝包虫囊肿、胆囊积水、胰腺囊肿和肾囊肿相鉴别。只要考虑到了，一般容易鉴别。同时还要注意与肝海绵状血管瘤、肝癌等相鉴别。临床上误诊并不罕见。

五、治疗

对于小的肝囊肿而又无任何症状者，可不需特殊治疗，但对大的而又出现压迫症状者，应给予适当治疗。肝囊肿的治疗方法包括囊肿穿刺抽液术、囊肿开窗术、囊肿引流术或囊肿切除术等。

（朱　勇）

第五节　肝脏损伤

一、概述

肝脏是人体最重要的脏器之一，结构复杂，质地脆弱，血液循环丰富，具有复杂和重要的生理功能。肝脏在上腹部和下胸部的一些损伤中常被波及。肝损伤在开放性腹部损伤中的发生率为30%左右，仅次于小肠伤和结肠伤而居第三位；在闭合性腹部损伤中占20%左右，仅次于脾损伤位居第二。虽然肝脏损伤的病死率近年来随着治疗手段的完善和水平提高不断下降（10%~15%），但仍有许多挑战性的问题需要解决。

二、病因与损伤特点

（一）病因

暴力和交通事故是引起肝脏损伤的两大主要原因。在欧洲，肝脏钝性损伤占所有肝损伤的80%~90%，而在南非和北美开放性肝损伤分别占66%、88%。我国报道331例肝脏损伤，钝性肝脏损伤占77%。钝性肝脏损伤主要有以下三种类型：①右下胸或右上腹受直接暴力打击，使质地脆弱的肝脏产生爆震性损伤；②右下胸或右上腹受到撞击和挤压，使肝脏受挤压于肋骨和脊柱之间，引起碾压性损伤；③当从高处坠地时，突然减速，使肝脏与其血管附着部产生剪力，使肝脏和其血管附着部撕裂引起损伤。开放性肝脏损伤主要由刺伤和枪弹伤引起，后者常并发多脏器损伤。

（二）损伤特点

加速性损伤如交通事故、高空坠落等常引起肝脏Ⅴ、Ⅵ、Ⅶ、Ⅷ段损伤；上腹部直接暴力常引起肝脏中央部（Ⅳ、Ⅴ、Ⅷ段）损伤；下胸和脊柱的挤压伤常引起肝尾状叶（Ⅰ段）的出血性损伤。肝脏损伤也常合并有多脏器损伤。肝脏损伤早期死亡原因为失血性休克，晚期死于胆汁性腹膜炎、继发性出血和腹腔感染等并发症。

三、诊断

（一）外伤史

开放性损伤的伤口部位和伤道常提示肝脏是否损伤，诊断较为容易。钝性腹部创伤，尤其是右上腹、右下胸、右腰及胁部受伤时，局部皮肤可有不同程度的损伤痕迹，应考虑肝脏损伤的可能。在创伤严重、多处多发伤及神志不清的患者，有时诊断较为困难。

（二）临床表现

1. 腹痛

患者伤后自诉有右上腹痛，肝脏损伤患者的腹部症状可能不及胃肠道破裂消化液溢出刺激腹膜引起的症状严重，但当损伤肝脏周围积血和胆汁刺激膈肌时，可出现右上腹、右上胸痛和右肩痛。严重肝外伤腹腔大量出血时，引起腹胀、直肠刺激症状等。

2. 腹腔内出血、休克

是肝外伤后的主要症状之一。当肝脏损伤较严重，尤其是肝后腔静脉撕裂时，可在短时间内发生出血性休克，表现为面色苍白、出冷汗、脉搏细速、血压下降、腹部膨胀、神志不清和呼吸困难等一系列腹腔内出血的症状。但如果为肝包膜下破裂或包膜下血肿，患者可在伤后一段时间内无明显症状，或仅有上腹部胀痛，当包膜下血肿进行性增大破裂时，则引起腹腔内出血，而出现上述一系列症状。

3. 体格检查

上腹、下胸或右季肋部有软组织挫伤或者骨折；腹部有不同程度的肌紧张、压痛和反跳痛的腹膜刺激症状；肝区叩击痛明显；腹腔有大量积血时移动性浊音呈阳性；如为肝包膜下、中央部位血肿或肝周有大量凝血块时，则有肝浊音界扩大；听诊肠鸣音减弱或消失。

（三）辅助检查

1. 诊断性腹腔穿刺和腹腔灌洗

当肝脏损伤后腹腔内有一定出血量时，腹腔穿刺多数能获得阳性结果，反复穿刺和移动患者体位可提高腹腔穿刺诊断率。腹穿阳性固然有助于诊断，但阴性结果并不排除肝脏有损伤。如腹腔穿刺阴性，又高度怀疑肝脏损伤时，可做腹腔灌洗，阳性提示腹腔内出血准确率达99%。

2. X 线检查

腹部 X 线平片可显示肝脏阴影增大或不规则、膈肌抬高、活动受限，并可观察有无骨折，对诊断肝脏损伤有帮助。

3. CT 检查

能清楚显示肝脏损伤的部位和程度、腹腔和腹膜后血肿，还可显示腹腔其他实质性脏器有无损伤，是目前应用最广、效果最好的诊断方法之一。Adan 认为对比增强 CT 是诊断肝脏损伤的"金标准"。

4. B 超检查

对诊断肝外伤有较高的诊断率和实用性。可显示肝破裂的部位，发现血腹、肝脏包膜下血肿和肝中央型血肿。Park 报道在美国 B 超是诊断肝外伤最常用的诊断手段。Mckenney 报道 1 000 例连续的闭合腹部损伤进行 B 超检查诊断的准确性为88%，特异度为95%。

四、治疗

（一）非手术治疗

Park 总结文献报道有50% ~80% 肝外伤的出血能自行停止。随着脾外伤后采用保守治疗的报道不断增加，引起人们对肝外伤血流动力学稳定患者采用非手术治疗的关注，而且CT 检查可对肝外伤采用非手术治疗提供较可靠的依据。早年只对损伤较轻的肝外伤采用非手术治疗，近年来对Ⅲ ~ Ⅴ级的肝外伤也可采用非手术治疗。Pachter 总结报道了 495 例肝外伤采用非手术治疗的结果，成功率为94%，平均输血1.9 U，并发症发生率为6%，其中与出血有关的并发症仅为3%，平均住院时间为13 天，并无与肝脏损伤相关的死亡。Crore对 136 例血流动力学稳定的肝外伤患者采用非手术治疗进行了前瞻性研究，用 CT 估计肝脏损伤的程度，结果 24 例（18%）实施了急诊手术，其余 112 例中 12 例保守治疗失败（其中有 7 例与肝损伤无关），另外 100 例成功地采用了非手术治疗，其中30% 为Ⅰ ~ Ⅱ级的肝损伤，70% 为Ⅲ ~ Ⅴ级的肝损伤。

非手术治疗适用于血流动力学稳定的肝损伤患者，包括：①肝包膜下血肿；②肝实质内血肿；③腹腔积血少于 250～500 mL；④腹腔内无其他脏器损伤需要手术的患者。治疗方法主要包括卧床休息、限制活动，禁食，胃肠减压，使用广谱抗生素、止痛药物、止血剂，定期监测肝功能，复查腹部 CT 等。有学者对 5 例选择性病例通过内镜和介入治疗，取得了良好效果，但住院时间可能延长。保守治疗过程中一定要密切监测患者生命体征，反复复查 B 超，动态观察肝损伤情况和腹腔内积血量的变化。对于非手术治疗把握不大时则需慎重。

（二）手术治疗

尽管目前肝外伤采用非手术治疗有增加的趋势，但是绝大部分患者仍需要急诊手术治疗。如果可能，患者在急诊室就应得到复苏，肝脏枪弹伤和不论任何原因引起的血流动力学不稳定的肝外伤均应采用手术治疗。

手术治疗的原则为：①控制出血；②切除失活的肝组织，建立有效的引流；③处理损伤肝面的胆管，防止胆漏；④腹部其他合并伤的处理。

手术切口的选择应考虑充分显露肝脏和可能的开胸术，因此，可选用上腹正中切口或右上腹经腹直肌切口，要显露肝右后叶时，可将腹部切口向右侧延长。

肝外伤后出血是最主要的死亡原因，因此，控制出血是肝外伤治疗的首要任务，常用的手术方法有以下八种。

1. 肝脏缝合术

这是治疗肝外伤最古老的方法，Kausnetzoff 在 1897 年就有报道。目前对Ⅰ～Ⅱ级的肝外伤保守治疗失败的患者仍使用这一方法。适用于肝脏裂开深度不超过 2 cm 的创口。网膜加强，缝合时缝针应穿过创口底部，以免在创面深部遗留无效腔，继发感染、出血等并发症。并在肝周置烟卷和皮管引流。

2. 肝实质切开直视下缝合结扎术

这是一种针对肝实质严重损伤的治疗技术。适用于肝实质深部撕裂出血、肝脏火器伤弹道出血、肝脏刺伤伤道出血等。阻断肝门，切开肝实质，用手指折断技术，即拇指、示指挤压法，用超声解剖的方法显露出血来源，结扎或钳夹肝内血管、胆管，直视下结扎、缝扎或修补损伤血管和胆管。此项技术具有并发症少，死亡率低的优点。Pachter 报道 107 例Ⅲ～Ⅳ级肝损伤的患者采用肝实质切开，实质内血管选择结扎止血治疗，手术死亡率为 6.5%。Beal 报道一组患者成功率为 87%。

3. 肝清创切除术

适用于肝边缘组织血运障碍，肝组织碎裂、脱落、坏死，肝脏撕裂和穿透伤患者。与规则性肝段或肝叶切除相比，此手术能够保留尽量多的正常肝组织，并且手术时间短，因此是一种较有效的治疗肝外伤的方法。肝清创切除术的关键在于紧靠肝损伤的外周应用手指折断技术或超声解剖技术清除失活肝组织，结扎肝中血管和胆管。Ochsner 认为尽可能清除所有失活肝组织是减少术后发生脓肿、继发性出血和胆瘘的关键。有少数情况，某一肝段大的胆管破碎，虽然无血运障碍，也必须切除这一肝段，否则容易发生胆瘘。

4. 规则性肝段或肝叶切除术

此法开始于 1960 年，但由于死亡率高，现在使用较少。目前使用规则性肝段或肝叶切除治疗肝外伤的比例占 2%～4%，死亡率接近 50%。仅适用于一个肝段或肝叶完全性碎裂、致命性大出血而肝叶切除是唯一的止血方法以及某些肝外伤处理失败再出血的患者。

5. 选择性肝动脉结扎术

虽然此项技术曾经非常普遍地用于肝外伤动脉出血的控制，但目前已很少运用，因为其他的止血方法已足以控制出血。目前对于复杂的肝裂伤、穿透伤，肝中央部破裂、大的肝包膜下血肿等经清创处理后，仍有大的活动性出血或不可控制的出血，在运用其他方法不能止血时，可采用结扎肝总动脉或肝固有动脉、肝左或肝右动脉而达到止血的目的。

6. 肝周填塞止血术

早在 1908 年 Pringle 报道用手法阻断肝十二指肠韧带，以暂时性控制肝出血，这一方法后来被称为 Pringle 手法。由于 Pringle 止血法效果是暂时性的，必须有后续方法才能巩固止血效果。后来 Halsted 于 1913 年总结了第一次世界大战肝外伤采用肝内纱布填塞的经验，即将纱布垫的一端用力插入肝脏裂伤的深部以达到压迫止血的目的，另一端通过腹壁引到体外。这种方法一直沿用到第二次世界大战，战后总结发现 91% 的肝外伤在剖腹探查时出血已停止，于是认为胆瘘和肝实质损害远大于出血。以 Madding 为首的一些学者主张剖腹探查、清创缝合止血治疗肝外伤。但严重肝外伤的死亡率仍在 50% 左右。20 世纪 80 年代 Felicino 等相继报道多篇腹腔填塞治疗肝外伤的文章，这一疗法得以重新评价，并更加合理和完善。

（1）肝周填塞止血的适应证：①肝外伤修复后或大量输血后所致凝血功能障碍；②广泛肝包膜撕脱或肝包膜下血肿并有继续扩大趋势；③严重的两侧肝广泛碎裂伤、出血难以控制；④严重酸中毒伴血流动力学或心功能不稳定的患者，长时间低温情况下，肝外伤出血难以控制；⑤常规止血方法不能止血而又不能耐受范围广、创伤大的其他救治肝损伤的手术；⑥严重肝外伤、低血压时间大于 70 分钟，或输血超过 5 000 mL，患者伴有低温（<36.5 ℃）和酸中毒（pH <7.3）；⑦血源紧缺或设备技术限制等需转院治疗。

（2）肝周填塞止血的方法：传统的填塞方法是使用纱布带填放于肝脏裂口的深部和表面，通过腹壁切口把纱布带尾端引出体外，便于术后逐渐拔除。这种纱布带松软，产生的压力不大，止血效果不尽满意，延期出血机会较大，不是理想的止血方法。目前的填塞技术是在有计划剖腹术的情况下，把干的剖腹纱布垫直接填塞于受伤出血的肝脏创面上。关腹后腹腔产生一定的压力，直接作用于创面以达到压迫止血的目的。由于创伤肝出血 90% 来自静脉系统，因此，压迫止血可产生可靠的效果。为了预防填塞的纱布垫与肝脏创面黏着，取出时引起出血，可先填入一高分子材料织物将填塞的纱布垫与肝脏创面隔开。但由于此法易造成感染、败血症、胆瘘、继发性出血等并发症，因此，Stone 提出用带蒂大网膜填塞肝创面，因为大网膜是自源组织，有活性，不需再剖腹取出，败血症发生率低，适用于 Ⅰ、Ⅱ 级肝外伤的星状伤、深裂口和挫裂伤，对低压性静脉系统出血有良好效果。一般在术后 3～5 天尽早取出纱布垫修复和重建器官功能，以减少并发症的发生。Morris 报道术后常见并发症的发生率为 39%。另外，纱布拔出时间要足够长，时间短则易引起再出血，一般认为纱布可在 7～15 天逐步拔除。纱布周围可置数根引流管，及时将肝脏创面周围渗出物引出，以免继发感染引起严重后果。

7. 可吸收网包裹法

近年来 Steven、Jacobson、Ochsner、Brunet、Shuman 等相继报道了用可吸收的聚乙醇酸或 polyglactin 制成的网包裹破损严重的肝左叶或肝右叶甚至两叶，达到止血目的（图 9-4）。与肝周填塞止血术相比，并发症少，无须再次手术。当用此法包裹右叶时为预防胆囊壁坏死，必须做胆囊切除。到目前为止，可吸收网包裹法止血临床经验有限，对Ⅲ～Ⅴ级肝外伤患者使用死亡率为20%左右，进一步的评估还需积累一定量的临床病例。

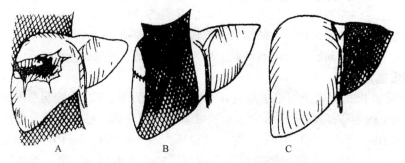

图9-4　可吸收网包裹法

A. 肝右叶破裂；B. 利用可吸收网包裹；C. 肝左叶可吸收网包裹

8. 肝周静脉损伤止血法

因解剖位置的关系，肝周静脉损伤处理相当困难，往往出血十分凶猛，难以用常规止血方法达到止血目的。以下方法可供选择。

（1）房—腔转流止血法：当采用 Pringle 手法不能控制出血，搬动肝叶从肝后汹涌出血时，诊断为肝周大静脉损伤出血。此时，应用纱布垫暂时填塞，立即劈开胸骨进胸，用 Satinsky 血管钳夹阻右心房，切开右心房，插入胸腔引流管，在导管相当于右心房和肾下腔静脉开口处导管各开一个孔。分别在肾静脉上和肝上下腔静脉上用阻断带结扎，以使下半身静脉血回流和减少从腔静脉或肝静脉破裂口的出血，然后修补损伤的血管，达到永久性止血的目的（图9-5）。

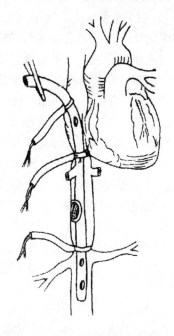

图9-5　肝后腔静脉损伤修补术

（2）下腔静脉插入分流管止血法：在肾静脉上方、下腔静脉前壁做一小切口，向上插入一端带有气囊的硅胶管，将气囊置于膈上方，管的另一端开两个侧孔。然后在肾静脉上方用阻断带扎住下腔静脉，气囊内注入等渗盐水 30 mL，使下腔静脉血流经导管回心脏。此时还应阻断肝门血流，使肝循环暂时完全停止。出血暂时控制后，即可分离肝脏，显露出破裂的肝静脉主干或下腔静脉，直视下予以缝合修补。

（3）四钳法全肝血流阻断法：即在常温下同时阻断腹主动脉、第一肝门、肝上和肝下腔静脉，使损伤的肝后腔静脉或肝静脉隔离，修补损伤静脉，达到永久止血的目的。修复血管完成后按钳夹阻断的相反顺序松开血管钳，总的阻断时间以 30 分钟为安全。

（朱　勇）

第十章

胆管疾病

第一节　胆囊结石

一、概述

胆囊结石是指原发于胆囊内的结石，其病变程度有轻有重，有的可无临床症状，即所谓的无症状胆囊结石或安静的胆囊结石；有的可以引起胆绞痛或胆囊内外的各种并发症。

从发病率来看，胆囊结石的发病在 20 岁以上便逐渐增高，45 岁左右达到高峰，女性多于男性，男女发病率之比为 1 ∶（1.9～3）。儿童少见，但近年来发病年龄有儿童化的趋势。

胆囊结石的成因迄今未完全明确，可能为综合因素引起。①代谢因素：正常胆囊胆汁中胆盐、磷脂酰胆碱、胆固醇按一定比例共存于稳定的胶态离子团中，当胆固醇与胆盐之比低于 1 ∶ 13 时，胆固醇沉淀析出，聚合成较大结石。②胆管感染：从胆结石核心中已培养出伤寒杆菌、链球菌、魏氏芽孢杆菌、放线菌等，可见细菌感染在胆结石形成中有着重要作用，细菌感染除引起胆囊炎外，其菌落、脱落上皮细胞等均可成为结石的核心，胆囊内炎性渗出物的蛋白成分也可成为结石的支架。③其他：胆囊管异常造成胆汁淤滞、胆汁 pH 过低、维生素 A 缺乏等，也可能是结石的成因之一。

二、诊断与鉴别诊断

1. 病史

（1）诱因有饱餐、进油腻食物等病史。

（2）右上腹阵发性绞痛：常是临床上诊断胆石症的依据，但症状可能不典型，不容易与其他原因引起的痉挛性疼痛鉴别，也不易区别症状是来自胆囊还是胆管。

（3）胃肠道症状：恶心、呕吐，食后上腹饱胀、压迫感。

（4）发热：患者常有轻度发热，无畏寒，如出现高热，则表明已经有明显炎症。

2. 查体

右上腹有不同程度的压痛及反跳痛，墨菲征可呈阳性。如并发有胆囊穿孔或坏死，则有急性腹膜炎症状。

3. 辅助检查

（1）血常规：白细胞和中性粒细胞轻度升高或正常。

（2）B超检查：是首选的检查手段，结果准确可靠，准确率达95%以上。

4. 诊断

根据病史、症状，辅以查体以及B超检查多能确诊。

诊断流程见图10-1。

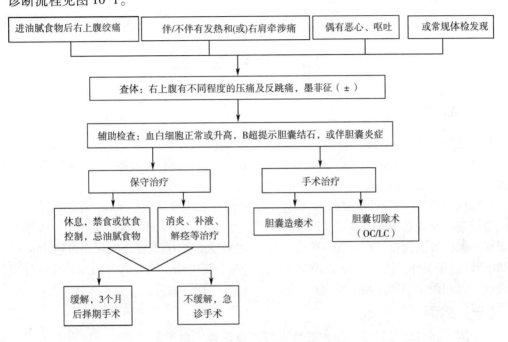

图10-1　胆囊结石诊断流程

5. 鉴别诊断

胆石症急性发作期症状与体征易与胃、十二指肠溃疡穿孔，急性阑尾炎（尤其是高位阑尾），急性腹膜炎，胆管蛔虫病，右肾结石，心绞痛等相混淆，注意鉴别，辅以适当检查，多能区分。

三、治疗

1. 一般治疗

卧床休息，禁食或饮食控制，忌油腻食物。

2. 药物治疗

鹅去氧胆酸、熊去氧胆酸有一定疗效。

3. 手术治疗

胆囊切除术是胆囊结石患者的首选治疗方法。腹腔镜胆囊切除术以最小的创伤切除了胆囊，而且没有违背传统的外科原则，符合现代外科发展的方向，已取代传统的开腹手术成为治疗胆囊结石的"金标准"。

4. 并发症

胆漏，术中、术后出血，胆管损伤，胆总管残余结石，残余小胆囊。

四、预后

部分患者饮食控制得当可以终身不急性发作。手术切除胆囊后对患者生活质量没有明显影响，部分患者有轻度腹泻等胃肠症状。

（朱　勇）

第二节　胆管闭锁

一、概述

胆管闭锁并非少见疾病，至少占有新生儿长期阻塞性黄疸的半数病例，其发病率约为 1 ：（8 000～1 ：14 000）个存活出生婴儿，但地区和种族有较大差异，以亚洲报道的病例为多，东方民族的发病率高 4～5 倍，男女发病比为 1 ：20。

以往认为胆管闭锁难以治疗，必将死于感染和肝功能衰竭，自 Kasai 首创的手术方法取得成功以来，疗效获得显著提高，7 篇报道 562 例，存活 206 例。目前主要是争取早期诊断和早期手术，可能获得更多的存活机会。在日龄 60 天以内手术者，生存率可达 75%；而生后 90 天以后接受外科治疗者降至 10%。因此，对于新生儿、乳儿的阻塞性黄疸疾患应行早期筛选，以期做出早期诊断。

（一）病因

在病因方面有诸多学说，如先天性发育不良学说、血运障碍学说、病毒学说、炎症学说、胰胆管连接畸形学说、胆汁酸代谢异常学说、免疫学说等。病因是一元论，还是多元论，至今尚无定论。

早年认为胆管闭锁的发生类似十二指肠闭锁的病因，胆管系的发育过程，也经过充实期、空泡期和贯通期三个阶段，胚胎在第 5～10 周时如果发育紊乱或停顿，即可形成胆管闭锁畸形。可是，从现实观察有许多不符之处，首先在大量流产儿和早产儿的解剖中，从未发现有胆管闭锁。其次，常见的先天发育异常，如食管闭锁、肛门闭锁等多伴有其他畸形，而胆管闭锁恒为一种孤立的病变，很少伴发其他畸形，罕有伴同胰管闭锁是明显的对比。黄疸的延迟发病和完全性胆汁淤积的渐进性征象（大便从正常色泽变为灰白色），就此怀疑胆管闭锁不是一种先天发育畸形，而是在出生前后不久出现的一种疾病。

近年发现以下事实：①第一次排出的胎粪，常是正常色泽，提示早期的胆管是通畅的；个别病例在出现灰白色粪便之前，大便的正常颜色可以持续 2 个月或更长时间；肝门区域的肝内胆管也是开放的，以上现象提示管腔闭塞过程是在出生之后发生和进展的；②特发性新生儿胆汁淤积的组织学特征，具有多核巨细胞性变。有的病例曾做多次肝脏活组织检查，先为新生儿肝炎，后发展为胆管闭锁，尤其在早期（2～3 个月前）做活检者；③从肝外胆管闭锁病例所取得的残存胆管组织做病理检查，往往发现有炎性病变，或在直视或镜下可见到中心部萎陷的管道结构或腺样结构含有细小而开放的管腔。因此，有学者认为胆管闭锁是由于传染性、血管性或化学性等因素，单一或并发影响宫内胎儿的肝胆系统。由于炎性病变大的胆管发生管腔闭塞、硬化或部分消失，病变可进展至出生之后，由于不同的病期长短和肝内病变的严重程度，肝外胆管可全部、部分或一段闭塞。

有研究认为新生儿肝炎与胆管闭锁属于同一范畴，是一种新生儿梗阻性胆管疾病，可能与遗传、环境和其他因素有关。因而，胆管闭锁与新生儿肝炎两者的鉴别非常困难，且可以同时存在，或者先为肝巨细胞性变而发展为胆管闭锁。原发病变最可能是乙型肝炎，它的抗原可在血液中持续存在数年之久。因此，母亲可为慢性携带者，经胎盘传给胎儿，或胎儿吸入母血而传染。在病毒感染之后，肝脏发生巨细胞性变，胆管上皮损坏，导致管腔闭塞，炎症也可产生胆管周围纤维性变和进行性胆管闭锁。

Landing 将新生儿肝炎综合征和胆管闭锁统称为婴儿阻塞性胆管病，根据病变累及部位分为 4 型。①当病变仅累及肝脏时为新生儿肝炎。②若炎症累及肝外胆管而成狭窄但未完全阻塞者，即所谓胆管发育不良，有时这种病变可能逐渐好转，管腔增大，胆管恢复通畅。有时炎症继续发展导致胆管完全阻塞成为胆管闭锁。③若阻塞在肝管或胆囊及胆总管的远端，则为"可治型"胆管闭锁。④若肝外胆管严重受累，上皮完全损坏，全部结构发生纤维化，胆管完全消失，仅有散在残存黏膜者是"不可治型"胆管闭锁。有学者认为这种原因造成的胆管闭锁占 80% ，而纯属胆管先天性发育异常引起的胆管闭锁仅有 10% 。先天原因造成者常伴有其他先天性畸形。

（二）病理

一般将胆管闭锁分为肝内和肝外两型。肝内型者可见到小肝管排列不整齐、狭窄或闭锁。肝外型者为任何部位的肝管或胆总管狭窄、闭锁或完全缺如。胆囊纤维化呈皱缩花生状物，内有少许无色或白色黏液。胆囊可缺如，偶尔也有正常胆囊存在。

Koop 将胆管畸形分为三型：①胆管发育中断；②胆管发育不良；③胆管闭锁。此种分类对指导临床，明确手术指征和估计预后，有一定的实用意义。

1. 胆管发育中断

肝外胆管在某一部位盲闭，不与十二指肠相通。盲闭的部位在肝管上段，则肝管下段和胆总管均缺如；也有肝管、胆囊和胆总管上段均完整，盲闭部位在胆总管，仅其下段缺如。以上两种仅占 5%～10% 。由于肝外胆管为一盲袋，内含胆汁，说明与肝内胆管相通，因此可以施行肝外胆管与肠道吻合术。

2. 胆管发育不良

炎症累及肝外胆管，使胆管上皮破坏，发生纤维性变，管腔发生狭窄，但未完全闭塞。有时这种病变可能逐渐好转，管腔增大，恢复通畅。有时炎症继续发展，使整个胆管系统完全阻塞，近年主张施行肝门肠管吻合术治疗这种病变。如果仔细解剖肝十二指肠韧带，并追踪至肝门区，可在此纤维结缔组织内发现有腔隙狭小的微细胆管，直径 1～2 mm 的发育不良胆管。

3. 胆管闭锁

肝外胆管严重受累，胆管上皮完全损坏，全部结构发生纤维化，胆管完全消失。在肝十二指肠韧带及肝门区均无肉眼可见的腔隙管道，组织切片偶尔可见少量黏膜组织。此种病例是真正的胆管闭锁。

4. 肝脏病变

肝脏病变与病期成正比，在晚期病例有显著的胆汁性肝硬化、肝肿大、质硬，呈黯绿色，表面有结节。肝穿刺组织在镜检下，主要表现为肝内胆小管增生，管内多为胆栓，门静脉区积存大量纤维组织，肝细胞及毛细胆管内淤积胆汁，也可见到一些巨细胞性变，但不及新生儿肝炎为多。后者胆小管增生和胆栓均相对少见。

二、诊断

（一）并发畸形

胆管闭锁的并发畸形比其他先天性外科疾病的发生率低，各家报道相差较大，为7%～32%，主要是血管系统畸形（下腔静脉缺如、十二指肠前门静脉、异常的肝动脉）、消化道畸形（肠旋转不良）、腹腔内脏转位等。

胆管闭锁的典型病例，婴儿为足月产，在生后1～2周时往往被家长和医生视作正常婴儿，大多数并无异常，粪便色泽正常，黄疸一般在生后2～3周逐渐显露，有些病例的黄疸出现于生后最初几天，当时误诊为生理性黄疸。粪便变成棕黄色、淡黄色、米色，以后成为无胆汁的陶土样灰白色。但在病程较晚期时，偶可略现淡黄色，这是因为胆色素在血液和其他器官内浓度增高而少量胆色素经肠黏膜进入肠腔掺入粪便。尿色较深，将尿布染成黄色。黄疸出现后，通常不消退，且日益加深，皮肤变成金黄色甚至褐色，可因搔痒而有抓痕，有时可出现脂瘤性纤维瘤，但不常见。个别病例可发生杵状指，或伴有发绀。肝脏肿大，质地坚硬。脾脏在早期很少扪及，如在最初几周内扪及肿大的脾脏，可能是肝内原因，随着疾病的发展而产生门静脉高压症。

在疾病初期，婴儿全身情况尚属良好，但有不同程度的营养不良，身高和体重不足。时常母亲叙述婴儿显得兴奋和不安，此兴奋状况可能与血清胆汁酸增加有关。疾病后期可出现各种脂溶性维生素缺乏现象，维生素D缺乏可伴发佝偻病串珠和阔大的骨骺。由于血流动力学状况的改变，部分动静脉短路和周围血管阻力降低，在心前区和肺野可听到高排心脏杂音。

（二）辅助检查

现有的实验方法较多，但特异性均较差。胆管闭锁时，血清总胆红素增高，结合胆红素的比例也相应增高。碱性磷酸酶的异常高值对诊断有参考价值。γ-谷氨酰转肽酶高峰值高于300 U/L，呈持续性高水平或迅速增高状态。5′-核苷酸酶在胆管增生越显著时水平越高，测定值>25 U/L，红细胞过氧化氢溶血试验方法较为复杂，若溶血在80%以上者则属阳性。甲胎蛋白高峰值低于40 μg/mL，其他常规肝功能检查的结果均无鉴别意义。

（三）早期诊断

如何早期鉴别阻塞性胆管疾病，是新生儿肝炎综合征还是胆管闭锁，是极为重要的。因为从当前的治疗效果来看，手术时间在日龄60天以内者，术后胆汁排出率可达82%～90%，黄疸消退率为55%～66%；如手术时间延迟，则效果低下，术后胆汁排出率为50%～61%。由于患儿日龄的增加，肝内病变继续发展，组织学观察可见肝细胞的自体变性和肝内胆管系的损害，日龄在60～100天者小叶间胆管数显著减少，术后黄疸消退也明显减少，由此可见早期手术的必要性。

但要做出早期诊断是个难题，必须在小儿内外科协作的体制下，对乳儿黄疸病例进行早期筛选，在日龄30～40天进行检查，争取60天以内手术，达到诊断正确和迅速的要求。对于黄疸的发病过程、粪便的色泽变化、腹部的检查，应做追迹观察，进行综合分析。目前认为下列检查有一定的诊断价值。

1. 血清胆红素的动态观察

每周测定血清胆红素，如胆红素量曲线随病程趋向下降，则可能是肝炎；若持续上升，提示为胆管闭锁。但重型肝炎并伴有肝外胆管阻塞时，也可表现为持续上升，此时则鉴别困难。

2. 超声显像检查

若未见胆囊或见有小胆囊（1.5 cm 以下），则疑为胆管闭锁。若见有正常胆囊存在，则支持肝炎。如能看出肝内胆管的分布形态，则更能帮助诊断。

3. ^{99m}Tc-diethyl iminodiacetic acid（DIDA）排泄试验

近年已取代^{131}碘标记玫瑰红排泄试验，有较高的肝细胞提取率（48%～56%），优于其他物品，可诊断由于结构异常所致的胆管部分性梗阻。如胆总管囊肿或肝外胆管狭窄，发生完全梗阻时，则扫描不见肠道显影，可作为重症肝内胆汁淤积的鉴别。在胆管闭锁早期时，肝细胞功能良好，5 分钟显现肝影，但以后未见胆管显影，甚至 24 小时后也未见肠道显影。当新生儿肝炎时，虽然肝细胞功能较差，但肝外胆管通畅，因而肠道显影。

4. 脂蛋白-X（Lp-X）定量测定

脂蛋白-X 是一种低密度脂蛋白，在胆管梗阻时升高。据研究所有胆管闭锁病例均显著升高，且在日龄很小时已呈阳性，新生儿肝炎病例早期呈阴性，但随日龄增长也可转为阳性。若出生已超过 4 周而 Lp-X 阴性，可除外胆管闭锁；如 >50 mg/dL，则胆管闭锁可能性大。也可服用考来烯胺 4 g/d，共 2～3 周，比较用药前后的指标，如含量下降则支持新生儿肝炎综合征的诊断，若继续上升则有胆管闭锁可能。

5. 胆汁酸定量测定

胆管闭锁时血清总胆汁酸为 107～294 μmol/L，一般认为达 100 μmol/L 都属胆汁淤积，同年龄无黄疸对照组仅为 5～33 μmol/L，平均为 18 μmol/L，故有诊断价值。尿内胆汁酸也为早期筛选手段，胆管闭锁时尿总胆汁酸平均为 19.93±7.53 μmol/L，而对照组为 1.60±0.16 μmol/L，较正常儿大 10 倍。

6. 胆管造影检查

已应用于早期鉴别诊断，造影发现胆管闭锁有以下情况：①仅胰管显影；②有时可发现胰胆管合流异常，胰管与胆管均能显影，但肝内胆管不显影，提示肝内型闭锁。新生儿肝炎综合征有下列征象：①胰胆管均显影正常；②胆总管显影，但较细。

7. 剖腹探查

对病程已接近 2 个月而诊断依然不明者，应做右上腹切口探查，通过最小的操作而获得肝组织标本和胆管造影。如发现胆囊，做穿刺得正常胆汁，提示近侧胆管系统未闭塞，术中造影确定远端胆管系统。假如肝外胆管未闭塞，则做切取活检或穿刺活检，取自两个肝叶以利诊断。如遇小而萎陷的胆囊得白色胆汁时仍应试做胆管造影，因新生儿肝炎伴严重肝内胆汁淤积或肝内胆管缺如，均可见到瘪缩的胆囊。如造影显示肝外胆管细小和发育不良，但是通畅，则做活检后结束手术。假如胆囊闭锁或缺如，则解剖肝门区组织进行肝门肠管吻合术。

三、治疗

（一）外科治疗

1959 年以来，自 Kasai 将肝门肠管吻合术应用于所谓"不可治型"病例，得到胆汁流出，从而获得成功，之后治疗手段不断更新。据报道 60 天以前手术者，胆汁引流成功率达 80%~90%，90 天以后手术者降至 20%。在 2~3 个月手术成功者为 40%~50%，120 天之后手术仅 10% 有胆流。

手术要求有充分的显露，做横切口，切断肝三角韧带，仔细解剖肝门区，切除纤维三角要紧沿肝面而不损伤肝组织，两侧要求到达门静脉分叉处。胆管重建的基本术式仍为单 Roux-en-Y 式空肠吻合术，也可采用各种改良术式。术后应用广谱抗生素、去氢胆酸和泼尼松龙利胆，静脉营养等支持疗法。

术后并发症常威胁生命，最常见为术后胆管炎，发生率在 50%，甚至高达 100%。其发病机制最可能是上行性感染，但败血症很少见。在发作时肝组织培养也很少得到细菌生长。有些学者认为这是肝门吻合的结果，阻塞了肝门淋巴外流，致使容易感染而发生肝内胆管炎。不幸的是每次发作加重肝脏损害，因而加速胆汁性肝硬化的进程。术后第 1 年较易发生，以后逐渐减少，每年发生 4~5 次至 2~3 次。应用氨基苷类抗生素 10~14 天，可退热，恢复胆流，常在第 1 年内预防性联用抗生素和利胆药。另一重要并发症是吻合部位的纤维组织增生，结果胆汁停止，再次手术恢复胆汁流通的希望是 25%。此外，肝内纤维化继续发展，结果是肝硬化，有些病例进展为门静脉高压症、脾功能亢进和食管静脉曲张。

（二）术后的内科治疗

第 1 年注意营养是很重要的，一定要有足量的胆流，饮食处方含有中链甘油三酸酯，使脂肪吸收障碍减少到最低限度和利用最高的热量。需要补充脂溶性维生素 A、维生素 E 和维生素 K。为了改善骨质密度，每日给维生素 D_3，剂量 0.2 mg/kg，常规给预防性抗生素，如氨苄西林、头孢菌素、甲硝唑等。利胆剂有苯巴比妥 3~5 mg/（kg·d）或考来烯胺 2~4 g/d。门静脉高压症在最初几年无特殊处理，食管静脉曲张也许在 4~5 岁时自行消退，出血时注射硬化剂。出现腹水则预后差，经限制钠盐和利尿剂等内科处理可望改善。

四、预后

胆管闭锁不接受外科治疗，仅 1% 生存至 4 岁。但接受手术也要做出很大的决心，对婴儿及其家庭都有深远的影响，早期发育延迟，第 1 年要反复住院，以后尚有再次手术等复杂问题。

接受手术无疑能延长生存期，报道 3 年生存率为 35%~65%。长期生存的依据是：①生后 10~12 周之前手术；②肝门区有一大的胆管（直径 >150 μm）；③术后 3 个月血胆红素浓度 <150.5 μmol/L（8.8 mg/dL）。Kasai 报道 22 年间施行手术 221 例，尚有 92 例生存，79 例黄疸消失，10 岁以上有 26 例，最年长者 29 岁，长期生存者中，2/3 的病例无临床问题，1/3 的病例有门静脉高压症、肝功能障碍。

多年来认为 Kasai 手术应用于胆管闭锁可作为第一期处理步骤，待婴儿发育生长之后，再施行肝移植，以达到永久治愈。近年活体部分肝移植治疗胆管闭锁的报道增多，病例数日见增加，手术年龄在 4 个月至 17 岁，3 年生存率在 80% 以上。

（朱　勇）

第三节　胆囊及胆管肿瘤

一、胆囊良性肿瘤

（一）概述

胆囊良性肿瘤少见，B 超上可见胆囊黏膜充盈缺损，偶尔在胆囊结石行胆囊切除术时也可发现。真正的腺瘤只占 4% 左右。胆囊息肉样病变（PLG）是来源于胆囊壁并向胆囊腔内突出或隆起的病变的总称，多为良性。一般分为以下两类。

1. 肿瘤性息肉样病变

包括腺瘤和腺癌。腺瘤性息肉可呈乳头状或非乳头状，为真性肿瘤，可单发或多发，有时可充满胆囊腔，可并发慢性胆囊炎及胆囊结石。此外，血管瘤、脂肪瘤、平滑肌瘤、神经纤维瘤等均属罕见。

2. 非肿瘤性息肉样病变

胆囊良性肿瘤大部分为此类。常见的如炎性息肉、胆固醇息肉、腺瘤性增生等。胆固醇性息肉最常见，不是真正的肿瘤，直径常在 1 cm 以内，并有蒂，常为多发性；炎症性息肉可单发或多发，直径常 <1.0 cm，常并发有慢性胆囊炎及胆囊结石。此外，腺肌增生或腺肌瘤属胆囊的增生性改变，可呈弥漫性或局限性改变，其特点是过度增生的胆囊黏膜上皮向增厚的肌层陷入形成。其他如黄色肉芽肿、异位胃黏膜或胰组织等，也均罕见。

（二）诊断

1. 病史要点

胆囊良性肿瘤的主要症状与慢性胆囊炎相似，有上腹部疼痛不适、消化不良表现。胆囊颈部息肉影响胆汁排泄时，可有胆囊肿大、积液。

2. 查体要点

一般无阳性体征，有时可扪及胀大的胆囊。

3. 辅助检查

（1）常规检查：B 超检查可检出胆囊息肉的位置、大小及有无蒂等情况，但对病变的性质难以确定。

（2）其他检查：CT 检查对较小的胆囊息肉诊断价值不大，但对肝脏、胰腺有较高的分辨率。

4. 诊断标准

胆囊息肉样病变在以往临床诊断较为困难，随着 B 超检查的普及，诊断不难。

（三）治疗

1. 一般治疗

息肉直径大小 <0.5 cm，无症状、多发、生长速度不快者，可随诊观察。

2. 手术治疗

一般行腹腔镜胆囊切除，除非术前已高度怀疑是胆囊癌。

对胆囊息肉是否手术有不同意见。决定是否手术的影响因素如下：①息肉大小及增长快慢，直径大于 1 cm 的或短期内增大迅速者恶性可能性大，<0.5 cm 可随诊观察；②息肉数目，多发者常为胆固醇息肉等非肿瘤性息肉样病变，腺瘤或癌多为单发；③息肉形状，乳头状、蒂细长者多为良性，不规则、基底宽或局部胆囊壁增厚者，应考虑恶性；④息肉部位，腺肌性增生好发胆囊底部，位于胆囊体部又疑为恶性息肉样病变者，易浸润肝，应采取积极态度治疗；⑤息肉症状，有症状者考虑手术治疗；⑥年龄大于 50 岁的患者考虑手术治疗。

二、胆囊癌

（一）概述

胆囊癌较少见，预后极差。胆囊癌与胆囊结石的发生率间有一定的关系，胆囊癌多发生于 50 岁以上的中老年患者，女性多于男性，80% 以上的患者并发有胆囊结石。

胆囊癌多发生于胆囊体或底部。80% 为腺癌，可分为浸润型和乳头状型两类。组织学上胆囊癌可直接浸润周围脏器，也可经淋巴道、血液循环、神经、胆管等途径转移及腹腔内种植。

按病变侵犯范围，Nevin（1976）将胆囊癌分为 5 期：Ⅰ期，黏膜内原位癌；Ⅱ期，侵犯黏膜和肌层；Ⅲ期，侵犯胆囊壁全层；Ⅳ期，侵犯胆囊壁全层并周围淋巴结转移；Ⅴ期，侵及肝和（或）转移至其他脏器。

（二）诊断

1. 病史要点

胆囊癌缺乏特异性临床症状，早期诊断困难，有时在施行胆囊切除术时偶然发现。多数被误诊为胆囊炎、胆石症。出现右上腹痛、右上腹包块或贫血等症状时病情常已属晚期。胆囊癌的临床症状有中上腹及右上腹疼痛不适、消化不良、嗳气、纳差、黄疸和体重减轻等。常并发有胆囊结石病史 5 年以上，不并发胆囊结石的胆囊癌患者，病程多较短，常在半年左右。黄疸往往是晚期表现。胆囊癌的转移早而广泛，最常见的是引起肝外胆管梗阻、进行性肝功能衰竭及肝脏的广泛转移。如癌肿侵犯十二指肠，可出现幽门梗阻症状。

2. 查体要点

晚期常有黄疸、右上腹部硬块，体重下降。

3. 辅助检查

（1）常规检查。

1）肿瘤标志物：胆囊癌患者常有血清 CEA 升高，但在早期诊断无价值。

2）B 超：诊断准确率达 75% ~82%，为首选检查方法。

（2）其他检查。

1）CT：CT 扫描对胆囊癌的敏感度为 50%，对早期胆囊癌的诊断不如 B 超。如果肿瘤侵犯肝脏或肝门、胰头淋巴结，多能在 CT 下显示。

2）彩色多普勒血流显像：占位内异常的高速动脉血流信号是胆囊原发性恶性肿瘤区别于良性肿块的重要特征。

3）细胞学检查：细胞学检查法有直接取活检或抽取胆汁查找癌细胞两种。阳性率虽不高，但结合影像学检查方法，仍可对半数以上的胆囊做出诊断。

4. 诊断标准

胆囊癌的早期诊断常比较困难，当临床上已能在胆囊区摸到硬块时，病程多已是晚期。另一些患者只诊断为胆囊结石，对癌变未能有足够的注意，待切除胆囊后送病理检查时，才在标本上发现癌变。

（三）治疗

1. 放化疗

胆囊癌对各种化疗药物均不敏感，很难观察其疗效，多用于术后辅助治疗。放疗仅作为一种辅助手段应用于手术后或已无法切除的病例。

2. 手术治疗

手术切除是胆囊癌唯一有效的治疗，但结果令人失望。

（1）胆囊切除术。若癌肿仅侵犯至黏膜层或肌层者，单纯行完整胆囊切除术已达根治目的，可不必再行第二次根治性手术。但位于胆囊颈、胆囊管的隐匿性胆囊癌，无论其侵犯至胆囊壁的哪一层，均应再次行肝十二指肠韧带周围淋巴结清扫术。

（2）胆囊癌的根治手术。根治术的范围主要包括胆囊切除、肝部分切除和淋巴结清扫。应清扫肝十二指肠韧带的淋巴结，必要时还应清扫胰十二指肠上、胰头后淋巴结。

（3）胆囊癌的姑息性手术。对于无法根治的晚期胆囊癌病例，手术原则为减轻痛苦，提高生活质量。

三、胆管癌

（一）概述

胆管癌包括肝门部胆管、肝总管、胆总管区域内的原发性癌肿，占尸检的 0.01% ～ 0.85%。60 岁以上多见。男性稍多，男女发病比约为 3 : 2。

本病病因至今尚不清楚，有 16% ～30% 的胆管癌患者伴有胆结石；先天性胆总管囊肿患者胆管癌发生率高；胆管良性乳头状瘤可转变为胆管癌，原发性胆管炎并发溃疡性结肠炎者发生胆管癌的比例高；胆管血吸虫病也是病因之一。

胆管癌有 1/3～1/4 并发胆结石。根据癌肿部位常分为肝门部（上部）胆管癌（克拉茨金瘤）、胆管中部癌及胆管下端癌。肝门部胆管癌指左右肝管主干及其与肝总管汇合部的癌肿，占胆管癌的 1/3～1/2，多发生于左肝管，癌肿常向对侧肝管及肝总管浸润；胆管中部癌多位于胆囊管、肝总管、胆总管三者交接处；胆管下端癌主要指胆总管下端癌，多归于壶腹部肿瘤。三者在临床病理、手术治疗方法、预后上均有一定的差别。

（二）诊断与鉴别诊断

1. 病史要点

胆管癌临床症状主要为伴有上腹部不适的进行性黄疸、食欲不振、消瘦、瘙痒等。如并发胆结石及胆管感染，可有发冷、发热等，且有阵发性腹痛及隐痛。当肿瘤来源于一侧肝管时，早期可不出现黄疸，直至肿瘤延伸至肝总管或对侧肝管时，才出现明显的阻塞性黄疸。黄疸一般进展较快，呈进行性加重。

2. 查体要点

检查可见肝肿大、质硬，胆囊不肿大；如为胆总管下端癌，则可扪及肿大的胆囊；如肿瘤破溃出血，可有黑便或大便潜血试验阳性、贫血等表现。

3. 辅助检查

（1）常规检查。

1）B 超：可显示肝内胆管扩张、肝门部肿块，肝外胆管不扩张，胆囊不肿大。

2）CT 检查有相同的结果。

对于一侧的肝管肿瘤，早期时尚未引起梗阻性黄疸时，B 超及 CT 检查仅能发现一侧的肝内胆管扩张。

（2）其他检查。

1）^{99m}Tc-HIDA 放射核素扫描：可以鉴别阻塞性黄疸是来源于肝外胆管阻塞或肝内胆汁淤积。

2）PTC：是最直接而可靠的诊断方法。患者的肝内胆管扩张，PTC 的成功率高，如果穿刺后未能立即施行手术或血清总胆红素在 171 μmol/L 以上者，应行 PTCD 以暂时引流胆管，改善黄疸。

3）ERCP/MRCP：可了解胆管情况。

4）血管造影：选择性动脉造影可显示胆管癌本身的血管情况，经皮肝穿刺门静脉造影（PTP）可了解门静脉是否受累。

5）腹腔镜检查：可直观了解肿瘤的位置、大小、形态，以及探查肿瘤与周围血管等组织的关系，尤其可以进行病理活检，了解肿瘤的良恶性。

4. 诊断标准

根据进行性黄疸的病史，结合影像学表现，一般均可获得正确诊断。诊断流程见图 10-2。

5. 鉴别诊断

不应满足于阻塞性黄疸以及胆管结石或胆管炎性狭窄的诊断，应与胆囊癌鉴别。还需要与肝门部转移癌、肝门部肝细胞性肝癌、肝门淋巴结转移癌或淋巴瘤相鉴别。近端胆管癌常并发有胆囊结石、肝胆管结石，胆管癌梗阻性黄疸并发感染时可出现胆管炎的症状、体征。在 B 超检查中结石及胆囊癌容易发现。

（三）治疗

1. 一般治疗

术前准备同一般阻塞性黄疸。

2. 手术治疗

手术方法的选择。

（1）中、下部胆管癌切除术：中、下部胆管癌比肝门部及乳头部癌少见。目前多数学者推荐其手术方式是胰十二指肠切除术。中下部癌无法切除者，可用姑息性方法。

（2）上段胆管癌的手术治疗：根据 Bimuth-Corlett 分型，上段胆管癌分四型。Ⅰ型，肿瘤位于肝总管，未侵犯左右肝管汇合部；Ⅱ型，肿瘤侵犯汇合部，未侵犯左或右肝管；Ⅲa型，肿瘤已侵犯右肝管；Ⅲb 型，肿瘤已侵犯左肝管；Ⅳ型，肿瘤同时侵犯左右肝管。其中Ⅰ、Ⅱ型可行肝外胆管、胆囊切除术的同时做区域淋巴结清扫、肝门胆管与空肠 Roux-en-Y 吻合术；Ⅲ型以上的病变，则需要在上述术式的基础上再附加左或右肝叶部分切除术；Ⅳ型则需行扩大根治切除术，包括左或右半肝切除。

（3）肝门部胆管癌姑息性手术：胆肠内引流术是首选的姑息性手术方法。原则是胆肠吻合口应尽量远离病灶，不能行内引流者常用扩张癌性狭窄后放置尽可能粗而较硬的 T 形管、U 形管或内支撑导管。非手术置管引流常用的方法为 PTCD，也可经 PTCD 窦道扩大后放置内支撑管。

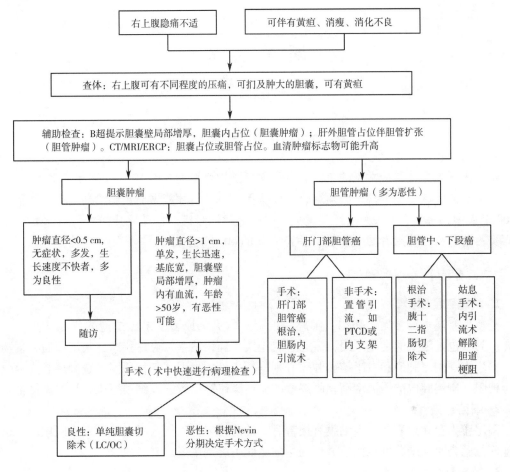

图 10-2　胆管癌诊断流程

（四）预后

胆管癌预后极差。手术切除组一般平均生存期为 13 个月，如单做胆管内或外引流，其平均生存期仅为 6~7 个月，很少超过 1 年。胆管下端癌预后最好，胰十二指肠切除术后的 5 年生存率为 20%~35%。

（朱　勇）

第十一章

阑尾疾病

第一节　急性阑尾炎

急性阑尾炎是外科最常见的急腹症。任何年龄均可发病，以 10 ~ 40 岁年龄组发病为多。急性阑尾炎的症状变化多端，必须结合具体病例认真分析才能做出正确诊断。有学者估计每 1 000 个人中，每年有 1 人患急性阑尾炎。中南大学湘雅第二医院临床资料统计显示，急性阑尾炎占普外科住院患者的 10.5%，占急腹症的 40.2%。

一、病因

1. 阑尾腔梗阻

是急性阑尾炎最常见的病因，阑尾腔梗阻最常见的原因是淋巴滤泡的明显增生，约占 50%。粪石也是阻塞的常见原因，多见于成年人。异物堵塞、炎性狭窄、阑尾扭曲、食物残渣、寄生虫、阑尾肿瘤和右半结肠肿瘤等则是较少见的病因。各种原因导致阑尾腔完全或不完全梗阻，阑尾腔内的压力增高，阑尾壁的血运障碍，以致继发细菌感染，导致阑尾炎。

2. 细菌感染

阑尾腔内存在致病菌，当黏膜有损害时，细菌由损害处侵入阑尾壁而发生阑尾炎。机体其他部位感染时，细菌可经血液循环到达阑尾而引起阑尾炎。

3. 神经反射学说

阑尾炎与神经系统活动有密切关系，各种原因所导致的阑尾神经调节紊乱，引起阑尾壁肌肉和血管反射性痉挛，使阑尾腔梗阻和血运障碍，随之出现细菌感染。

阑尾炎的发病过程往往是很复杂的，难以用单一病因解释。在发病过程中神经反射、管腔梗阻和细菌感染 3 种因素可相继出现，且相互影响。阑尾常发生感染的内在解剖因素有：①阑尾细长游离，且系膜相对较短，阑尾易扭曲梗阻；②阑尾是与盲肠相通的盲管，且开口狭小；③阑尾血管为单一终末分支，无交通支，一旦发生血运障碍将直接影响阑尾生机；④阑尾居于盲肠下端，或盲肠与阑尾开口交界处黏膜皱襞，Gerlach 瓣缺如或功能不全，盲肠内容物将进入阑尾腔使之梗死；⑤阑尾壁内有丰富的淋巴滤泡，容易增生致阑尾腔梗阻；⑥阑尾的蠕动缓慢而弱。细菌感染是阑尾炎的必备条件，但正常阑尾腔内存在的细菌并不致病，一定还要有全身或局部的其他致病因素的参与，机体抵抗力降低、阑尾血运障碍、解剖形态变化等，往往成为细菌致病的有利条件。阑尾炎多为需氧菌和厌氧菌的混合感染，最常见的菌种为脆弱类杆菌。

二、病理

阑尾是一盲管，如近端梗阻，就形成一个盲袢，黏膜持续分泌黏液，且阑尾浆膜相对缺乏弹性，使腔内压力增高，当腔内压力超过毛细血管灌注压时，黏膜缺血致屏障受损，失去阻断细菌入侵的能力，使炎症得以发展。压力升高首先使淋巴回流受阻，组织水肿，阑尾肿胀充血，黏膜由于缺血和细菌入侵可形成小脓肿和溃疡，并有出血点，黏膜和黏膜下层有较明显的中性粒细胞浸润，病理上称为单纯性阑尾炎。由于阑尾腔内压力增高，管腔扩张及炎症发展，刺激内脏神经末梢产生定位不清的内脏痛，临床上表现为上腹部或脐周疼痛；如炎症刺激使阑尾蠕动增强，可产生痉挛性疼痛。由于阑尾与小肠受同一种神经支配，故临床上可出现食欲不振、恶心、呕吐等。

黏膜受炎症刺激，不断分泌黏液，使阑尾腔内压力继续升高，造成静脉回流障碍而动脉仍继续灌注时，阑尾显著充血，高度肿胀，组织水肿加重，小血管可因受压闭塞而血栓形成。黏膜面溃疡变大、增多，细菌侵犯扩展至阑尾组织深部，阑尾壁全层炎性细胞浸润，浆膜被纤维和脓性分泌物覆盖，阑尾腔内积脓，形成急性化脓性阑尾炎。腹腔内可有稀薄浑浊脓液，细菌培养可呈阳性。当发炎的阑尾浆膜和壁腹膜接触，致壁腹膜上的体神经受刺激，临床上就出现典型的转移性腹痛，右下腹疼痛较前加重。

炎症继续发展，阑尾腔内压力进一步升高，最终会波及动脉血运，也可因血管痉挛或血栓形成而使阑尾血液供应发生障碍，导致阑尾坏死。阑尾的对系膜侧中段，血液供应最差，是坏死的好发部位。坏死常呈灰绿色或黯紫色，可局限于阑尾壁的一处或累及整个阑尾，成为坏死性阑尾炎。阑尾坏疽对机体的影响和阑尾穿孔一样，细菌可由坏死处进入腹腔，使腹腔污染。由于有活力的阑尾残段的细胞仍在继续分泌，腔内压力持续增加，最终导致阑尾穿孔，或称为穿孔性阑尾炎。梗阻在阑尾尖端容易穿孔，梗阻在阑尾基底部不易穿孔，由于穿孔大多在梗阻的远端，故一般无粪便自穿孔处溢出。

阑尾穿孔后，积聚在腔内的脓液流入腹腔，有 1%～2% 的患者可发展成弥漫性腹膜炎，尤其是婴幼儿和老年患者，成为阑尾炎的主要死亡原因。在成人中，如炎症进展不快，机体有自然的保护机制，穿孔后绝大多数可形成局限性腹膜炎，由附近的小肠袢、网膜和腹膜形成机械性屏障，阻止炎症扩散；或由大网膜包裹坏疽穿孔的阑尾，形成炎性包块，其间可有散在的小脓肿，或发展为阑尾周围脓肿。这种炎性肿块或脓肿可完全吸收消散；但炎症也可发展，肿块扩大或脓肿突然破溃，形成弥漫性腹膜炎。如机体抵抗力尚好，也可在腹腔内其他部位形成局限性脓肿，常见的部位是盆腔、膈下、髂窝或肠间隙。总之，阑尾穿孔后，并发症和病死率都明显增高。

上述炎症演变是可以避免的，一部分患者经非手术治疗，炎症可以好转，增生的淋巴组织可消退，软的粪石、异物有可能松动而解除梗阻，蜂窝织炎可在数日内消退。早期的阑尾炎在炎症消退后可不留解剖上的改变，或仅有轻微的粘连，手术时或可见到阑尾扭曲、位置不正常等。如曾有黏膜溃疡，炎症修复，管壁纤维化，管腔可狭窄，以后必复发；如管腔完全闭塞，而远端黏膜仍有分泌功能，所分泌的黏液不能排出，潴留于阑尾腔内，又没有足够的细菌引起炎症，遂形成阑尾黏液囊肿，阑尾壁变薄，囊肿逐渐扩大，直到黏液停止分泌，阑尾囊肿在阑尾切除术中约占 0.3%；如整个阑尾黏膜均受破坏愈合后管腔全部闭塞，则阑尾变成硬索条状物。

极少数化脓性或坏疽性阑尾炎，感染可经血液循环扩散，侵及门静脉系统，导致化脓性门静脉炎、肝内多发性小脓肿和败血症。

三、临床病理分型

1. 急性单纯性阑尾炎

急性单纯性阑尾炎属轻型阑尾炎或病变早期。病变多只限于黏膜和黏膜下层。表现为阑尾壁轻度水肿，浆膜充血并失去光泽，表面有少许纤维素性渗出物。镜下可见阑尾壁各层水肿和中性粒细胞浸润，黏膜表面有小溃疡和出血点。临床症状和体征较轻。

2. 急性化脓性阑尾炎

也称为急性蜂窝织炎性阑尾炎，常由急性单纯性阑尾炎发展而来。阑尾明显水肿，浆膜高度充血，表面覆以脓性分泌物，阑尾腔内积脓。镜下，阑尾黏膜的溃疡面加大并深达肌层和浆膜层，管壁各层有小脓肿形成。阑尾周围腹腔内有稀薄脓液，并形成局限性腹膜炎。临床症状和体征较重。

3. 坏疽性及穿孔性阑尾炎

是一种重型阑尾炎，阑尾管壁坏死或部分坏死而呈紫黑色，阑尾腔内和右下腹腔内有恶臭脓液。阑尾腔内积脓，压力增高，阑尾动脉血栓形成，导致阑尾坏死、穿孔。穿孔部位多发于阑尾根部或近端。如穿孔前被大网膜包裹，便形成阑尾周围脓肿；否则穿入腹腔，则可引起急性弥漫性腹膜炎。

4. 阑尾周围脓肿

急性阑尾炎化脓坏疽或穿孔，病程进展较慢，大网膜可移至右下腹腔，将其包裹形成粘连，形成炎性包块或阑尾周围脓肿。

急性阑尾炎不同临床病理类型可随机体的防御功能强弱、治疗是否正确及时而出现以下3种不同的转归。①炎症消退：单纯性阑尾炎经及时药物治疗后炎症消退。大部分将由于黏膜溃疡而形成瘢痕，甚至阑尾腔变窄，管壁增厚，阑尾扭曲，而成为慢性阑尾炎。②炎症局限：化脓、坏疽或穿孔性阑尾炎被大网膜包裹粘连而形成阑尾周围脓肿。需用大量抗生素或中药治疗，脓液较多者还需穿刺引流或置管引流，治愈缓慢。③炎症扩散：阑尾炎症重、发展快，如治疗不及时，炎症扩散，可发展为急性弥漫性腹膜炎，细菌也可经血液循环进入门静脉，引起化脓性门静脉炎和肝脓肿，严重感染可致脓毒血症或感染性休克等。

四、临床表现

1. 症状

（1）腹痛：所有的阑尾炎患者均有腹痛，但疼痛的程度和位置变化不同。由于内脏神经的反射，典型的腹痛始于右上腹，逐渐转移至脐周，数小时后（6～8小时）转移并局限在右下腹。此过程的长短取决于病变发展的程度和阑尾位置，最短不少于2小时。70%～80%的患者具有此典型的转移性腹痛，少数患者无转移性腹痛，可始发右下腹痛，慢性阑尾炎急性发作时多见。由于阑尾位置的变异，腹痛始发部位和局限部位将因此而改变，如阑尾位于盲肠后、回肠后、盆腔内时，不会完全表现为右下腹痛，也不转移至右下腹，有的患者疼痛开始于耻骨上、腰部、右上腹或左下腹部等，但最终将出现持续性固定腹痛。腹痛性质与阑尾炎类型相关，单纯性阑尾炎表现为轻度隐痛；化脓性阑尾炎呈阵发性胀痛和剧痛；坏疽性阑尾炎呈持续性剧烈腹痛；穿孔性阑尾炎可因阑尾腔内压骤减，而腹痛暂时减轻，但出现腹膜炎后，腹痛又会持续加剧且范围扩大，全身症状加重。

（2）胃肠道症状：发病早期可有厌食，也可为首发症状；50%的患者有恶心、呕吐，以小儿和青年常见。呕吐为反射性，多在腹痛发作后发生，有的患者可能发生腹泻。盆腔位阑尾炎或盆腔积脓时，炎症刺激直肠和膀胱，可引起排便和里急后重等症状。弥漫性腹膜炎时可导致麻痹性肠梗阻。

（3）全身症状：早期有乏力、头部不适等。随着炎症加重，出现全身中毒症状，如寒战、高热和黄疸，应考虑可能并发化脓性门静脉炎。

2. 体征

发病数小时后，患者因疼痛行走时常常将身体向前弯曲，卧床时多采用右髋屈曲位以减轻疼痛。早期体温正常或稍有升高，除小儿外，少有超过 39 ℃者，如出现寒战、高热，常预示阑尾坏死穿孔已有阑尾脓肿、弥漫性腹膜炎或门静脉炎等其他并发症。

腹部体征主要取决于阑尾位置和是否穿孔，必须对全腹进行系统而全面的检查，以期发现最明显的压痛点，此点常在右下腹麦氏点。但由于阑尾位置的变异和炎症程度的不同，压痛点并非都在麦氏点，关键是有固定的压痛点，这是阑尾炎最重要的体征，也是诊断阑尾炎最主要的依据。压痛的程度和范围与病变的程度相关。早期轻压痛，当炎症累及浆膜时即有叩击痛；当炎症加重时，压痛的程度加重，范围也随之扩大；当阑尾坏疽穿孔时，疼痛和压痛的范围可波及全腹，但仍以阑尾所在位置压痛最明显。

当炎症累及壁腹膜时，可出现反跳痛、腹肌紧张、肠鸣音减弱或消失等腹膜刺激征。一般而言，腹膜刺激征的程度、范围与阑尾炎症程度相平行，多于化脓性阑尾炎和坏死穿孔性阑尾炎时发生。腹膜刺激征范围扩大，说明腹腔内渗出增多或阑尾穿孔已导致弥漫性腹膜炎。但肥胖患者、小儿、老人、孕妇或盲肠后位阑尾炎时，腹膜刺激征可不明显。阑尾周围脓肿时，可在右下腹触及触痛性固定肿块。

结肠充气试验（罗夫辛征）：患者仰卧位，用右手压迫左下腹，再用左手挤压近侧结肠，结肠内气体可传至盲肠和阑尾，引起右下腹疼痛者为阳性。

腰大肌试验（腰大肌征）：患者左侧卧位，右下肢伸直过度后伸，引起右下腹疼痛者为阳性，表示腰大肌受到炎症刺激，阑尾多为盲肠后位。

闭孔内肌试验：患者仰卧位，右髋、右膝屈曲90°，将大腿内旋，引起右下腹疼痛者为阳性，表示阑尾靠近闭孔内肌。

应当重视直肠指检，以减少误诊。其主要的目的是排除盆腔病变，其次是检查有无低位或盆腔内阑尾炎造成的直肠右前壁触痛，或阑尾周围脓肿时盆腔内触痛性肿块。

3. 实验室检查

白细胞计数可升高到 $(10\sim20)\times10^9/L$，可出现核左移。单纯性阑尾炎或老年患者，白细胞可无明显升高。尿常规检查一般无异常，当炎症刺激输尿管或膀胱时，尿中可出现少数红细胞，但应排除泌尿系统及其他原因所致。当诊断怀疑时，可做淀粉酶检测以排除胰腺炎；β-HCG 测定以排除宫外孕破裂等。

4. 影像学检查

腹部 X 线平片一般无阳性发现，偶见盲肠扩张和液气平面、钙化的粪石和异物影。B 超可发现肿大的阑尾或脓肿以及右下腹腔积液，对诊断有一定的帮助，并可排除某些妇科疾病所致的腹痛。腹腔镜可用于急性阑尾炎的诊断，并可进行腹腔镜阑尾切除术。

五、诊断和鉴别诊断

典型急性阑尾炎诊断并不困难。①发病较急，多有转移性右下腹痛，也可在起病时即为右下腹痛，伴恶心、呕吐及不同程度的发热。②右下腹局限性压痛、反跳痛及肌肉紧张。③血白细胞计数及中性粒细胞增高，尿常规及胸腹 X 线透视一般正常。④排除其他肠道疾病、妇科及内科疾病。但不典型阑尾炎、老年人或婴幼儿阑尾炎有时诊断相当困难，误诊并不少见。

1. 胃、十二指肠溃疡穿孔

穿孔溢液可沿升结肠旁沟流至右下腹，很似急性阑尾炎的转移性腹痛，空腹穿孔且穿孔很快自行封闭时，上腹部症状较轻，而右下腹症状可很明显，极易误诊为急性阑尾炎。反之，阑尾穿孔引起急性弥漫性腹膜炎时也可能误诊为消化性溃疡穿孔。但胃、十二指肠溃疡穿孔患者多有溃疡病病史，溃疡穿孔时为突发上腹部剧烈疼痛，体检时上腹仍具疼痛和压痛，腹壁紧张度和肠鸣音减弱等腹膜刺激征也较明显。溃疡病穿孔 70% 有气腹，而阑尾穿孔时气腹极为罕见。

2. 妇科疾病

误诊最多发生在育龄妇女，应与盆腔感染、卵巢滤泡破裂、卵巢囊肿蒂扭转、子宫内膜异位、异位妊娠破裂、黄体囊肿破裂等鉴别。

（1）盆腔感染性疾病：特别是右侧附件炎与阑尾炎的鉴别相当困难。附件炎腹痛初起即在下腹部，位置较低，常为双侧，伴有腰痛，压痛点较阑尾炎低且弥散。常有脓性白带而胃肠道症状少，阴道后穹隆穿刺有脓液，宫颈举痛，涂片检查可见革兰阴性双球菌，盆腔 B 超有助于鉴别诊断。

（2）宫外孕破裂：可有右下腹痛，出血量少时，需与阑尾炎鉴别，如出血量大，急性失血的症状明显，诊断则无困难。宫外孕有停经和少量阴道出血史，腹痛常突然发作且较剧烈，有时向肩部放射，下腹部有弥漫性压痛，患侧稍重，反跳痛和肌紧张不明显。妇科检查有宫颈举痛，可扪及附件肿块，子宫稍大，阴道后穹隆穿刺可抽出不凝固的血液。卵巢滤泡破裂和黄体囊肿破裂与宫外破裂的临床表现相似，但病情较轻。

（3）卵巢囊肿蒂扭转：腹痛突然发生，呈阵发性绞痛。由于下腹部压痛和肌紧张，囊肿不易触及。妇科检查或麻醉后检查，可扪及肿块，B 超或 CT 检查可明确诊断。

3. 右输尿管结石

腹痛多在右下腹，为阵发性绞痛，并向会阴部放射，也可有胃肠道症状，压痛和腹肌紧张程度与腹部剧痛的程度不一致，腹部炎症现象不明显。但右输尿管结石嵌顿并发腹膜后炎症时，可出现极类似于急性阑尾炎的临床表现，往往需做影像学检查才能明确诊断。输尿管结石尿检有多数红细胞，X 线摄片在输尿管行程可见结石影。B 超检查可见肾盂积水、输尿管扩张和结石影。

4. 急性胆囊炎

一般无困难，但肝下阑尾炎时，其临床表现都在右上腹，给诊断带来困难。反之，急性胆囊炎如胆囊位置较低或肥胖患者肿大胆囊底达右下腹，或合并盲肠充分扩张，右下腹可有压痛，易误诊为阑尾炎。此时，B超和X线平片检查有用助于鉴别诊断。

5. 克罗恩病

多发生在回肠末段，因右下腹疼痛、压痛，低热可误诊为阑尾炎。但其腹痛轻，进展慢，右下腹压痛范围较广，有反复发作的腹泻、腹胀、低热病史。术中可见回肠呈节段性红肿，病变肠段与正常肠段之间界限清楚，且肠系膜淋巴结肿大，即可明确诊断。

6. 肠系膜淋巴结炎

儿童急性阑尾炎常需与之鉴别。患儿常有上呼吸道感染史，高热而腹痛较轻，腹痛开始就在右下腹，范围较弥散。腹膜刺激征较轻，但体温较高。腹部压痛部位偏内侧，并可随体位改变。

7. Meckel 憩室

因部位和阑尾邻近，临床症状类似而难以鉴别。憩室炎最显著的压痛点偏内侧，可并发小肠机械性肠梗阻，两者虽难鉴别，但都需手术治疗。如术中发现阑尾炎症表现与临床表现不符时，必须检查有无 Meckel 憩室。

8. 相关内科疾病

右下基底肺类和右侧膈胸膜炎可刺激第10、第11和第12肋间神经，出现反射性右下腹痛，但患者咳嗽或深呼吸时有胸痛，也可有呼吸道症状，患者有明显症状，但腹部体征轻微且不局限。胸部体检和X线片可以避免误诊。急性胃肠炎的恶心、呕吐和腹泻明显，常发生在腹痛前或同时发生。而急性阑尾炎胃肠道症状常出现在腹痛之后。右侧急性肾盂肾炎常先有寒战、高热，疼痛起初在右肾区，腹痛常伴有腰痛，疼痛位置较高且范围较广，肋脊角叩痛阳性，如尿中发现脓细胞，或细菌培养阳性，即可明确诊断。

在临床实践中，非典型急性阑尾炎很难与其他有相似临床表现的疾病相鉴别。在鉴别诊断困难时，应请相关科室医师会诊，并做相应检查，以排除其他疾病，切勿盲目地急于手术。有学者认为，如果对急性阑尾炎的诊断有怀疑，但又需急诊手术时，最好不要选择麦氏切口，应选择剖腹探查切口。有学者认为，选择对应于麦氏点的右侧腹直肌外侧或经腹直肌小切口为宜，其显露并不亚于麦氏切口，如为其他疾病可上下延长切口以利手术。在术中，如阑尾的炎症程度与临床表现不符，应该考虑妇科疾病及其他疾病所致，阑尾可能是继发性改变，术中应仔细探查，并请相关科室医师台上会诊，以保安全。

六、治疗

原则上急性阑尾炎一经确诊，应尽早行阑尾切除术。因早期手术简单有效，又可减少术后并发症的发生。如阑尾坏疽穿孔后再手术，不但手术操作困难，且术后并发症增加。术前、术后使用有效抗生素以控制感染。手术应注意以下事项：①正确选择手术切口，有学者认为，不要过于强调小切口，应便于手术野的暴露与探查，直观下行阑尾手术；②重视手术切口的保护和处理，以防止术后切口的感染，一旦发生术后切口感染，愈合的时间很长；③充分显露，在直视下切除阑尾；④确保阑尾完整切除，以防再发阑尾残株炎；⑤吸净脓液，必要时冲洗腹腔，并放置有效腹腔引流，以防术后腹腔脓肿的发生；⑥术中阑尾炎性改变不能解释临床症状时，应考虑阑尾为继发炎性改变，应仔细探查，寻找原发疾病并做相应处理，若忽视了这一点，后果可能十分严重；⑦注意罕见的畸形阑尾炎，如盲肠壁内阑尾；⑧注意回盲部的改变，以防漏诊，特别是中老年人结肠癌并发阑尾炎，有学者在临床上已多次遇到，有的发生严重后果；⑨重视阑尾残端的处理，以防术后粪瘘；⑩切实结扎阑尾系膜，以防术后出血。

非手术治疗仅适应于：①急性单纯性阑尾炎；②急性阑尾炎的诊断尚未确定，且无剖腹探查指征；③有手术禁忌证；④已形成炎性肿块，且无扩张趋势。非手术治疗主要是选择有效抗生素和补液治疗，并须严密观察病情变化，防止非手术治疗期间阑尾坏疽穿孔或脓肿破裂。

七、急性阑尾炎的并发症及其处理

1. 腹腔脓肿

是阑尾炎未经及时治疗的后果。以阑尾周围脓肿最常见，也可见于盆腔、膈下或肠间隙等处。临床表现有触痛性肿块、腹胀、肠鸣音减弱、全身中毒症状等。B 超和 CT 检查有助于诊断并可定位。脓腔较小者，可选择非手术治疗，主要选择有效抗生素和中药治疗。多数患者需行引流术，此时有学者认为，千万不能同时切除阑尾，可能发生肠瘘，也可在 B 超或 CT 引导下穿刺抽脓、冲洗或置管引流，必要时手术切开引流，但应避免副损伤。治愈 3 个月后择期行阑尾切除术，以免阑尾炎复发。

2. 内、外瘘

阑尾周围脓肿如未及时引流，脓肿可向小肠或大肠内穿破，或阑尾根部坏疽穿孔，再向膀胱、阴道或腹壁穿破，形成内瘘或外瘘。消化道造影或外瘘置管造影有助于诊断和治疗。

3. 化脓性门静脉炎

该并发症虽然少见，但预后严重。由阑尾静脉内感染性血栓脱落至门静脉所引起，尚可导致全身性感染和细菌性肝脓肿。临床表现为寒战、高热、轻度黄疸、肝肿大、剑突下压痛等，应密切观察，及早诊断，及时处理。

（朱　勇）

第二节　阑尾肿瘤

阑尾肿瘤很少见，一般无症状，常在腹部手术或尸检时发现，有时可因阻塞阑尾腔而引起急性阑尾炎。

一、良性肿瘤

阑尾良性肿瘤包括腺瘤样息肉、黏液囊腺瘤、平滑肌瘤、纤维瘤、神经瘤和脂肪瘤等，表皮样囊肿和子宫内膜异位症也可发生在阑尾，但不属于肿瘤一类。阑尾肉芽肿由于其肉芽组织经常穿透附近盲肠和回肠壁，术中难以排除肿瘤而行右半结肠切除。腺瘤样息肉大部分发生在阑尾近侧 1/3，其直径为 0.5 ~ 3.0 cm 不等，可致急性阑尾炎或肠套叠。阑尾息肉可能是消化道息肉的一部分，故在发现阑尾息肉时，应检查消化道与其他部位有无息肉。

阑尾黏液囊肿指阑尾腔局限性或弥漫性扩张，内充有黏液物质，于 1842 年由 Rokitansky 以阑尾积水首先报道，1939 年 Doyle 已收集 304 例。阑尾黏液囊肿发生率约占阑尾切除标本的 0.2% ~ 0.43%。McDonald 统计 Mayo 医院 24 年间切除的阑尾标本中黏液囊肿占 0.3%。国内报道的发生率为 0.1% ~ 0.23%。

阑尾黏液囊肿仅发生于阑尾局部而无腹腔假黏液瘤形成时称单纯黏液囊肿，若已合并有假黏液瘤形成则称为恶性黏液囊肿。有学者认为前者属非肿瘤性病变，后者可能是一种特殊的肿瘤性病变。

1. 病因

阑尾黏液囊肿的发生有两种学说，①阑尾黏液潴留学说，阑尾由于慢性炎症或其他原因造成管腔狭窄或阻塞，黏膜上皮分泌亢进，因而形成阑尾腔内黏液潴留，管腔被动扩张，称为阑尾单纯性黏液囊肿。Wilson 研究认为只要阑尾腔小于 0.4 mm 时黏液就会开始潴留。②阑尾囊腺瘤发生学说，一些学者认为阑尾黏液囊肿本质是肿瘤而非炎症，又称为阑尾黏液性囊腺瘤。因为黏液成分和电镜下的胶原颗粒形态，都和正常阑尾的杯状细胞不同，可能不是正常上皮分泌亢进或正常黏液的潴留，而是瘤性上皮大量分泌黏液的结果。另外，黏液囊肿病例中约为 53.8%，囊肿上皮不但不因腔内压升高发生萎缩，反而呈乳头状增生，有的上皮还有一定异型性。从临床预后分析，这类病例和潴留性黏液囊肿截然不同，为具有局部浸润性而不发生转移的低度恶性肿瘤。少部分病例在做病理检查时阑尾并无任何狭窄处可寻，因此不能完全用阑尾腔黏液潴留解释成因。从以上讨论可知阑尾黏液囊肿至少包括了两种不同性质的病变，即阑尾潴留囊肿和阑尾腺瘤。

2. 病理形态

①大体形态。黏液囊肿一般较小，位于阑尾远端，直径为 2～5 cm，呈圆形或卵圆形，个别病例囊肿直径可达 15～39 cm。囊肿表面光滑，灰白色，可有纤维粘连带附着，切开大多为单房性，囊壁薄而光滑，内充满黏液物质，固定后为灰白色乳胶样，有些囊内可为纤维素性渗出物，少数病例黏液囊肿为多房性。囊肿大小、间隔宽窄均不相同。当有假黏液瘤形成时，剖腹可见回盲部周围有胶脓样物质浸润，或有被纤维组织包裹的多发性黏液结节形成，侵犯广泛时能波及腹腔其他部位，如盆腔和膈下等。②微观形态。黏液囊肿基本上有 3 种类型：Ⅰ型，单房性黏液囊肿，囊壁由变薄而萎缩的阑尾壁构成，其中黏膜腺体消失，因有淋巴组织和肌层变薄，有的被玻璃样变性的纤维结缔组织代替；囊内壁由柱状、立方形或扁平上皮被覆，其内充有大量黏液，囊肿一般与近端阑尾腔不通；Ⅱ型，囊肿为多房性，囊被膜有增生的高柱状黏液上皮，颇似宫颈管上皮，核有一定异型性，常形成乳头状结构；囊周为纤维结缔组织，具有典型的囊腺瘤组织相；Ⅲ型，囊肿完全无上皮被覆，仅见有黏液物质在正常组织间隙中浸润，形成大小不等、形态不一的黏液池，黏液池周为纤维肌肉组织或脂肪组织等。在黏液内或囊肿壁均无上皮细胞。

上述三型可能是不同原因所致的不同形态，Ⅰ型为潴留性黏液囊肿，Ⅱ型和Ⅲ型为囊腺瘤。腹腔假黏液瘤来自Ⅱ型和Ⅲ型。Wackym 报道 46 例阑尾黏液囊肿，其中非肿瘤性潴留囊肿 8 例，囊腺瘤 26 例，另 8 例他认为为囊腺癌。

3. 黏液囊肿的良恶性问题

黏液囊肿无论哪种类型，从未发现有淋巴转移或血行转移情况，但一部分病例有浸润性生长和腹腔假黏液瘤形成，使临床治疗变得更为困难，术后复发往往难以避免。根据形态特点和生长方式把阑尾黏液囊分为两类。

（1）良性黏液囊肿（单纯性黏液囊肿）：主要指无腹腔假黏液瘤形成和阑尾壁内无黏液浸润者，即黏液潴留囊肿。

（2）恶性黏液囊肿：Ackerman 认为有以下情况者应视为恶性。①不典型腺体浸入阑尾壁。②腹腔有黏液物质浸润。③弥漫性腹膜假黏液瘤形成，而不论上皮成分有无，或不典型增生。

4. 临床表现与诊断

阑尾黏液囊肿多见于30岁以下的成人，男性稍多。病初大多数无症状，随着囊肿的长大渐出现右下腹痛或可触及的囊性活动性肿块，常误诊为急性或慢性阑尾炎。1/3的患者可因并发肠梗阻而手术，梗阻的原因可能为肠套叠、阑尾黏液囊肿扭转，或阑尾末端囊肿带动阑尾缠绕回肠末端，或阑尾黏液囊肿的粘连带压迫小肠等，均可引起急性肠梗阻。有学者报道的病例中3/7曾以肠梗阻诊断入院。

阑尾黏液囊肿突然发生扭转，可产生剧烈腹痛，扭转可因炎症、阑尾系膜过长、瘢痕收缩、腹压突然变化、肠管蠕动亢进、腹部外伤等而发生。一般为顺时针方向扭转180°～360°。个别患者扭转可达900°。

阑尾囊肿患者一般不发热，合并感染时才有明显的体温升高、右下腹压痛、白细胞总数增多及腹膜刺激征等，临床上和急性阑尾炎难以区别。若黏液囊肿已出现腹腔假黏液瘤形成，症状又多类似腹膜炎、腹腔结核、多发性腹腔肿瘤等，均需注意鉴别。

阑尾黏液囊肿术前常难以诊断，有学者曾提出部分病例X线造影对诊断有帮助。其表现是：①呈界限锐利，圆形或卵圆形软组织块影；②囊肿增大时可压迫盲肠变形，并向后或中线方向移位；③肿块可随盲肠移动；④阑尾不充盈，盲肠黏膜正常；⑤囊壁偶有钙化点出现。

5. 治疗

阑尾黏液囊肿的治疗只需行包括囊肿在内的阑尾切除术即可，术中注意应尽可能避免囊肿破裂，力求完整切除。但是，仅凭肉眼所见难以区分良、恶性，因此术中应做快速病理切片，若为恶性者，应采用根治性手术。

二、恶性肿瘤

1. 阑尾腺癌

原发性阑尾腺癌极少见，占阑尾疾病标本的0.004%～0.08%，占阑尾恶性肿瘤的3%，本病最早由Beger报道，至今国外报道仅约200例，国内自张绍令报道以来累计不到30例。西安医科大学附属第一医院25年中仅有3例，其中1例患者同时合并直肠癌。Chonp报道阑尾腺癌同时有两种原发癌者约占32%，其中半数患者两种癌同时发生。所以发现阑尾腺癌时一定要做进一步检查，寻找其他肠段是否存在第二种原发癌。

（1）病理形态：大体形态，阑尾局限性肿大或向阑尾一侧突出，有灰白色结节。有的阑尾壁呈局限性僵硬，浆膜面皱缩。切面阑尾腺癌有3种形态：①息肉型，肿瘤突向阑尾腔内致管腔狭窄或阻塞，肿瘤基底部管壁增厚变硬；②溃疡型，阑尾壁增厚，表现有溃疡，易造成穿孔或累及阑尾系膜；③局限浸润型，肿瘤主要在黏膜下生长并向深部浸润致管壁增厚，阑尾腔变小呈缝隙状，表现为黏膜常被瘤组织抬起，最后坏死脱落。

阑尾肿瘤不论其生长方式如何，由于阑尾管腔狭小，最终都会造成狭窄或梗阻，引起阑尾炎症状。另外，阑尾壁薄，肌层不都完整，黏膜下浸润癌很容易成为浆膜下浸润癌，进而发生穿孔、腹膜种植等。

微观形态：阑尾腺癌中以分化性腺癌为多见，仅有少部分为分化性黏液癌。Vihlein称前者为结肠型，后者为囊肿型。诊断阑尾原发性腺癌，Guarino 强调应具备以下条件：①癌变上皮和黏膜上皮有连续性，并除外盲肠癌浸润阑尾的可能；②癌性腺管包含有黏液，特别是形成黏液池时，应除外单纯性黏液囊肿。

（2）临床表现：阑尾腺癌多见于 40～60 岁，平均发病年龄为 53 岁，文献报道的最小年龄为 17 岁。男性稍多于女性。阑尾腺癌无特殊症状和体征，与阑尾炎症状相似，如右下腹痛或触及肿块，恶心、呕吐等，误诊为阑尾炎、阑尾脓肿者甚多。Chonp 报道 22 例阑尾腺癌，无一例术前做出诊断，术中确诊者也仅 38%。Heslceth 统计误诊为急性阑尾炎者44%，阑尾脓肿者 14%，慢性阑尾炎者 11%，癌广泛转移者 11%。个别术前无症状，只是在其他腹腔手术时偶尔发现。阑尾腺癌可发生于阑尾的任何部位，发生于近端者占 23%，远端者占 34%。

（3）阑尾腺癌治疗与预后的关系：阑尾腺癌绝大多数是在阑尾切除后才得到确诊，所以患者是否要做进一步处理，对预后有重要意义。为此，Hesketh 曾分析不同治疗方法和预后情况，发现阑尾腺癌做右半结肠切除较单纯阑尾切除效果要好，前者 5 年生存率为 63%，后者仅为 20%。

2. 类癌

是阑尾肿瘤中最常见的一种，约占阑尾肿瘤的半数，在消化道中阑尾是类癌最好发的部位。各年龄段均可发病，平均发病年龄为 40 岁。阑尾类癌常是单发，有时和回肠类癌并存。一般体积不大，直径在 1.0 cm 以下。约 3/4 位于阑尾远端的 1/3，因其好发部位在阑尾远端，故不易阻塞管腔而引起急性阑尾炎。阑尾类癌恶性程度低，肿瘤直径在 2.0 cm 以下者极少转移，而直径在 2.0 cm 以上的类癌只占 1% 左右。虽然在镜下也常见肿瘤侵犯肌层或淋巴管内有转移灶，但只有个别报道发生肝转移或类癌综合征。另有一种可产生黏蛋白的特殊类癌。

阑尾类癌没有症状和体征，临床不能诊断，产生梗阻后，表现为急性阑尾炎，常是在做腹部其他手术附加阑尾切除时被发现。肿物质硬，黄褐色，边界清楚，其表面黏膜完整。有时手术中也未能识别，因其体积小，在阑尾体部或基底部者可误诊为粪石，在做病理检查后才做出诊断。

如肿物不大，未发现转移，可仅行阑尾切除术，并将系膜大块切除即可，单纯阑尾切除术后仅 0.2% 发生转移。术中应注意检查回肠末段、阑尾系膜和结肠系膜，如发现有淋巴结转移，类癌直径在 2 cm 以上，或阑尾基底部的盲肠壁已受侵犯，则行右半结肠切除。术后病理检查诊断为类癌者，是否再行右半结肠切除，意见尚不一致。

3. 黏液腺癌

罕见。癌肿体积小时无症状，增大后可在体检时触及，X 线造影可见盲肠受压变形。囊肿破裂后可见合并腹膜假黏液瘤，持续分泌黏液至腹腔，发生种植转移后，其继发病灶常比阑尾原发癌大。手术时应将这些种植物及其附着器官一并切除，并尽可能清除黏液。其恶性程度较低，不发生远处转移，预后尚可，但常需多次清除腹腔内黏液或解除肠梗阻。如囊肿未破裂则不发生转移，可只行阑尾切除术，但术中必须绝对避免囊肿破裂，以免污染腹腔形成腹膜假黏液瘤，为此常需行右半结肠切除术。

4. 阑尾肉瘤

较为罕见。据 Collins 报道在 12 813 例阑尾标本中，网织内皮组织肉瘤占 0.022%，滤泡形成淋巴细胞肉瘤占 0.018%，淋巴肉瘤占 0.014%，纤维肉瘤占 0.01%。肉瘤的发病年龄为 2～74 岁，平均年龄低于癌的发病年龄。肿瘤在阑尾可呈结节状或弥漫型，肿瘤可导致阑尾腔闭塞，可同时并发急性阑尾炎。

（朱　勇）

参考文献

[1]吴肇汉,秦新裕,丁强．实用外科学[M]．4版．北京:人民卫生出版社,2017.

[2]赵玉沛,陈孝平．外科学[M]．北京:人民卫生出版社,2015.

[3]张忠涛．普通外科围术期管理及并发症处理经典病例解析[M]．北京:人民卫生出版社,2017.

[4]任培土,鲁葆春．普外亚专科疾病诊疗学[M]．杭州:浙江大学出版社,2016.

[5]杨雁灵．普通外科基础手术精讲[M]．北京:科学出版社,2017.

[6]Gregory W. Randolph.甲状腺和甲状旁腺外科学[M]．2版．田文,姜可伟,译．北京:北京大学医学出版社,2017.

[7]丛淑珍,冯占武．甲状腺及甲状旁腺疾病超声诊断——附病例分析[M]．广州:广东科技出版社,2018.

[8]付诗,周慧敏．现代外科健康教育——乳腺甲状腺外科分册[M]．武汉:华中科技大学出版社,2018.

[9]王宇．普通外科学高级教程[M]．北京:中华医学电子音像出版社,2016.

[10]倪世宇,苏晋捷,奚拥军．实用临床外科学[M]．北京:科学技术文献出版社,2014.

[11]林擎天．普通外科临床解剖学[M]．上海:上海交通大学出版社,2015.

[12]J. Michael Dixon.外科专科医师临床实践指南系列丛书:乳腺外科学[M]．5版．任国胜,厉红元,译．北京:北京大学医学出版社,2016.

[13]赵玉沛,姜洪池．普通外科学[M]．2版．北京:人民卫生出版社,2014.

[14]姜军．乳腺外科临床工作手册[M]．北京:中华医学电子音像出版社,2017.

[15]李春雨．肛肠外科学[M]．北京:科学出版社,2016.

[16]吴金术．肝胆胰外科案例分析[M]．北京:科学出版社,2017.

[17]杨玻,宋飞．实用外科诊疗新进展[M]．北京:金盾出版社,2015.

[18]苗毅．普通外科手术并发症预防与处理[M]．4版．北京:科学出版社,2016.

[19]陆信武,蒋米尔．临床血管外科学[M]．5版．北京:科学出版社,2018.

[20]潘凯,杨雪菲．腹腔镜胃肠外科手术学[M]．2版．北京:人民卫生出版社,2016.